针刺疗法

神经肌腹

王增文 著

王 星 王春花 协助整理

人民卫生出版社

图书在版编目（CIP）数据

神经肌腹针刺疗法 / 王增文著 . —北京：人民卫生出版社，2019

ISBN 978-7-117-27138-7

Ⅰ. ①神… Ⅱ. ①王… Ⅲ. ①神经肌肉疾病 – 针刺疗法 Ⅳ. ①R245.32

中国版本图书馆 CIP 数据核字（2019）第 005165 号

人卫智网	**www.ipmph.com**	医学教育、学术、考试、健康，购书智慧智能综合服务平台
人卫官网	**www.pmph.com**	人卫官方资讯发布平台

神经肌腹针刺疗法

著　　者：王增文

出版发行：人民卫生出版社（中继线 010-59780011）

地　　址：北京市朝阳区潘家园南里 19 号

邮　　编：100021

E - mail：pmph @ pmph.com

购书热线：010-59787592　010-59787584　010-65264830

印　　刷：北京铭成印刷有限公司

经　　销：新华书店

开　　本：710×1000　1/16　　印张：21　　插页：4

字　　数：301 千字

版　　次：2019 年 1 月第 1 版　2019 年 1 月第 1 版第 1 次印刷

标准书号：ISBN 978-7-117-27138-7

定　　价：58.00 元

打击盗版举报电话：**010-59787491**　　E-mail：**WQ @ pmph.com**

（凡属印装质量问题请与本社市场营销中心联系退换）

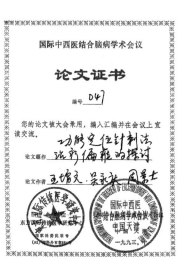

国际中西医结合脑病学术会议

论文证书

编号 047

您的论文被大会录用，编入汇编并在会议上宣读交流。

论文题目 功能定位针刺法治疗偏瘫的探讨

论文作者 王增文、吴永来、周景土

THESIS CERTIFICATE
OF
INTERNATIONAL SEMINAR ON ENCEPHALOPATHY
WITH COMBINED TCM & WM

Dear Sir,
YOUR THESIS HAS BEEN ADOPTED & PRESENTED AT THE INTERNATIONAL SEMINAR ON ENCEPHALOPATHY WITH COMBINED TCM & WM. OCT. 1993

CHAIRMAN

SPONSOR
TIANJIN EASTERN INTERNATIONAL
RESEARCH CENTER OF TRADITIONAL MEDICINE

论 文 证 书

王增文同志：

仅此证明出席"全国特种针法临床经验与护理学术交流大会"，所提交论文被评为（推荐）：大会宣读。

论文题目：功能定位针刺法治疗偏瘫的探讨。

b.电针次数次治疗偏瘫治疗时间越短治疗效果越好的临床疗效的探讨。

特颁此证

全国特种针法临床经验与护理
学术交流大会
1993. 秋 河北戴河

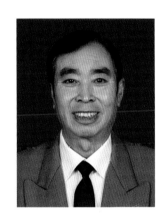

王增文,男,1949年6月生于河北省宁晋县,出身于中医家庭,毕业于解放军白求恩军医学院。在解放军北京军区第264医院从事麻醉(含针刺麻醉)、针灸、疼痛临床及研究工作40余年。2010年在山西省三针脑血管病医院任疼痛科主任,2013年被聘为解放军第264医院针灸理疗康复科特聘专家。

从医近50年,共发表学术论文80余篇,获"国家专利"两项,"军队科技进步奖、医疗成果奖"三项,曾获"中华特技名医""朱汉章针刀医学奖""山西省优秀针刀专家奖"等奖项。曾任世界中医药学会联合会针刀专业委员会理事、中华中医药学会针刀医学分会委员、山西省针刀医学会常务委员兼副秘书长等。

1975年因用"神经肌腹针刺疗法"治疗偏瘫、小儿麻痹后遗症、脑炎后遗症等效果显著,曾被北京军区《战友报》报道;1977年山西省人民广播电台曾以"功能定位针刺法治疗瘫痪效果显著"做专题报道。

自20世纪70年代初研究针刺麻醉课题始,便致力于对"神经丛、干实施麻醉阻滞效果与其功能恢复"的观察与研究,深入理解神经支配与人体解剖功能的一致性,经多年的临床实践和医学认知的提升,创立了"神经肌腹针刺疗法",并指导参与研究医者的临床实践,取得较好的治疗效果。

《神经肌腹针刺疗法》是一本以现代医学与传统中医针灸学为理论基础的专著，是中西医结合的现代针刺技术在临床医学中的实践。

作者从现代医学的解剖学入手，对160对神经丛、神经干、肌腹穴位的作用机制作了清晰地阐述。其中13对躯干肌肌腹穴位，为躯干肌无力的治疗提供了条件和路径，这对肢体运动障碍的康复有重要价值。对于痉挛性瘫痪，作者提出了"屈肌与伸肌力平衡失调"的理论观点，并以提高拮抗肌肌力，降低痉挛肌肌张力来治疗痉挛性瘫痪，是一种新的思路与方法。

作者在介绍脑、脊髓损伤所致的偏瘫、截瘫等引起的颈部、躯干、上肢、下肢运动无力，膀胱、直肠功能障碍等90余种临床病症治疗时，强调了病症机制与穴位选择相对应的观点，这对其治疗效果的提升有重要意义。

《神经肌腹针刺疗法》一书内容新颖，具有独特性，简便易操作，具有推广价值。

北京中医药大学针灸推拿学院副院长、博士研究生导师
中华中医药学会针刀医学分会会长

2017. 11. 5.

　　祖国的传统医学博大精深,是我们不断学习探索的理论宝库。传统针灸医学是我们的启蒙老师,她引领我们在临床实践遨游的同时,启发出自己的一些研究思路和方法——即"神经肌腹针刺疗法"。本疗法是以现代解剖学、运动学、康复医学和传统中医针灸学为理论基础,是中西医结合的现代针刺技术在临床医学中的应用。

　　本书主要分为三篇。上篇为神经肌腹针刺疗法的起源、特点及理论探讨;中篇介绍了160对穴位,即神经丛、干穴位32对,肌腹穴位128对,包括解剖功能、穴位主治、针刺方法等;下篇阐述了神经肌腹针刺疗法对与瘫痪相关的95种临床病症(包括病因病机、肌力评定、针刺方法)和22种常见疾病(包括应用解剖、病因病机、临床表现、诊断要点、针刺方法)的治疗。

　　本书内容突出三个特点:

　　1. 神经肌腹针刺疗法的穴位作用机制清晰　由于本书作者是以中西医结合的视角,从现代解剖学入手,选择神经丛、神经干、肌腹为穴位,其定位、循行路径与功能的阐释较为科学,其穴位的作用机制也比较清晰。如三角肌肌腹穴位:其肌腹前部肌束收缩,主要使肩关节前屈;肌腹中部肌束收缩,主要使肩关节外展;肌腹后部肌束收缩,主要使肩关节后伸。也就是说,同一块肌肉进针点不同,作用也不相同,需根据治疗目的而选择进针点(穴位)。

　　2. 神经肌腹针刺疗法的选穴与病症机制相对应　医者并非根据病症现象,而是依据病症机制选择穴位。如下肢瘫痪患者只能向前走而不能后退,其原因主要是臀大肌、股二头肌、半腱肌、半膜肌收缩无力所致。在对患者病症准确定性的基础上,针刺上述肌腹穴位,大腿后伸无力得到解决。说明病症机制清晰、病症与其穴位对应确切,是疗效显著的保证。

3. 神经肌腹针刺疗法的治疗思路新颖

(1) 躯干肌无力的优先解决:躯干肌是人体直立和各种姿势稳固的基础,在以往瘫痪治疗中的重要地位有所忽略。本书介绍的躯干肌穴位,为躯干肌无力问题的解决和四肢瘫痪的康复提供了条件。

(2) 神经肌腹针刺疗法注重辨证施治:如对膀胱、直肠平滑肌收缩无力引起的尿、便潴留的治疗:用电针刺激骶前神经丛,提高神经的兴奋性与膀胱、直肠肌收缩力是治其本,刺激腹直肌、腹外斜肌、腹内斜肌等穴位,增加腹内压,促进排尿、排便是治其标,二者协同,标本兼治,效果显著。

(3) 神经肌腹针刺疗法与小针刀技术相结合治疗痉挛性瘫痪:笔者认为,痉挛性瘫痪与屈肌、伸肌肌力平衡失调有关。通过电针刺激拮抗肌,增加其神经兴奋性和肌肉收缩力;用小针刀松解痉挛或肌张力增高的肌纤维、结节或条索,以降低痉挛肌的肌张力,使伸肌和屈肌肌力趋于平衡,从而对痉挛性瘫痪的治疗效果显著提高。

本书作者由于工作繁忙等条件所限,虽构思时间久远,但撰写时间比较短暂,书中尚存在欠缺与不足,恳请各位同仁和读者不吝赐教。

作者对多年参与"神经肌腹针刺疗法"临床实践工作的解放军第 264 医院针灸理疗科王成雪主任、张红玲副主任、薛利琴主治医师,新加坡宏茂桥 - 太和观医院中医药中心徐获锝中医师,湖南常德市新安第三人民医院焦兴霖针灸师,山西夏县中医院冯金梅中医师,山西省孝义梧桐医院孙艳萍中医师,原解放军 2395 医院金晓医师等深表谢意! 对山西省警察学院心理学教授徐玉明同志的写作指导与文本修改,表示诚挚的感谢!

作者对本书所引用专家、学者之学术理论、观点等,在此表示诚挚的谢意!

本书的撰写得到北京中医药大学针灸推拿学院郭长青副院长,山西针灸研究所李玲教授,解放军总医院海南分院医务部主任刘亮主任医师,解放军总医院健康管理研究院国际部病房主管、健康管理师、中华健康管理博士联盟成员孙菁博士,山西省疾病预防控制中心党委书记梁红梅等悉心指导与支持,并得到人民卫生出版社大力支持,在此表示衷心的感谢!

王增文

2017-11-28

目录

神经肌腹针刺疗法的理论探讨

第一章

神经肌腹针刺疗法的相关知识

第一节 针灸学的发展与研究现状

针灸医学起源于我国远古时代，至今已有 2000 多年的历史，是中国传统医学的重要组成部分。它是在继承古代针灸学术思想，在人类大量临床实践经验和防治疾病规律研究的基础上，发展起来的一门科学，它适应证广泛，操作安全，疗效明显，为人类的健康保障发挥了重大的作用。

针灸医学的发展经历了漫长岁月，明代是针灸学术发展的高潮，名医辈出，理论研究深入。清代，针灸医学曾由兴盛走向衰退，民国时期政府曾下令废止中医。然而许多针灸医生为保存和发展这一中医学文化瑰宝，成立针灸学社，编印针灸书刊，开展针灸函授教育等。然而，明确提倡西医学习和应用针灸治病，开设针灸门诊，开创针灸进入综合性医院先河的，是在中国共产党领导下，延安革命根据地的"白求恩国际和平医院"。

由于新中国成立后，国家重视继承发扬中医学遗产，自 20

世纪 50 年代初期,成立卫生部直属针灸疗法试验所,即中国中医研究院针灸研究所。从此,针灸学进入了中医院校,针灸人才辈出。

20 世纪 60 年代以来,中国广大医学专家运用传统医学和现代科学技术,对经络理论、针刺麻醉、针灸穴位解剖学、针刀医学、康复训练等多方面开展了研究工作,为中医针灸学的现代化奠定了基础。

我们身处 21 世纪的今天,随着医学科学技术的进步,人类平均寿命的提升,身患重病患者得到及时救治,但往往伴有各种功能障碍,严重地危害着患者的身心健康,并给家庭与社会带来精神压力和经济负担,这也意味着人类对医疗技术水平的要求不断提升。作为医务工作者,需要在继承祖国传统医学的同时,不断提升与创新。"古为今用,洋为中用"的八字方针,不断拓展了临床医务工作者的研究思路,激励着我们这样的普通医疗工作者,能够在中西医结合诊治水平提升的路上,不断探索前行。

由于人体任何部位都有神经分布,近年有医学专家对经络、穴位做了大量人体解剖学研究,结果提示几乎 98% 的经穴与神经走向吻合,由此可以看出传统经穴与神经系统的关系是密不可分的。

第二节　神经系统基础知识

一、神经系统概述

神经系统可分为中枢神经系统和周围神经系统。中枢神经系统包括脑和脊髓,周围神经系统包括脑神经和脊神经。按照分布区域和功能的差异,神经系统又可分为躯体神经系统和内脏神经系统。躯体神经系统主要分布在体表、头、颈及四肢的骨骼肌;内脏神经系统又称为自主神经系统,分布在内脏及心血管和腺体。这两种神经都有感觉(传入)和运动(传出)纤维。内脏神经运动纤维又根据其作用不同,再分为交感神经和副交感神经。神经丛、神经干、肌腹穴位多位于周围神经系统。

二、中枢神经系统（图1、图2）

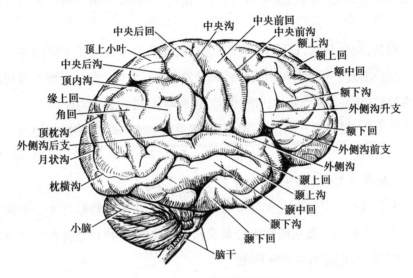

图1 大脑半球外侧面示意图

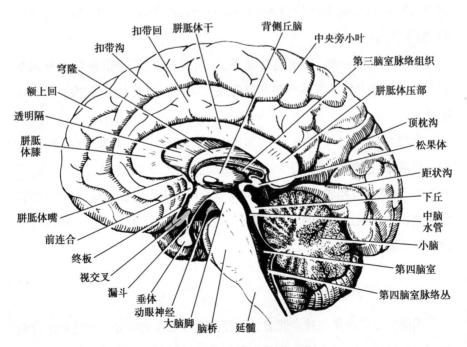

图2 大脑正中矢状切面示意图

中枢神经系统由脑和脊髓组成。大脑居于颅腔,分为左右两半球,两半球之间借胼胝体纤维束相联系。大脑两半球负责司理人体的随意活动,感觉、思维、情感、分析、视听语言、书写记忆等功能,并调节内脏和内分泌功能。

间脑:包括丘脑、丘脑下部、第三脑室,丘脑为深浅感觉上传的必经之处。当丘脑发生病变时可出现各种感觉异常或自发性疼挛。丘脑下部司理自主神经功能、水和脂肪的代谢、体温、睡眠调节、性功能活动等。

脑干:上接间脑下连脊髓,由延髓、脑桥和中脑构成,是多数脑神经核所在之处,并包括有各种上传下达的纤维束和传导中继站,构成与心脏、呼吸、血管运动等有关的生命中枢,以及上行激活系统。

小脑:位于颅后窝内,在脑桥与延髓的背面,由中央蚓部及两个小脑半球组成。小脑的主要功能在于控制或调节运动平衡,特别是随意的技巧运动,调节姿势、肌张力及内脏活动。

脊髓:位于椎管内,大致呈圆柱形。脊髓的长度在成人约占椎管的 2/3。男性长约 43~45cm,女性长约 40~42cm,终丝长约 15cm,末端附着于尾骨背侧(图 3、图 4)。

脊髓与大脑一样,外面包有硬膜、蛛网膜和软膜,并借神经根和齿状韧带固定于椎管内。在蛛网膜与软脊膜之间有蛛网膜下腔,腔内有脑脊液循环。

脊髓共分为 31 个节段,每一节段有两对神经根,一对前根(司理运动)和一对后根(感觉传入)。脊髓的节段由颈髓 8 节,胸髓 12 节,腰髓 5 节,骶髓 5 节,尾髓 1 节构成。主要功能为向高位神经中枢传送感觉,向效应器官传达高位中枢的运动指令,前后根纤维在同一节段内由神经元共构成简单的反射弧通路。

三、周围神经系统

周围神经系统是与神经肌腹针刺疗法直接相关的部分。为达到治疗效果,针刺疗法所刺激的神经,就是周围神经的感受器→传入神经纤维→中枢

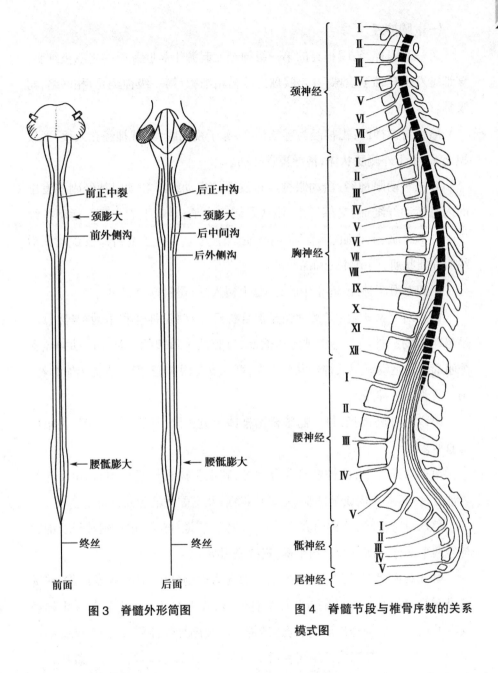

图3　脊髓外形简图

前正中裂
颈膨大
前外侧沟

后正中沟
颈膨大
后中间沟
后外侧沟

腰骶膨大

腰骶膨大

终丝

终丝

前面

后面

图4　脊髓节段与椎骨序数的关系模式图

颈神经

胸神经

腰神经

骶神经

尾神经

神经→传出神经纤维→效应器。周围神经是中枢神经系统的外延部分，或者说是来自脑和脊髓的神经纤维组成的周围神经系统。共有12对脑神经和31对脊神经。

(一) 脑神经

第一对嗅神经:嗅神经的第一级神经元起源于鼻腔黏膜内之双极细胞,该细胞发出纤维至嗅球,并与嗅球内的僧帽细胞(第一级神经元)相联络,司嗅觉。

第二对视神经:视神经为感觉神经,起于视网膜,经视神经孔入颅,形成视交叉,止于外侧膝状体,传导视觉冲动。

第三对动眼神经:由动眼神经核发出的运动纤维和动眼神经副核发出的内脏运动纤维(副交感纤维)组成。起于中脑,经眶上裂出眶。运动纤维支配提上睑肌、上直肌、下直肌、内直肌、下斜肌。而副交感纤维支配瞳孔括约肌和睫状肌,调节瞳孔和晶状体。

第四对滑车神经:起于中脑,经眶上裂入眶,司眼球上斜肌。

第五对三叉神经:三叉神经是混合神经,由感觉神经和运动神经组成。是最粗大的脑神经。感觉神经司面部、口腔及头顶部的感觉。运动神经支配咀嚼肌的运动。三叉神经共分 3 支,第一支为眼神经,第二支为上颌神经,第三支为下颌神经。

第六对外展神经:自延髓脑桥沟椎体上方出脑,经眶上裂入眶,司眼球外直肌。

第七对面神经:面神经是混合神经,其主要构成是运动神经,司面部的表情运动;其次要构成是感觉(主要是味觉)及支配唾液腺及泪腺等。

第八对听神经:又称前庭蜗神经;是传出感觉神经。包括蜗神经及前庭神经两个部分。前庭神经司平衡,蜗神经司听觉。

第九对舌咽神经:是混合神经,主要含有运动纤维、普通感觉纤维、味觉纤维和分泌纤维。在延髓有相应的神经核,其中有几个神经核与迷走神经共有的核。舌咽神经出脑后,与迷走神经以及副神经伴行,由颈静脉孔前部出颅。舌咽神经其感觉纤维司舌后 1/3 咽部及腭部之味觉,其运动纤维司吞咽之肌肉。副交感神经纤维分布于腮腺,司腮腺分泌。

第十对迷走神经:是混合神经。包含有普通运动神经纤维、平滑肌运动纤维、感觉纤维及分泌纤维。迷走神经在延髓下部出脑,与舌咽神经及副神经伴行,由颈静脉孔出颅。分布于胸腔,节前纤维分支布于肺丛及心丛。在腹腔,迷走神经纤维分布于食管、胃、肝、小肠、胰腺和肾等,调节心、肺、支气管、喉、胃、肝、脾、小肠、肾和结肠功能。

第十一对副神经:是运动神经,其纤维由颈 1~5 前后根间发出汇合,经枕骨大孔入颅,与来自疑核之纤维混合后出颈静脉孔,支配胸锁乳头肌及斜方肌。

第十二对舌下神经:是运动性脑神经,发自延髓经舌下神经孔出颅,支配全部舌内肌和大部分舌外肌,司舌肌运动。

(二) 脊神经

脊神经由脊髓发出前根(运动神经)和后根(感觉神经),并逐渐接近,合成脊神经。

脊神经 31 对,都是混合性神经,含有感觉纤维和运动纤维。其神经纤维成分分为四种:①躯体感觉纤维分布于皮肤、骨骼肌、肌腱、关节,将其感觉传入中枢。②内脏感觉纤维分布于内脏、心血管和腺体,将其感觉冲动传入中枢。③躯体运动纤维分布于骨骼肌,支配其运动。④内脏运动纤维支配平滑肌和心肌运动,调节腺体分泌。

1. 颈丛　由第 1~4 颈神经前支组成。其分支有:枕小神经、耳大神经、颈横神经、锁骨上神经、膈神经。

2. 臂丛　由第 5~8 颈神经前支和第 1 胸神经前支大部分组成。其分支有:胸长神经、胸背神经、肌皮神经、桡神经、正中神经、尺神经、腋神经。

3. 胸神经前支　共 12 对,除 1 对大部分参加臂丛,第 12 对小部分参加腰丛外,其余均不形成丛。第 1~11 对位于相应肋间隙中,称肋间神经,第 12 对位于第 12 肋下方,称肋下神经。

4. 腰丛　由第 12 胸神经的前支一部分,第 1~3 腰神经前支及第 4 腰神经前支的一部分组成。其分支有:髂腹下神经和髂腹股沟神经、生殖股神经、股外侧皮神经、股神经、闭孔神经。

5. 骶丛　由腰骶干、全部骶神经前支及尾神经前支组成。其分支有:臀上神经、臀下神经、阴部神经、股后皮神经、坐骨神经。

四、自主神经系统

自主神经系统对机体生命活动具有极其重要的作用,它的中枢是大脑皮质。自主神经又叫内脏神经。但是,此神经特点之一是有躯体神经和自主神经两种混合性神经及功能的特点,如迷走神经,该神经既有支配咽喉部等骨骼肌的躯体神经成分,又有支配内脏的自主神经成分;自主神经根据其功能分为交感神经和副交感神经。

(一) 交感神经

自主神经周围传出纤维的交感部,称为交感神经。交感神经以交感干为中心,向身体各部发出交感神经纤维,到达各个内脏器官。交感干位于脊柱的两侧,左右成对,由交感干神经节和节间支相互连接组成。上端起于颅底,沿脊柱两侧排列,下端到达尾骨。此干在颈部位于颈椎横突前方,在胸部位于肋小头之前,在腹部位居椎体的前外侧,在盆腔内则位于骶骨的前面、骶前孔的内侧。左右干在尾骨前面合于一个节,此节称为尾骨神经节。其中位于脊柱两侧的称为椎旁节,位于脊柱前方的称为椎前节,位于器官内的称为壁内神经节(如肾上腺髓质)。交感干上的神经节每侧约有 22~25 个,在颈部有上、中、下三个节,胸部有 10~12 个节,腰部有 4~5 个节,骶部有 2~3 个节或有 4~5 个节及尾神经节。左右干之间有纤维连接。

(二) 副交感神经

副交感神经的周围神经节位于器官附近或位于器官壁内,故分别称为器官旁节和器官内节,二者称为终节,其中属于脑神经的四对副交感神经节较大,如睫状神经节、下颌神经节、蝶腭神经节和耳神经节。其他的神经节非常小,分散在内脏壁内,其节前纤维在节内换神经元,发出极短的节后纤维至效应器。

脑部的副交感神经起源于脑干的副交感神经核,其纤维随着动眼神经、面神经、舌咽神经及迷走神经离开脑干。分别经过四对神经节,更换神经元后,其纤维终止于内脏器官的平滑肌、心肌及腺体。动眼神经的副交感纤维起始于中脑,中央灰质腹侧正中裂处的动眼神经副交感核,从该核发出纤维出脑干,终于睫状神经节,更换神经元后,其纤维分布于虹膜的括约肌(司瞳孔收缩)与睫状肌。面神经的副交感神经纤维,起源于上涎核,其纤维经过面神经之中间神经,经蝶腭神经节交换神经元终止于泪腺,经颌下神经节更换神经元,终止于颌下腺及舌下腺。舌咽神经的副交感神经纤维,起源于下涎核,其纤维至耳神经节,更换神经元后终止于腮腺,司腮腺的分泌。迷走神经的副交感神经纤维,起源于迷走神经背侧核,其纤维经由迷走神经达胸腹内脏器官,如心、肺、气管、食管、胃、肠等。

骶部的副交感神经,由骶髓 2~4 之前后角间的细胞发出,有时第一骶髓亦有之。经脊神经入盆丛,终于盆部器官之节细胞,分布于膀胱、直肠、降结肠、肾及输尿管等。

交感神经与副交感神经,其功能既互相拮抗,又互相依赖,构成对立统一的有机联系,共同保持机体功能和内环境的稳定。

第三节　运动学的相关知识

一、运动系统的解剖知识

运动系统由骨、关节和骨骼肌构成,约占成人体重的 60%。构成人体的支架,赋予人体基本形态,支持体重,保护内脏。骨骼肌附着于骨,在神经系统调控下进行收缩和舒张,牵引骨改变位置和角度,产生运动。骨骼肌为运动的动力器官。骨骼肌在人体内分布极为广泛,有 600 多块,约占体重的40%。

每一块肌肉都有一定的形态、结构、位置和辅助装置,执行一定的功能,有丰富的血管和淋巴管分布,并接受神经的支配,所以每一块肌肉都可以视为一个器官。每块骨骼肌包括肌腹和肌腱两部分,肌腹是肌肉最重要的功能部分。

(一) 肌肉的形态生理

1. 骨骼肌的分类　按其形态可分为长肌、短肌、阔肌、轮匝肌等。按其作用可分为伸肌、屈肌、展肌、收肌、旋前肌、旋后肌等。

2. 肌肉的生理横切面　肌肉可能产生的最大力量与其大小(即肌肉的"生理性"横切面积)有关。绝对肌力与肌肉的生理横切面积呈正比例,一般认为生理横切面积的绝对肌力约为 $3.6kg/cm^2$。

(二) 肌的起止、配布和作用

肌通常以两端附着在两块或两块以上的骨面上,中间跨过一个或多个关节。肌收缩时肌肉两端势必要靠拢,使两骨彼此靠近或分离而产生运动。通常把接近身体正中面或四肢部靠近近侧的附着点看作肌肉的起点或定点;把另一端则看作为止点或动点。

肌肉收缩强度取决于肌纤维的数量和体积,以及肌肉内纤维排列的机械效应和杠杆的机械效应等。

(三) 肌的辅助装置

在肌的周围有辅助装置协助肌的活动,具有保持肌的位置、减少运动时的摩擦和保护等功能,包括筋膜、滑膜囊、腱鞘和籽骨等。

(四) 肌的血液供应

肌的代谢旺盛,血供丰富。每块肌都有自己的血液供应,血管束多与神经伴行,进入肌门,反复分支,形成毛细血管网,然后汇入微、小静脉离开肌门。

(五) 肌的神经支配

支配肌的神经有躯体神经及内脏神经,躯体神经有传入纤维及传出纤维两种。传入纤维传递肌的痛温觉和本体感觉,后者主要感受肌纤维的舒缩变化,在调节肌的活动中起重要作用。骨骼肌的收缩受传出纤维(运动神经)支配。一个运动神经元的轴突及其分支所支配的全部骨骼肌纤维合起来成为一个运动单位。

二、人体运动学的基本概念

人体运动学可分为:人体运动的静力学、运动学、动力学三个方面。人体运动的静力学主要是研究人体在保持某种静止姿势时力的作用条件;运动学主要是研究人体在空间的位置变化与时间的关系;动力学则是研究运动与力的关系。

(一) 运动的面与轴

按照人体解剖学姿势将人体分为下列平面与轴,作为人体的基本标志。

矢状面:通过躯干纵轴、前后位的垂直平面,将人体分为左右两半。

额状面(冠状面):与矢状面成直角的垂直平面,将人体分为前后(背侧与腹侧)两部分。

水平面(横切面):通过人体与地平面平行的任一平面,将人体分为上下两部分。

X 轴(矢状轴):矢状面与水平面交叉所形成的前后向轴(前为正、后为负),即在水平面上由前向后贯穿人体的线。

Y 轴(额状轴):额状面与水平面交叉所形成的左右侧向轴(右为正、左为负),即在水平面上由右向左贯穿人体的线。

Z 轴(纵轴):矢状面与额状面交叉所形成的轴(上为正、下为负),即上下贯穿人体、垂直于水平面的线。

(二) 关节运动的常用术语

描述关节运动的一些最常用的术语为:①屈曲:关节绕额状轴运动,致相关关节的两骨彼此接近,其间的角度变小;②伸展:关节绕额状轴运动,致相关关节的两骨彼此离开,其间的角度变大;③外展:关节绕矢状轴运动,该部分离开指定线(如身体中线、手或前臂的正中线)向外侧活动;④内收:关节绕矢状轴运动,该部位离开指定线向内侧活动;⑤旋转:关节的一部绕其轴转动或移动,其中向身体前方旋转为内旋,向身体后方旋转为外旋。但在上肢,屈肘 90°、上臂置于体侧时,前臂旋转而使手掌朝下称为旋前;屈肘90°、上臂置于体侧时,前臂旋转而使手掌朝上称为旋后。在下肢,足向内旋转,足底倾向于面对内侧称为内翻;足向外旋转,足底倾向于面对外侧称为外翻。

(三) 定位于身体平面的关节运动

关节的屈伸运动(指、趾除外)主要是以额状轴(Y 轴)为中心在矢状面上的运动。关节的内收与外展(指、趾除外)是以矢状轴(X 轴)为中心在额状面上的运动。关节的内旋与外旋可以说是以纵轴(Z 轴)为中心在水平面上运动。例如,肩关节或髋关节的屈伸运动发生在矢状面,外展、内收运动发生在额状面,内外旋发生在水平面。

(四) 肌肉在关节活动中的作用

产生关节活动,并且要求其动作尽可能正确,一般都需要多块肌肉的协同作用才能完成。可根据各肌肉对动作所起的影响,分成原动肌、拮抗肌、固定肌、中和肌等。

1. 原动肌 产生某一特定运动的主要肌肉称为原动肌。例如伸肘时,肱三头肌为原动肌。

2. 拮抗肌 与原动肌作用相反的肌肉称为拮抗肌。例如伸肘时,肱二头肌是拮抗肌。

3. 固定肌 为了发挥原动肌对肢体的动力作用,需将肌肉近端附着的骨骼或更近的一连串骨骼作充分固定,起这种固定作用的肌肉即为固定肌。例如屈肘时,固定肩关节的肌肉。

4. 中和肌 其作用为抵消原动肌收缩时所产生的一部分不需要的动作。例如进行扩胸动作时,斜方肌与菱形肌都是原动肌而使肩胛骨回缩,但又互为中和肌而使肩胛骨不回旋。

5. 副动肌 是为帮助完成动作或仅在动作的某一阶段起作用的肌肉。如屈肘时的肱桡肌与旋前圆肌。

副动肌、固定肌、中和肌通常统称为协同肌。

注:本书中主动肌主要指原动肌;副动肌主要指协同肌。

第四节　神经学说与经络学说

一、经络的组成及功能

经络是经脉和络脉的总称,是指人体运行气血、联络脏腑、沟通内外、贯穿上下的径路。经络纵横,遍布于全身。

经络系统由经脉和络脉组成,其中经脉包括十二经脉、奇经八脉,以及附属于十二经脉的十二经别、十二经筋、十二皮部;络脉包括十五脉络和无数的浮络、孙络等。经络具有联络脏腑、沟通肢窍,运行气血、濡养周身,抗御外邪、保卫机体的作用。是治疗疾病的理论依据。

二、神经系统的组成及功能

神经系统由脑、脊髓及周围神经组成。神经系统在形态和功能上是一个整体。中枢神经包括脑和脊髓,周围神经包括与脑、脊髓相连的脑神经、脊神经和内脏神经,由数以亿万计的高度相互联系的神经细胞组成,在体内起主导作用并遍布全身。其主要功能:调控心、肺、肝、肾、胃、肠等内脏功能,维持机体与外环境间的统一及人体正常运动与平衡。

三、神经与经络的相关性

传统中医学认为,经络是人体通内达外的通道,在人体的生理功能失调时,它们是病邪传注的途径。经络有各自循行部位及所属的脏腑,故根据体表相关部位发生的病理变化,可推断疾病所在的经脉,具有反映病候的特点。如:头痛一证,痛在前额者多与阳明经有关,痛在两侧者多与少阳经有关,痛在后项者多与太阳经有关等。针刺治疗头痛相关经络穴位时,首先观察得气反应,刺之要,气至而有效,中医临床认为,得气感愈强则疗效愈好。可见,"得气"在传统针灸学方面的重要意义。传统中医针灸的"得气"也称针感,是指将针刺入经络穴位后所产生的感应。针刺得气时,患者会感到针下有相应的酸、麻、胀、重感。从现代解剖学的视角来看,针刺法的"得气"和"神经功能"直接相关。当人体某一神经被切断后,该神经所支配的肌肉立即瘫痪,随意运动和反射均丧失。如果在某穴位的局部或控制该穴位的神经根或神经干,用局部麻醉剂(利多卡因)行神经阻滞后,再在该区域进行针刺,则均不出现"得气"反应和"针刺效果"。由此可见,针灸的"得气"反应和治疗效应是在神经功能存在基础上产生的。近年医学界对经络、穴位做了大量人体解剖学研究,有 98% 的经穴与神经走向吻合。我们人体的任何部位都有神经分布,只不过有神经根、神经干与神经末梢的区分。我们的临床治疗经验证实,针刺任何一个经穴,都能刺激到神经。所以说经穴与神经具有不可分割的相关性。

第二章

神经肌腹针刺疗法优势探讨

第一节　神经肌腹针刺疗法的起源与治疗思路

一、神经肌腹针刺疗法的起源与实践

笔者在 1969 年 4 月参加了在北京通州召开的全军针灸技术经验交流大会,深受前辈启发。于 1971 年 5 月从事针刺麻醉工作与研究,并负责完成了北京军区针刺麻醉的研究课题。随着多年临床麻醉工作经验的不断积累与丰富,对神经丛、干的阻滞效果与功能恢复,进行了上万次的临床观察研究,深入理解了神经支配与人体解剖功能的一致性,且固定而少有变化。在临床通过对患者功能障碍的检查,便可分析或借助仪器判断其某神经的损伤情况。正是这种临床麻醉工作实践的启发,与临床实证性研究的医学认知,为"神经肌腹针刺疗法"的构思与实践,奠定了良好的基础。

1974 年 3 月,有一位战士闫某,男,20 岁,河北井陉人。因头部外伤致右下肢完全性瘫痪,屈髋肌、伸髋肌、髋外展、内收

肌肌力均为 0 级;不能站立与行走,先后经解放军四所医院用传统针刺方法治疗一年半之久,均无效。患者、本院领导及医护人员均失去治愈信心,对其做出评残复原决定。此时偶然遇到了患者,经过深入沟通后,他接受了我的治疗。经我对其进行 10 次针刺治疗后,患者放下了拐杖,站立起来,并能走几步了。但是,只能向前走,不能向后退。我翻阅了多册针灸学相关书籍,都没找到“不能向后退,需要针刺什么穴位”的答案。于是从解剖学中查询答案。从中了解到:不能向后退主要是由于臀大肌、股二头肌、半膜肌、半腱肌等收缩无力所致。我尝试对上述肌肉的肌腹部针刺 3 次,后退问题就解决了。之后,是踝关节不能背屈(即足下垂)的问题。继续从解剖学中了解:踝关节不能背屈,是由于胫前肌群等收缩无力所致。又尝试对胫前肌肌腹穴位针刺 3 次,踝关节背屈功能也恢复了。经过二十多次的针刺治疗,患者右下肢的感觉、运动肌力恢复正常,患者非常高兴地出院了。

自此,我以浓厚的兴趣先后开启了对偏瘫、小儿麻痹后遗症、神经损伤及常见病症的治疗与研究,并指导青年医务人员将这一新技术用于临床治疗疾病。

1975 年因电针治疗偏瘫、疼痛、小儿麻痹后遗症、脑炎后遗症等效果明显,曾被北京军区《战友报》报道。

1977 年 6 月,山西省人民广播电台以“功能定位针刺法治疗瘫痪效果显著”为专题对我进行了报道。

1977 年 10 月,“电针臂丛神经治疗桡神经损伤一例报告”在北京军区《中西医结合杂志》发表。

1991 年 12 月,在临床工作中,发现较多的外伤性截瘫合并尿潴留的患者,长期留置尿管,患者很痛苦,护士很麻烦,请我帮助解决。凭着我对“神经肌腹针刺疗法”的临床应用体验,接受了任务。从此,开始了对截瘫患者的治疗实践。

王某,女,21 岁,河北涞源县人。患者于 1991 年 9 月 29 日,在二楼擦玻璃时不慎落地,致腰椎压缩性骨折与脊髓损伤,引起两下肢瘫痪及尿潴留。经输液脱水、抗炎、给予神经营养剂,以及针灸等治疗 2 个月,双下肢功能恢复正常。但是,尿潴留无改善,需持续留置尿管并定时冲洗,没有尿意,几次试拔尿管均失败。此时,我将针灸针作为电极刺达骶前神经丛,刺入 2 支针灸针,一支接正极,另一支接负极,形成回路与刺激。每日一次,每次电针治疗 20 分钟,刺激强度是以患者可以耐受为宜,10 次为一疗程。经一次治疗有了尿意,并排出少量尿液;两次治疗后排尿时将尿管冲下,自行排尿。但是,尿量少,次数多,尿流速慢而费力。经两个疗程电针治疗,尿流速、尿量、每日尿次数均恢复正常,治愈出院。之后,我陆续对横断性脊髓损伤患者,采用此方法,可以迅速建立反射性膀胱、直肠功能,为患者解除了痛苦。对不完全横断性脊髓损伤引起膀胱、直肠、性功能障碍、运动障碍,用"神经肌腹针刺疗法"治疗也取得了较好的治疗效果。

1993 年 6 月,以"电针次髎穴治疗难治性膀胱直肠功能障碍的探讨"和"功能定位针刺法治疗偏瘫的探讨"的论文,在北戴河全国特种针法临床经验与护理学术交流大会上交流,并在论文集发表。

1993 年 10 月在天津国际中西医结合治疗脑血管病会议上以"功能定位针刺法治疗偏瘫 70 例临床报告"作了大会发言(中国工程院石学敏院士主持本次会议),并在论文集发表。

1997 年 17 卷 4 期《中国针灸》发表了"电针治疗硬膜外穿刺致神经根损伤三例报告"。

2002 年以"小针刀治疗臀上皮神经卡压综合征 35 例报告"发表于《中华综合医学》杂志。

2013 年以"针刀松解胸腰硬化筋膜治疗腰背疼痛 120 例报告"发表于《九江国际针刀医学学术交流大会》论文集。

二、神经肌腹针刺疗法的治疗思路

(一) 对瘫痪的治疗,躯干肌无力需优先解决

从多年的治疗实践中体会到,四肢运动障碍,需要重视躯干肌无力的治疗。躯干肌是维持人体形态的动力源,是人体直立和各种姿势稳固的基础,人体一旦出现偏瘫,其患侧躯干肌也必然瘫痪,并引起整个身体的平衡失

调,于是就出现了卧姿、翻身、坐姿、站姿、行走姿势及上、下肢体运动功能的异常。因为躯干是人体运动的轴和枢纽,也是四肢的根基,四肢是躯干的延续,二者是不可分割的整体。躯干肌力的正常对保持人体各种姿势的稳固有重要作用,为头颈和四肢运动提供了稳定的物质基础。但在以往瘫痪治疗中,躯干的重要地位有所忽略。本书介绍了13对躯干肌腹穴位,不仅为四肢瘫痪的康复提供了条件和路径,也是对躯干肌瘫痪治疗方法的重要补充。重视解决躯干肌无力问题,往往会有意想不到之功效。

(二) 神经肌腹针刺疗法重视辨证施治

"神经肌腹针刺疗法"传承了中医辨证施治的理念,对患者治疗前,首先辨析其病症机制,分析其病症的主次矛盾。

诸如因脑、脊髓损伤等引起的尿、便潴留,其主要矛盾是膀胱逼尿肌、直肠肌麻痹、收缩无力,不能将尿、便排出体外;次要矛盾为腹直肌、腹横机、腹内斜肌、腹外斜肌、膈肌等收缩无力致腹压降低,即膀胱逼尿肌、直肠肌失去了通过增高腹压对其压迫、促进排尿、排便的作用。"神经肌腹针刺疗法"通过电针刺激骶前神经丛,提高该神经的兴奋性,恢复膀胱逼尿肌、直肠肌的收缩力,将尿、便排出体外而治疗尿、便潴留,可谓治其本。电针刺激腹直肌、腹横机、腹内斜肌、腹外斜肌肌腹穴位,膈神经穴位等,提高上述肌肉的收缩力,通过增加腹压,压迫膀胱、直肠而促进排尿、排便,来治疗尿、便潴留,可谓治其标。

"神经肌腹针刺疗法"采用标本兼治的诊疗思路,使脑、脊髓损伤等引起的一些顽固性病症(尿潴留与二便失禁)由难治,变得可治、易治。

(三) 本法与头针、针刀、康复训练并用,相得益彰

1. 与头针协同治疗中枢性瘫痪　根据大脑功能定位(焦氏头针)原理,首先通过对头部(脑)穴位进行刺激,激活尚未死亡而处于休眠状态的脑细胞,增强其兴奋性,促进脑功能重组、再建,增强大脑、小脑、脑干对躯体、内脏感觉、运动功能的支配与调节作用,即"醒脑"治其本。

以"神经肌腹针刺疗法",通过对神经丛、干、肌腹穴位实施针刺与功能性电刺激(电针)相结合→感受器→传入神经→中枢神经(脑、脊髓)→传出

神经→效应器,激活处于休眠状态的神经、肌细胞的兴奋性,增加肌肉内血流量、肌肉的体积,提高周围神经的传导性和肌肉收缩力,改善人体运动能力与内脏功能,从而治疗脑、脊髓损伤等引起的瘫痪及各种相关病症。如:偏瘫患者遗留语言、吞咽、膀胱、直肠功能障碍,还有站立、行走不稳,躯干、上肢、下肢运动无力等。

治疗过程中,以"神经肌腹针刺疗法"和头针协同解决"醒脑",即躯体失中枢神经支配与"躯体运动功能障碍"的问题,二者相辅相成,相互促进,效果明显。

2. 与小针刀协同治疗痉挛性瘫痪　痉挛性瘫痪除了中枢神经的因素外,主要是屈肌与伸肌肌力的平衡失调所致。从解剖学视角来看,上肢屈肌功能占主导地位,其体积和肌力均显著大于伸肌。如:在上臂,肱二头肌是前臂主要屈肌(主动肌),肱三头肌是前臂的主要伸肌(被动肌)。肱二头肌的体积、肌力是肱三头肌的一倍以上,在脑、脊髓受损后,周围神经与肌肉失去了其支配与调节作用,肌肉必然处于瘫痪状态。一般患者在针刺治疗恢复过程中,屈肌与伸肌的肌力同时提高,屈肌肌力显著大于伸肌肌力,导致"前臂屈肌与伸肌肌力平衡失调",使前臂处于屈曲痉挛状态,同时肢体的运动功能降低或丧失。此外,患者出现的腕关节、掌指关节等屈曲痉挛,即"紧握拳"状态,道理亦然。

然而,瘫痪的躯体肌在其康复治疗过程中,屈肌和伸肌的力量虽然同时提高,但并非其生理功能所需,加上致病因素,痉挛的临床表现各不相同。如果在治疗中,以针灸针刺激屈肌上的经络穴位,不论用补或泻的针刺手法,均使支配该肌的神经兴奋性提高,肌肉血液灌注量、肌肉体积、肌肉收缩力增加,很难缓解躯体肌的痉挛。而以"神经肌腹针刺疗法"刺激拮抗肌肌腹穴位,提高支配拮抗肌神经的兴奋性,增加其肌肉体积、收缩力,使屈肌与伸肌的肌力趋于平衡,肌痉挛就会得到明显缓解。如果在针刺治疗的过程中,某些部位以小针刀治疗技术,将痉挛或张力高的肌纤维结节或条索进行松解,可以降低痉挛肌的肌张力,二者结合可以提高痉挛性瘫痪的治疗效果。

3. 与康复训练协同而增效　康复医学是以研究病、伤、残者功能障碍的预防、评定和治疗为主要任务,以改善躯体功能、提高生活自理能力、改善生存质量为目的临床一级学科。首先来看以下常用康复治疗手段有哪些:

(1) 物理治疗(PT):通过功能训练、物理因子和手法治疗的手段,重点改善肢体功能。包括:肢体主、被动活动,体位转变训练,平衡训练,行走训练。

(2) 作业治疗(OT):针对患者的功能障碍,制定个体化的作业活动,重点是改善上肢功能和日常生活能力。包括上肢的主、被动活动,手功能训练,日常生活能力训练(如穿衣、洗漱、进餐、如厕、家务活动等),助行器(如手杖)、足托、生活辅助具的制作及使用等。

(3) 言语治疗(ST):重点是改善交流能力(包括听、说、读、写能力)和吞咽功能。

(4) 心理咨询(PsC):通过心理疏导和宣泄,调节心理状态,改善心理功能。

(5) 文体治疗(RT):借助文娱活动(如唱歌、跳舞、书法、绘画等),调节精神心理活动,改善躯体功能。

(6) 中国传统医学治疗(TCM):借助中药、中医手法、传统锻炼方法(如太极拳、八段锦)等,达到改善功能的目的。

(7) 康复工程(RE):借助现代科技为伤残人士服务,主要是安装和使用假肢、利用机器人辅助训练等,改善患者功能。

(8) 康复护理(RN):主要是预防各种并发症和健康教育,包括床上正确体位,肺部护理,预防压疮和下肢深静脉血栓,患者及其家属的健康教育等。

有效的康复功能训练是促进瘫痪者功能恢复的重要因素,临床工作者均有体会,我们对每一位患者的治疗,几乎无一例脱离上述5项以上的康复治疗。只不过有些治疗内容还没有精心冠以"康复功能训练"项目之中。康复医学这个临床一级学科的发展,使我们有意识地将"神经肌腹针刺疗法"与"康复训练"协同并交替进行,在疾病康复的不同阶段,选择不同的针刺治疗,与康复医学的功能训练相结合,对促进患者肢体运动,生活、语言交流等能力的康复有重要意义。

我们在临床治疗中曾观察到：当患者躯干、上肢、下肢的肌力在 0~1 级左右时，肢体尚无运动之基础，患者对康复训练态度比较消极，他们无奈地接受、被动地实施训练。当患者接受"神经肌腹针刺疗法"治疗后，随其躯干、上肢、下肢肌力不断提升，当肌力达到 3 级左右时，他们具备了实施运动训练的基础，信心也与日俱增。此时进行 PT、OT 治疗，患者不仅积极配合，而且表现出训练的主动性与自觉性。当肢体功能的显现被患者体验出来之时，其肌力水平也随之提升。故"神经肌腹针刺疗法"与康复训练方法并用，二者有机结合，相互促进，康复效果明显。

第二节　神经肌腹针刺疗法的特点

一、穴位作用机制清晰

"神经肌腹针刺疗法"是以神经丛、干、肌腹为其穴位的名称基础来命名，而且作为其进针的部位（穴位），便于记忆；并根据神经丛、干、肌腹的功能作为治疗疾病的理论依据，便于掌握。其中神经丛、干穴位点比较固定，而肌腹穴位的进针点，因其解剖结构、功能、治疗目的不同，是可以变化的。即同一肌腹穴位可以有多个进针点。如股直肌穴位：因为其肌腹较长，可以在其肌腹的中点或肌腹的两端进针，虽然进针点或针刺方向不相同，但其作用基本相同。而三角肌肌腹穴位：其肌腹的前部肌束收缩，使肩关节前屈；肌腹的中部肌束收缩，使肩关节外展；肌腹的后部肌束收缩，使肩关节后伸。即进针点不同，作用也不相同，尚需依据治疗目的而选择，但机制是清晰的。

我们通过对神经丛、干、肌腹穴位的针刺与功能性电刺激相结合，即机械刺激与脉冲波电刺激二者结合，治疗效果可显著提高。电针刺激可以调节、增强神经、肌肉的兴奋性，增加肌肉血流量、肌肉体积、肌肉张力、肌肉收缩力，改善人体运动能力与内脏功能。从而治疗各种相关病症。

二、选穴与病症机制相对应

以"神经肌腹针刺疗法"治疗疾病的过程中,我们体会到穴位的选择、病症机制的清晰、肌力的科学评定,它们相互之间对应的准确性是效果显著、疗程缩短的保证。

如前所述的那位难治性右下肢瘫痪患者,用传统"经穴针刺法"让患者站了起来,但只能向前走而不能向后退。对此症状如何定性?选择什么穴位呢?我们首先要弄懂其病症机制,即诊断清楚人体大腿不能后退的原因。解剖学揭示了大腿不能后伸,主要是臀大肌、股二头肌、半腱肌、半膜肌收缩无力所致。对此病症的准确定性,即诊断清晰后,针刺上述肌腹穴位,大腿后退问题得到了解决。再如足下垂问题对应什么穴位呢?还是要首先定性足下垂的直接影响因素是什么?足下垂即足不能背屈,主要是胫骨前肌群等收缩无力所致。我们对应地选择上述肌腹穴位针刺,足背屈无力问题得到了解决。说明病症机制清晰、病症与穴位对应确切,是疗效显著的保证。

三、治疗思路新颖

从心理学的思维类型角度看,发散型思维是不依常规,突破原有知识圈,从不同角度、方向、方法或途径探求多种答案,尽可能圆满地解决问题。依此在临床治疗中,面对瘫痪的各种表现时,不妨首先问一下自己:为什么是这种表现?或为什么会是那样?症状背后的原因是什么?迫使自己从不同角度解读并完善治疗思路。诸如:

思路1:本书首先以中西医结合的视角,从现代解剖学入手,选择神经丛、神经干、肌腹作为针刺穴位基础。治疗过程中不仅对其定位、循行路径及作用机制应心中有数,治疗前辨析其病症机制,进行肌力评定,分析其病症的主次矛盾,也是提升治疗效果的关键环节。

思路2:在瘫痪治疗的学习和实践中,发现以往文献有许多面瘫、上肢、下肢瘫痪治疗的记载,而躯干肌瘫痪的治疗常常被忽略。躯干肌是人体直立和各种姿势稳固的基础,人体运动的枢纽,也是四肢瘫痪治疗的启动肌。为治疗躯干肌瘫痪问题,本书介绍了 13 对躯干肌穴位,为躯干肌无力问题的解决和四肢瘫痪的康复提供了基础条件与方法。

思路 3:痉挛性瘫痪除了中枢性因素之外,还与人体躯干肌分布的特点有关。人体的屈肌与伸肌的体积、肌力分布并不是均衡的,如上肢内收肌与前屈肌(胸大肌、肱二头肌、前臂屈肌等)占优势与主导地位。上肢后伸肌(背阔肌、大圆肌、肱三头肌、前臂伸肌群等),占劣势与辅助地位。二者比较:上肢的内收肌、前屈肌的体积、肌力明显大于伸肌的体积与肌力。但是,患者肌力在康复的过程中,并不是按照生理需要来恢复的,而是屈肌和伸肌的肌力同时、同等恢复,上肢必处于内收、屈曲痉挛状态。如果对兴奋性高的神经或痉挛的肌肉进行针刺治疗,不论是强刺激或是弱刺激,均使神经的兴奋性提高、肌肉收缩力增加,很难缓解躯体肌的痉挛,并且很可能加重痉挛的程度。而下肢肌肉的分布与上肢不同,就髋关节的运动而言,参与髋关节后伸的肌肉有臀大肌(人体最强大的肌肉之一)、半腱肌、半膜肌、股二头肌(长头)等,其肌肉横截面积、体积大,收缩力强;参与髋关节屈曲的肌肉有腰大肌、髂肌、股直肌、缝匠肌、阔筋膜张肌等,其肌肉横截面积、体积、收缩力明显小于伸肌,所以容易出现髋关节过伸性痉挛。

因此,就痉挛性瘫痪的治疗,“神经肌腹针刺疗法”对无力的拮抗肌进行电针刺激,提高支配拮抗肌神经的兴奋性,增加拮抗肌的肌肉体积及收缩力,用小针刀对痉挛的肌筋膜、结节、条索进行松解,以降低痉挛肌的应激性与肌张力,使屈肌与伸肌的肌力趋于平衡,对痉挛性瘫痪的治疗有显著意义。

思路 4:瘫痪者通过“神经肌腹针刺疗法”治疗之后,肌力改善,同步进行康复医学的功能训练,可以使患者完成过去无法完成的新动作、新功能、新任务。笔者进而认为,针灸刺激不仅提升了神经的应激性、肌肉的收缩力,增强了神经突触的效率,同时其产生的感觉反馈,帮助肢体形成准确的运动指向,使其重新学习、恢复原有的功能。即针灸刺激可以激发潜能并恢复功能,康复训练可以助力并提高运动功能,将"神经肌腹针刺疗法"与康复训练二者作用协同,将获得事半功倍的治疗效果。

第三节 神经肌腹针刺疗法的穴位与针刺方法

一、穴位特点

神经肌腹针刺疗法以神经解剖学为其穴位基础,我们可以借助神经学、肌学、运动力学等成熟的理论研究成果,理解神经、肌腹解剖学为基础的"神经肌腹针刺疗法"的穴位,进而用于病症的治疗,因其作用机制清晰,而易于医者的理解与掌握。

(一) 神经丛穴位

神经丛由多支脊神经前支汇合而成,如:臂丛位于颈部的外侧,即前斜角肌与中斜角肌(也称为肌间沟)之间,在此处行电针治疗对臂丛神经支配区(全上肢)瘫痪、肌肉萎缩、无力起治疗作用。

在上肢完全瘫痪的情况下可以选择臂丛穴位,再在上肢的远端(病情较重的一个神经支配区)选择一个穴位,形成一组功能性电刺激(正极与负极)偶联。

神经丛穴位:由数条神经分支汇合在一起,是神经比较集中的位置。对电刺激反应强烈,如臂丛穴位在进行电针刺激时,很小的电刺激量即可引起全上肢的肌肉收缩,效应范围广泛。在针刺时要求针的尖端到达神经丛的附近即可,不宜将针的尖端直接刺到神经上,以避免损伤该神经。

(二) 神经干穴位

神经干是神经丛的分支,如:尺神经位于尺骨鹰嘴的尺神经沟内,对尺神经支配肌群的瘫痪、萎缩、无力起治疗作用。

神经丛、干均属于周围神经,其多为混合性神经,含有感觉纤维、运动纤维和自主神经纤维。其特点:对刺激反应敏感,对神经损伤、麻痹性疾病及其引起的瘫痪的康复有显著的治疗作用。例如:桡神经干的肱骨段损伤,在颈部的臂丛穴位刺入一针灸针，作为刺激的电极，接电针刺激仪的正极；在神经损伤部位的远端桡神经分支部位刺入另一支针灸针，连接电针刺激仪的负极。给予功能性电刺激，可以促进神经细胞的再生及神经感觉、运动功能的恢复。但是，神经纤维对外力作用易发生损伤，如挤压伤、牵拉伤、挫伤、切割伤、医源性损伤等，而引起损伤远端神经纤维的缺血、营养缺乏、代谢障碍等，而导致的神经炎、轴突变性等病理改变。因此，在针刺神经丛、干穴位时，针灸针到达神经丛、干的附近即可。如果针灸针刺到神经丛、干中（产生麻、触电感），此时禁止提插、捻针等操作，应将针灸针拔出 0.3cm 左右，再进行治疗操作，以避免神经损伤。

（三）肌腹（神经分支）穴位

人体每块肌肉均有丰富的血管与支配该肌肉的神经分支。因此，每个肌腹穴位所代表的是支配该肌肉的神经分支的位置和针刺点，即神经分支穴位。也就是说该肌肉的肌腹所代表的是其神经分支穴位的一个切入点。通过电针刺激该神经分支，使神经的传导性增加，其肌肉内血流量、肌肉体积、收缩力增加，从而治疗该肌肉瘫痪、萎缩、无力等，并对脑细胞产生刺激，提高脑细胞的兴奋性，改善大脑对躯体的调节能力。

二、取穴思路

古人很智慧地发明了传统经穴针刺法，可以根据经络反映的临床症候和病理变化，采用循经取穴，如"肚腹三里留，腰背委中求，头项寻列缺，面口合谷收"。我们在传承前辈中医文化的基础上，古为今用，洋为中用，探索中西医文化的结合，提高针刺治疗疾病的效果，对疾病的康复是有意义的。

"神经肌腹针刺疗法"的取穴，主要根据病症的现代医学检查（如 CT、MRI 等）和诊断，临床表现、体征，肌力评定等选择穴位。

诸如脑血管病变的部位：在右脑或左脑、间脑、脑干；病变的性质、程度：如脑出血量的多少，脑梗死面积的大小，有无认知障碍、语言障碍、吞咽障碍等。运动障碍的部位分为：上肢、躯干、下肢运动障碍等。上肢的运动障碍：包括肩关节、肘关节、腕关节、掌指关节运动障碍等；肩关节运动障碍又可分为:屈曲无力、外展无力、后伸无力等来选择针刺穴位。

例如李某,女,25岁,职工,山西闻喜人。1974年5月,因为难产达3天之久,使盆腔内持续高压,引起膀胱逼尿肌麻痹——尿潴留,持续留置尿管达20多天。经医院多学科会诊,采用新斯的明药物穴位注射,用中药、针灸、理疗等方法治疗,效果均不明显。妇产科闫医生找到我,希望帮助解决这个问题。解剖学知识揭示了尿潴留的原因,主要是膀胱逼尿肌收缩无力而致,膀胱的运动神经主要属于骶副交感神经节前纤维,起于第2~4骶段脊髓,分布于膀胱。骶副交感神经兴奋,引起逼尿肌收缩而排尿。采用电针刺激了骶副交感神经丛20分钟,在针刺治疗过程中,患者便产生了尿意,蹲下即排尿,并将尿管冲下,但是比较费力,继续3次治疗,尿量、尿流速、尿次数均恢复正常。

三、适应证和禁忌证

(一) 适应证

1. 在治疗神经、肌肉麻痹方面的应用　针刺疗法具有调节人体脑细胞、周围神经、肌肉兴奋性的作用,使肌肉的血流量增加,肌肉体积、收缩力增加。在临床用于治疗各种瘫痪、神经损伤,以及脑、脊髓损伤引起的头、面部、躯干、上肢、下肢运动障碍等。包括偏瘫、截瘫、小儿麻痹症、大脑炎后遗症,神经损伤及并发症的治疗;神经、精神方面的疾病,如癫痫、癔病等。

2. 在治疗脊源性、功能性疾病方面的应用　针刺疗法具有调节人体生理功能的作用。当机体器官功能偏离其稳定状态时,会产生不同的疾病,运用神经肌腹针刺疗法对支配心、肺、肝、肾、胃肠、膀胱、直肠、子宫等内脏功能的交感神经、副交感神经、迷走神经进行调节,对脊源性疾病进行治疗,以促进器官生理平衡的恢复。如:冠心病、心律失常;脊源性慢性气管炎、支气管哮喘;脊源性慢性胃炎、消化不良、胃下垂;脊源性糖尿病;脊源性不孕症、月经不调、闭经;功能性子宫出血;产后尿潴留、尿失禁;小儿遗尿症等;五官科疾病,如视神经萎缩、眼肌疲劳、眼球运动障碍等。

3. 在治疗疼痛疾病方面的应用　针刺疗法具有抗炎镇痛的作用。关于针刺镇痛的实验研究证明了,针刺具有调动机体内在的抗痛能力——脑内可产生"内啡肽",起抗痛作用。针刺具有的抗炎作用,就是对局部血液循环、细胞免疫及内分泌等功能调节的综合结果。神经肌腹针刺疗法可以促使异常的组织(炎性疾病)恢复趋于正常(抗炎作用),从而治疗疼痛性疾病。如颈椎病及其引起的头痛、头晕、听力下降与耳聋、肩周炎、上肢麻木等;腰椎间盘突出症或腰椎退行性变等引起的腰痛、憋胀、酸困不适、坐骨神经痛等;软组织、筋膜硬化、纤维化引起的腰肌劳损、肩背疼痛等;风湿性疾病引起的疼痛,如肩关节炎、膝关节炎、痛风等;急、慢性软组织损伤,如扭挫伤及其引起的红、肿、疼痛等;其他因素引起的疾病,如牙痛、三叉神经痛等。

（二）禁忌证

1. 部位禁忌　重要的内脏、器官、关节腔、大血管,局部皮肤或软组织感染等。

2. 病情严重者　如癌症晚期、感染性休克、失血性休克等。

3. 特殊情况　大怒、大惊、过劳、过饥、醉酒等。

4. 孕妇　腹部、腰骶部,以及刺激强的穴位,针刺要慎重,尤其是怀孕3个月以内,针刺可引起子宫收缩,有引起流产的危险。

5. 婴幼儿　囟门部,神经丛、干或较深的肌腹穴位禁针;因其不能配合,针刺其他穴位时,不留针。

6. 出血性疾病　如血友病、凝血功能障碍者、有自发出血倾向者等禁针。

四、针刺方法

（一）针刺前准备

1. 针具与消毒　均采用不锈钢针灸针。长度:一般选择长为40~130mm;直径:0.30~0.42mm,较粗一点为宜,便于掌握针灸针刺入的方向。

目前,一次性针灸针长度小于50mm的较为多见,对面部或较浅部位的治疗可以采用。较长针灸针一般为多次应用,必须做到一人一次一穴一消毒的原则。

消毒方法：一是可以用医用消毒高压锅，将针灸针放在针盒内，在 104.0~137.3kPa、121~126℃的高温下，消毒 30 分钟，即可达到消毒目的。二是可以用 2% 戊二醛溶液或 75% 酒精浸泡 30 分钟后取出，再用生理盐水冲洗并擦干，在无菌技术操作条件下使用。

2. 医者手的消毒　首先用有杀菌作用的香皂进行洗手，然后再用 75% 酒精棉球或 0.5%~1% 碘伏棉球擦拭即可。

3. 患者皮肤消毒　用 75% 酒精棉球或 0.5%~1% 碘伏棉球擦拭，消毒范围：以进针穴位为中心，半径为 3~5cm 即可。

4. 患者体位的准备　一般采用仰卧、侧卧或俯卧为宜；尽量不采用坐位，避免采用站位，易引起不适或晕针。

5. 患者心理准备　对于精神紧张者，预防晕针是非常重要的。必要时给予心理疏导，以保证疗效。

（二）针刺操作

1. 进针方法　根据针刺的部位、进针的深度，分别选择单手进针法或双手进针法。如：面部的肌肉扁薄而浅，用单手进针法；大腿前面的股直肌肌腹长，需用长针，刺入较深，可用双手进针法，均以快速无痛为宜。

（1）进针的方向：一般沿肌纤维走行的方向刺入。此外，根据刺入部位的环境、目的、安全性而定。如：针体达到的部位有丰富的血管，为避开血管，可由远端向近端刺入，亦可反之。

（2）进针的角度：人体皮肤、肌肉浅薄的部位，如头、面部的穴位用平刺法，即与皮肤呈 15° 左右刺入穴位。斜刺法，即与皮肤呈 45° 左右刺入穴位，适用于人体躯干、四肢大部分肌腹穴位。直刺法，即与皮肤呈 90° 左右刺入穴位，对较深的穴位，如腰大肌肌腹穴位，可以直刺 5cm 左右，体胖者可再深一点。

（3）进针的深度：一般以神经、肌腹穴位的位置、肌腹的长度而定，如按穴位的位置：腰大肌位于脊柱的两侧，腹腔的后面，腰椎横突的前面，其位置是躯干的中心部位，体胖的人可以直刺 6cm 以上；如按肌腹的长度：股直肌肌腹长达 10cm 以上，可沿肌腹纤维平刺或斜刺 5cm 以上，但进针深度以小于肌腹的长度为宜。

2. 行针方法　神经肌腹针刺疗法主要采用捻转手法和电针刺激法。笔者较多采用电针刺激法。

（1）手法：一般认为临床行针的基本方法，主要是提插法和捻转法两类。因为提插次数越多，伤及神经、血管的机会就会增加，因此笔者基本不采用提插的手法。我们多采用捻转手法，分为弱刺激与强刺激两种。弱刺激手法：捻转频率慢、幅度小，用力小。适用于年老、体弱、躯体、四肢瘫痪比较轻的患者，对针刺有恐惧心理或对针刺耐受性较差的患者。强刺激手法：捻转频率快、幅度大、用力大。适用于年龄较轻、体质较好、躯体、四肢瘫痪较重及对针刺耐受性比较好的患者。

总之，根据患者病情、穴位的特性及医者的目的而灵活运用。

留针：一般留针 15~20 分钟，每 5 分钟左右捻针一次。特殊部位或特殊人群不留针，如成人舌部，或儿童及智力障碍患者。

（2）电针刺激法：我们将针体刺入穴位后，与电子针疗仪的输出电极连接，给以人体微量电流，"针体"作为电极，直接刺激神经、肌腹穴位，以"针刺和电流"两种刺激相结合治疗疾病。神经肌腹穴位电刺激是功能性电刺激的一种，属于低频电刺激范畴，是利用预先设定程序的电刺激参数，作用于目标神经或肌肉的支配神经，从而诱发肌肉收缩，达到增加神经的传导性和肌肉体积的目的，以促进肌力的恢复。也就是说，电针有调节人体生理功能，止痛、镇静，促进血液循环，增加肌肉体积、提高肌力、调整肌张力，改善脑细胞的功能及神经传导速度等作用。临床常用于各种瘫痪、神经损伤的治疗及心肺、胃肠、膀胱、直肠、子宫等内脏功能障碍的调节；各种疼痛症的治疗，如颈椎病、腰椎病、肩周炎等。往往可起到"一加一大于二"的效果。此外，电针能代替人工操作，进行较长时间的持续刺激，不仅节省人力资源，且能比较客观地控制刺激时间与刺激量。

（3）神经肌腹穴位电针操作：对神经丛、干穴位一般采用直刺法，针尖端需要达到神经丛、干附近。因神经丛、干对电刺激反应敏感，连接电针治疗仪的正极，采用相对弱刺激，以患者可耐受为宜。对肌腹穴位（神经分支），一般采用斜刺法或平刺法,即针灸针从肌腹的中部或肌腹两端的内侧进针,向近端或远端沿肌纤维刺入;根据该肌腹的位置、体积大小及长度,决定针刺的深度。可以连接电针治疗仪的正极或负极,但刺激强度以患者可以耐受为宜。

(4) 电针仪操作方法

1) 在使用电针仪前应仔细阅读仪器的说明书,了解仪器的性能、用途及方法,然后根据说明书,检查仪器各项性能是否正常。并熟练掌握仪器的使用方法。

2) 毫针刺入治疗的穴位后,将电针仪的输出线分别夹持在毫针体上。在开启电针之前,必须先将电针仪的电位器调至"0"的位置,设定电针刺激的波形:多采用间断波,对间断波患者反应不明显的患者,可以采用疏密波;电针刺激的频率:一般患者多采用低频,以 50~100 次 / 分为宜;对特殊病人,如膈肌痉挛的病人,可采用高频刺激,800 次 / 分左右。电刺激量:从小开始,缓慢增加,调至以病人可以耐受为宜。治疗期间注意调节刺激量,一般持续刺激 10~20 分钟即可。治疗完毕,必须先将电针仪电位器调至"0"的位置,然后再关闭电源开关,移除导线,取出毫针。

(5) 电针刺激法的注意事项

1) 电针治疗的刺激量大于一般的单纯针刺治疗,因此更应注意防止晕针。接受电针治疗时,要求体位舒适。过度疲劳、饥饿、恐惧等情况下不宜进行电针治疗,如果必须治疗最好选择卧位。

2) 应用一段时间的毫针,在针柄与针体的交界处很容易发生折断,电针治疗中引起肌肉较强的收缩,因此旧毫针必须常检查和调换。

3) 做过温针的毫针,针柄部常因燃艾而使金属氧化引起导电不良,使用时须将输出电线夹持在针体。某种毫针的针柄,用氧化铝丝代替铜丝烧制而成。氧化铝是不良导体。用这种毫针时也应将输出电线夹持在针体。

4) 电针治疗中,在调节电针仪的输出强度时要细心缓慢,尤其是调节接近病员能耐受的电刺激强度时更要注意,以免病人因突然增强的电刺激而发生惊跳,导致弯针、折针事故。

5）电针仪的输出导线,很容易发生折断,折断处常在插头柄附近或近针夹处。导线断裂后,在使用时没有感觉或者病人感觉忽有忽无,而且来的很突然。此时须修理后再使用或更换新导线。

6）患有严重心脏病或心脏安装金属物体者,应避免电流回路经过心脏。

7）电针迷走神经穴位时,进针过深或电刺激量过大,可引起迷走神经反射,病人出现脉率和血压下降,心率失常、早搏,面色苍白、出汗、心悸等。这时须将针退出或减轻刺激量,病人可很快恢复。

8）注意保养电针仪:长期不用时应将电池取出,以防腐蚀机件;更换电池时,注意电池的正负极须正确安装。

3.出针　又称起针,是毫针针刺操作技术的最后步骤。出针的方法,一般是以左手拇、食两指持消毒干棉球轻轻按压于针刺部位,右手持针做轻微的小幅度捻转,并随势将针缓慢提至皮下,静留片刻,然后快速拔出。如遇针下沉紧,推之不动,按之不移,不可马上取针,宜再适度留针或采取一定措施后再渐渐将针退出。出针一般应以"先上后下、先外后内"的顺序进行。

出针后,除特殊需要外,都要用消毒棉球轻压针孔片刻,以防出血或针孔疼痛。头部及眼周穴位出针时,应适当延长按压时间。当针退出后,要仔细查看针孔是否出血,询问针刺部位有无不适感,检查核对针数有否遗漏,还应注意观察病人有无晕针延迟反应现象等。

(三) 针刺异常情况的处置及预防

1.晕针　晕针是在针刺过程中病人发生的晕厥现象。

(1) 表现:病人在针刺过程中,突然出现头晕目眩,面色苍白,心慌气短,出冷汗,恶心欲吐、精神疲倦,血压下降,脉沉细;严重者出现四肢厥冷,神志昏迷,唇、甲青紫,二便失禁,脉微欲绝。

(2) 原因

1）体质因素:体质虚弱、过度劳累、饥饿,或大汗、腹泻、呕吐、失血后易发生晕针。

2）精神因素:因精神紧张而致晕针的病人。

3）体位因素:以坐位或立位者易出现晕针。

4）刺激因素：医者施术手法过重，刺激过强易致晕针。

5）环境因素：诊室内闷热，空气浑浊，声音嘈杂，或过于寒冷等不良环境也容易导致晕针。

（3）处理：立即停止针刺，将已刺之针全部取出。扶病人平卧，呈头低脚高位，解松衣带，注意保暖。给患者饮热茶或温开水，轻者静卧片刻，即可恢复。在行上述处理后仍不能缓解者，可予指压水沟、素髎、内关、合谷、太冲、涌泉、足三里等穴位，同时应尽早配合其他常规急救措施。如给予静脉输液：心率慢时，静脉注射硫酸阿托品注射液 0.25~0.5mg；血压过低时，静脉注射盐酸麻黄碱注射液 10~20mg。必要时给予氧气吸入：3~5L/min。

（4）预防：注意询问观察病人的体质状况，对于饥饿、过度疲劳者，应待其进食、体力恢复后再进行针刺；对于初次接受针灸治疗和精神紧张者，应先做好疏导工作，以消除疑虑及恐惧心理；正确选择舒适自然且能持久的体位。

医者在治疗施术过程中，应思想集中，谨慎细心，密切观察病人的神态变化。取穴应适当，不宜过多，手法切勿过重，发现不适及时处理。

注意室内空气流通，消除过热、过冷因素。只要做好预防，晕针现象大多可以避免。

2. 滞针 滞针是指在行针时或留针后医者感觉针下涩滞，捻转、提插、出针均感困难而病人则感觉剧痛的现象。

（1）表现：针在穴位内，捻转不动，提插、出针均感困难，若勉强捻转、提插时，则病人痛不可忍。

（2）原因：①精神因素：病人精神紧张或针刺入神经肌腹穴位后疼痛，引起病人局部肌肉强烈收缩。②手法不当：行针手法不当，用力过猛或捻转、提插时指力不均匀，向单一方向捻针角度过大，以致肌纤维缠绕针身。③体位改变：针后病人移动体位。④留针过久：留针时间过长，有时也可出现滞针。

（3）处理：若因病人精神紧张、肌肉痉挛而引起的滞针，需做好疏导工作，消除其紧张情绪；医者用手指在邻近部位做循按动作，或弹动针柄，或在附近再加刺一针,以宣散气血、缓解痉挛;若因手法不当,单向捻转而致者,须向相反方向将针捻回,然后左右捻转使之松懈;若因病人体位移动所致者,要帮助其恢复原体位。

(4) 预防:对于初诊病人和精神紧张者,针前要做好解释工作,消除患者的紧张和顾虑;行针时手法宜轻巧,不可捻转角度过大,或连续单向捻转。若用搓法时,注意与提插法的配合,则可避免肌纤维缠绕针身。选择较舒适体位,避免留针时改变体位。

3. 弯针　弯针是指进针时或将针刺入神经肌腹穴位后,针身在体内形成弯曲。

(1) 表现:针柄改变了进针或刺入留针时的方向和角度,医者提插、捻转和出针困难,而病人感到针处疼痛。

(2) 原因:①医者操作不当:医者进针手法不熟练,用力过猛过速。②针下受阻:针下碰到坚硬组织。③体位改变:留针时病人改变了体位。④外力原因:针柄受外力压迫、碰撞。⑤滞针处理不当:亦可造成弯针。

(3) 处理:切忌急拔猛抽,以防引起断针、出血。若系轻度弯曲,可按一般拔针法,将针慢慢地退出;若针身弯曲较大,应注意弯曲的方向,顺着弯曲方向将针退出;若弯曲不止一处,须视针柄扭转倾斜的方向,逐渐分段退出;若因病人体位改变所致的弯针,则应先帮助病人恢复原来体位,使局部肌肉放松,再行退针。

(4) 预防:医者施术手法要熟练,用力要适当,避免进针过猛、过速;病人的体位要舒适,嘱病人留针期间不得随意变动体位;保护针刺部位和针柄,防止受外物碰压。

4. 断针　断针又称折针,是指针体折断在人体内。

(1) 现象:行针时或出针后发现针身折断,或部分针体尚露于皮肤之外,或全部没于皮肤之下。

(2) 原因:①针具质量:针具质量不佳,或针身、针根有剥蚀损伤,术前又失于检查。②操作不当:针刺时将针身全部刺入,行针时强力提插、捻转,或使用电针时骤然加大电流强度而致肌肉剧烈痉挛。③体位改变:留针时病人体位改变,或外物碰压针处和针柄。④弯针、滞针处理不当:遇弯针、滞针等异常情况时处理不当,并强力抽拔。

(3) 处理:医者态度必须镇静,并嘱病人不要惊慌,保持原有体位,以防断针残端向肌肉深层陷入。若残端尚有部分露于皮肤外,可用镊子钳出;若残端与皮肤相平或稍低,但尚可见到残端者,可用左手拇、食两指在针旁按压皮肤,使残端露出皮肤之外,右手持镊子将针拔出;若折断部分全部没入皮下,应采用X线定位,施行外科手术取出。

(4) 预防:针前必须认真检查针具,对不符合要求的针具应剔除不用,应尽量使用一次性针灸针;针刺时切勿将针身全部刺入穴位,应留部分在体外;避免过猛、过强的行针,使用电针时避免骤然加大电流强度;及时正确处理滞针和弯针,切忌强力抽拔。

5. 针刺引起出血和皮下血肿　　出血是指出针后针刺部位出血;血肿是指针刺部位出现皮下出血而引起的肿痛。

(1) 表现:出针后针刺部位出血;针后针刺部位出现肿胀疼痛,继则皮肤呈现青紫、结节等。

(2) 原因:多为刺伤血管所致,亦见于病人凝血功能障碍。

(3) 处理:出血者,立即用消毒干棉球按压针刺部位至血止。少量皮下出血所致的局部小面积青紫,一般不必处理,可自行消退;若青紫面积较大或局部肿胀疼痛较剧者,可先做冷敷,血止后再做热敷,以促进局部瘀血的消散吸收。

(4) 预防:熟悉人体解剖知识,避开血管针刺;行针手法强度适当,避免大幅度的提插捻转,特别对于眼区穴位,更应注意行针手法轻巧,出针后立即用消毒干棉球按压针孔2~3分钟。有凝血功能障碍的病人不宜针刺。

6. 针刺引起创伤性气胸　　针刺引起创伤性气胸是指针具刺穿了胸腔且伤及肺组织,气体积聚于胸腔,从而造成气胸,出现呼吸困难等现象。

(1) 表现:病人突感胸闷、胸痛、心悸、气短,严重者呼吸困难、发绀、出冷汗、烦躁、恐惧,甚则血压下降,出现休克等危急现象。检查时发现肋间隙变宽,胸廓饱满,叩诊呈鼓音,听诊肺呼吸音减弱或消失。X线胸透可见肺组织被压缩现象。有的轻度针刺创伤性气胸者,起针后并不出现症状,而是过了一段时间才慢慢感到胸闷、胸痛、呼吸困难等。

(2) 原因:针刺胸部、背部和锁骨附近的穴位过深,刺穿了胸腔、伤及肺组织,气体积聚于胸腔而致气胸。

(3) 处理:一旦发生气胸,应立即起针,让病人采取半卧位休息,嘱病人保持平静,切勿恐惧而翻转体位。医者要密切观察,随时对症处理,如给予镇咳、消炎类药物,以防止肺组织创口因咳嗽扩大,加重漏气和感染。一般漏气量少者,可自然吸收;对于出现呼吸困难、发绀、休克等症状的严重病例需及时组织抢救,如进行胸腔排气或做胸腔闭式引流术,吸氧、抗休克等。

(4) 预防:医者针刺时必须要集中思想,根据病人体形肥瘦,掌握进针深度,施行提插手法的幅度不宜过大。胸背部的神经肌腹穴位应斜刺或平刺,不宜长时间留针;体位选择要适当,避免病人因不适而移动体位,针身随之移位而伤及肺脏;留针期间做好针刺部位的保护,以免外物碰压针柄而致刺入过深伤及肺脏。

7. 刺伤内脏　　针刺引起内脏损伤是指针刺内脏外周神经肌腹穴位过深,针具刺入内脏引起内脏损伤,出现各种症状的现象。

(1) 表现:刺伤肝、脾,可引起内出血,肝区或脾区疼痛,有的可向背部放射;如出血不止,腹腔积血过多,会出现腹痛、腹肌紧张,并有压痛及反跳痛等急腹症症状。刺伤心脏时,轻者可出现强烈刺痛,重者有剧烈撕裂痛,引起心脏出血,即刻导致休克等危重情况。刺伤肾脏,可出现腰痛,肾区叩击痛,血尿,严重时血压下降、休克。刺伤胆囊、膀胱、胃、肠等空腔脏器时,可引起疼痛、腹膜刺激征等症状、体征。

(2) 原因:多因施术者缺乏解剖学、神经肌腹穴位知识,对其穴位和脏器的解剖不熟悉,加之针刺过深,或提插幅度过大,造成相应的内脏损伤。

(3) 处理:损伤轻者,卧床休息一段时间后,一般可自愈。若损伤较重,或继续有出血者,应加用止血药,或局部做冷敷止血处理,并加强观察,注意病情及血压变化,一旦出现休克或腹膜刺激征,应立即采取相应措施进行急救。

（4）预防：医者应掌握解剖学、神经肌腹穴位知识，针刺胸、腹、胁、腋及腰背部的穴位时，应控制针刺深度，针刺下腹部的穴位前，应嘱患者排空小便。

8. 肺梗塞的预防　长期卧床的偏瘫、截瘫等患者，以及老年人、"三高"患者，下肢静脉容易形成血栓。当电针治疗时，下肢有节律的肌肉收缩，有引起血栓脱落的可能性，应警惕引起急性肺栓塞的危险性。对此类患者，在电针治疗前注意下肢有无肿胀，测量双侧小腿周径，进行比较；必要时须做双下肢血管彩超或血管造影检查，尽力排除血栓形成的可能性，以减少并发症。在患者肢体血管内有无血栓不明的情况下，可采用捻针刺激手法进行治疗，以免电针刺激时，肢体有节律的运动而引起栓子脱落，导致肺梗塞的危险。但是，还须与患者家属说明此危险性，必要时以签字为宜。

9. 脊髓损伤的预防　对脊髓损伤患者的脊髓区域（棘突间隙）穴位针刺时，应特别注意预防脊髓损伤。刺及脊髓可出现触电样感觉向远端放射，甚至引起暂时性肢体瘫痪。当出现上述症状时，应立即出针，轻者卧床休息即可，重者根据神经损伤情况与脊柱外科或骨科会诊，及时正确处理。在针刺脊柱中线及附近穴位时，严格掌握针刺深度，并禁用提插手法。

中篇

神经肌腹

针刺疗法

主要穴位

第三章

神经丛干穴位

第一节　颈丛及其分支神经穴位

颈丛由第 1~4 颈神经前支构成,位于颈椎的侧方,胸锁乳突肌上部的深面,中斜角肌和肩胛提肌起端的前方。除第 1 颈神经主要为运动神经外,其他几对神经均为感觉神经纤维。经椎动脉后方到达横突结节间沟形成分支,连接成多个环,称为颈丛神经。每个神经环又分为浅丛和深丛;浅丛主司枕后部、颈部、颈根部浅表组织及皮肤感觉。深丛分支支配颈部深层肌肉与舌咽神经、迷走神经、副神经、舌下神经、颈交感神经节、膈神经等。主要分支穴位介绍如下:

一、枕小神经穴位(图 5)

【解剖功能】

由颈 2、3 神经前支构成,位于第二颈椎的侧方,沿胸锁乳突肌上端的后缘上行,分布于枕部及耳廓背面上部的皮肤。

该神经支配区域正常,对枕后部或耳部感觉,以及维持正

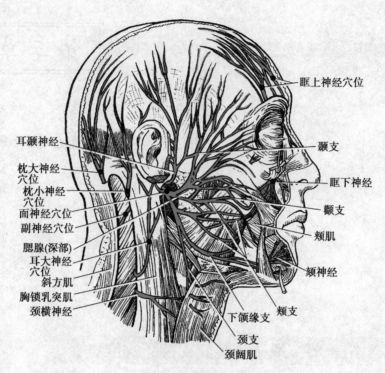

图5　颈丛分支神经穴位示意图1

耳颞神经
枕大神经穴位
枕小神经穴位
面神经穴位
副神经穴位
腮腺(深部)
耳大神经穴位
斜方肌
胸锁乳突肌
颈横神经

眶上神经穴位
颞支
眶下神经
颧支
颊肌
颈神经
颊支
下颌缘支
颈支
颈阔肌

常听力有重要意义。

【穴位主治】

因脑、脊髓损伤等,使枕小神经受到损伤,引起枕后部疼痛、牙痛、耳痛、听力下降等。

【针刺方法】

俯卧位或侧卧位,在第二颈椎棘突旁开约 2.5cm,胸锁乳突肌后缘。直刺 2.5cm 左右。

二、膈神经穴位(图6)

【解剖功能】

膈神经($C_3\sim C_5$)由感觉、运动神经纤维组成,是颈丛中最重要的分支,经前斜角肌前面,即胸锁乳突肌的后缘降至前斜角肌的内侧,在锁骨下动、静脉之间下行,于膈中心腱附近穿入膈肌。膈神经中的运动纤维支配膈肌,感

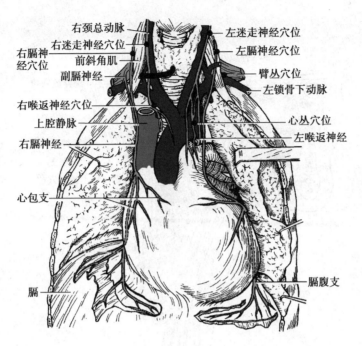

右颈总动脉
右迷走神经穴位
右膈神经穴位
前斜角肌
副膈神经
右喉返神经穴位
上腔静脉
右膈神经
心包支
膈

左迷走神经穴位
左膈神经穴位
臂丛穴位
左锁骨下动脉
心丛穴位
左喉返神经
膈腹支

图 6 颈丛分支神经穴位示意图 2

觉纤维分布于胸膜、心包及膈肌下面的部分腹膜。膈肌的正常收缩使肺脏的通气功能及相关功能保持了正常,有非常重要的作用。

【穴位主治】

因脑、脊髓损伤等,使膈神经受到损伤,引起膈肌麻痹、无力(表现为呼吸困难)或膈肌痉挛。

【针刺方法】

胸锁乳突肌两端连线的中点后缘,向前平刺 2cm 左右。注意:膈神经麻痹时用低频(断续波或疏波),膈肌痉挛时用高频(密波)电针刺激。

【注意事项】

颈部有丰富的神经、血管,避免损伤。

三、舌咽神经穴位(图 7)

【解剖功能】

舌咽神经是混合神经,含有运动纤维、普通感觉纤维、味觉纤维和分泌

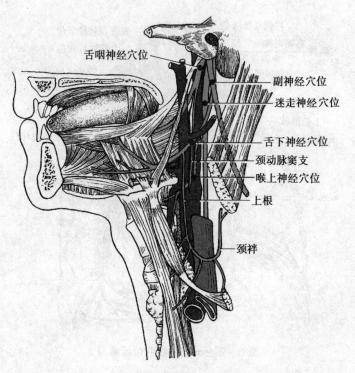

图 7　颈丛分支神经穴位示意图 3

纤维。在延髓有相应的神经核,其中有几个神经核与迷走神经所共有的核。舌咽神经出脑后,与迷走神经以及副神经伴行,由颈静脉孔前部出颅。下行于颈内动、静脉之间,继而绕过茎突咽肌的后方,向前弯转至舌根,分布于舌后 1/3。舌咽神经其感觉纤维司舌后 1/3 咽部及腭部之味觉,其运动纤维司吞咽之肌肉。

【穴位主治】

因脑、脊髓损伤等,使舌咽神经受到损伤,引起的舌、咽肌麻痹、无力,及其导致的吞咽、语言障碍。还可以治疗舌部炎症、疼痛,味觉异常等。

【针刺方法】

因舌咽神经比较细,行走的途径不易刺到,刺其末梢为宜。其末梢神经分布于喉结上舌骨的上缘。在喉结上方凹陷处,针尖向舌根方向刺入 2cm 左右。

【注意事项】

颈部有丰富的神经、血管,避免损伤。

四、迷走神经穴位（图6、图7）

【解剖功能】

迷走神经是一对行程最长、分布最广的混合神经。包含有普通运动神经纤维、平滑肌运动纤维、感觉纤维及分泌纤维。迷走神经在延髓下部出脑，与舌咽神经及副神经伴行，由颈静脉孔出颅，出颅后下行于颈内动、静脉之间，经胸廓上口入胸腔、腹腔，其分支分布于胸腔器官和大部分腹腔器官，控制心、肺、支气管、喉、胃、肝、脾、小肠、肾和一部分升结肠和横结肠。在胸腔中，节前纤维分支布于肺丛及心丛。在腹腔中，迷走神经纤维行向食管和胃，也止于肝、小肠、胰腺和肾的终节。

【穴位主治】

因脑、脊髓损伤等，使迷走神经受到损伤，及其引起的心动过速或过缓，血压异常，胃肠疾病，气管炎、哮喘等。

【针刺方法】

①在一侧乳突前缘、外耳道口下方，垂直进针1.5cm左右，到达茎突，再进针1~1.5cm即到达颈静脉孔的下面（此处，还有舌咽神经、副神经等）。②在环状软骨高度气管的外侧，以二三指并拢触及颈动脉搏动点，向外侧逐渐滑至动脉外缘（两指尽量将动、静脉分开），经两指间向后直刺2~3cm。

【注意事项】

颈部神经、血管丰富，操作要慎重。每次只能针刺一侧穴位。针刺时注意心率变化，进针宜缓慢，刺激量宜小。

五、喉上神经穴位（图7）

【解剖功能】

喉上神经起于迷走神经出颅处（即颈静脉孔下方），在颈内动脉内侧行向下内方，在舌骨大角水平分成内、外支。外支含特殊内脏运动纤维，支配环甲肌；内支为感觉支，分布于咽、会厌、舌根及声门裂以上的喉黏膜，传导一般内脏感觉及味觉。

【穴位主治】

因脑、脊髓损伤等,使喉上神经受到损伤,及其引起的舌肌麻痹、味觉不良,咽炎、喉炎、失语、吞咽困难、气管炎,并能调节胃肠功能等。

【针刺方法】

在舌骨大角水平下外侧(即甲状软骨上方中点的外侧 2cm 左右),以二三指并拢触及颈动脉搏动点,向外侧逐渐滑至动脉内缘,经两指间向后直刺 2~3cm。刺中喉上神经时,酸、麻、胀感向喉部、会厌、舌根等部位放散。

【注意事项】

颈部神经、血管丰富,操作要慎重。每次只能针刺一侧穴位。针刺时注意心率变化,进针宜缓慢。

六、颈心支神经穴位 (图 6)

【解剖功能】

迷走颈心支神经有颈上心支和颈下心支。在喉和气管两侧下行入胸腔,与颈交感节发出的颈心神经交织构成心丛,调节心脏活动。颈上心支有一分支,称主动脉神经或减压神经,分布于主动脉弓壁内,感受血压变化和化学刺激。

【穴位主治】

因脑、脊髓损伤等,使迷走颈心支神经受到损伤,及其引起的心脏神经官能症、心动过速、心律不齐、高血压等。

【针刺方法】

该神经位于颈动脉的内侧,喉和气管的外侧,在颈动脉与喉、气管之间,向后直刺 2cm 左右。

【注意事项】

颈部神经、血管丰富,操作要慎重。每次只能针刺一侧穴位。针刺时注意心率变化,进针宜缓慢。

七、咽支神经穴位（图7）

【解剖与功能】

该神经起于下神经节，含一般内脏感觉、特殊内脏运动纤维、舌咽神经和交感神经咽支，共同构成咽丛，分布于咽缩肌、软腭的肌肉及咽部黏膜。

【穴位主治】

因脑、脊髓损伤等，使咽支神经、迷走神经分支受到损伤，而引起的咽肌麻痹、咽反射障碍，咽炎、扁桃体炎、吞咽困难、呛咳等。

【针刺方法】

该神经穴位位于喉结上部舌骨上缘中点旁开约3cm，向后、向内上方斜刺2cm左右。

【注意事项】

颈部神经、血管丰富，操作要慎重。每次只能针刺一侧穴位。针刺时注意心率变化，进针宜缓慢。

八、喉返神经穴位（图6、图17）

【解剖功能】

右喉返神经经右锁骨下动脉前方处发出，向下后方绕此动脉上行，返回颈部。左喉返神经跨过主动脉弓前方时发出，绕主动脉弓下后方上行，返回颈部。在颈部左、右喉返神经均走行于气管与食管之间的沟内，经环甲关节后方进入喉内，终支称喉下神经，分布于喉。其中特殊内脏运动纤维支配除环甲肌以外的所有喉肌，一般内脏感觉纤维分布于声门裂以下的喉黏膜。喉返神经在行程中还发出心支、气管支和食管支，分别参加心丛、肺丛和食管丛。

喉返神经是支配大多数喉肌的运动神经，在入喉以前与甲状腺下动脉及其分支相互交叉，在甲状腺手术中，钳夹或结扎甲状腺下动脉时，应避免损伤喉返神经导致声音嘶哑。若两侧喉返神经同时受损，可引起失音、呼吸困难，甚至窒息。

【穴位主治】

因脑、脊髓损伤等,使喉返神经受到损伤,而引起喉肌麻痹、声音嘶哑、误吸、呛咳;还可治疗心肺疾病等。

【针刺方法】

颈段喉返神经位于气管与食管之间。在喉结下缘与胸骨柄上缘连线的中点,旁开2cm左右。在气管的外侧缘进针,向气管的后内侧斜刺2cm左右。

【注意事项】

颈部神经、血管丰富,操作要慎重。每次只能针刺一侧穴位。针刺时注意心率变化,进针宜缓慢。并注意避免刺伤食管。

九、副神经穴位(图5、图7)

【解剖功能】

副神经是运动神经,其纤维由延髓和颈髓的颈1~5前后根间发出汇合,经枕骨大孔入颅,与来自疑核之纤维混合后出颈静脉孔,支配胸锁乳突肌及斜方肌的运动。

【穴位主治】

因脑、脊髓损伤等,使副神经受到损伤,而引起胸锁乳突肌、斜方肌收缩无力或痉挛,及其导致的肩胛骨向脊柱靠拢,上提肩胛骨,肩胛骨下降无力或颈向同侧屈、脸转向对侧无力及头后仰无力,斜颈、落枕、肩周炎,胸闷不适等。

【针刺方法】

由乳突下3~4cm处进入胸锁乳突肌后缘,在其两端连线的中点上方1cm处(穴1)。分支在肩胛骨内侧边缘(穴2)、肩胛骨上缘中点(穴3),进针。斜刺2cm左右。

【注意事项】

颈部神经、血管丰富,操作要慎重。此外,穴2、穴3邻近胸腔,勿刺伤肺脏等。

第二节　内脏神经穴位

一、颈上神经节穴位（图8）

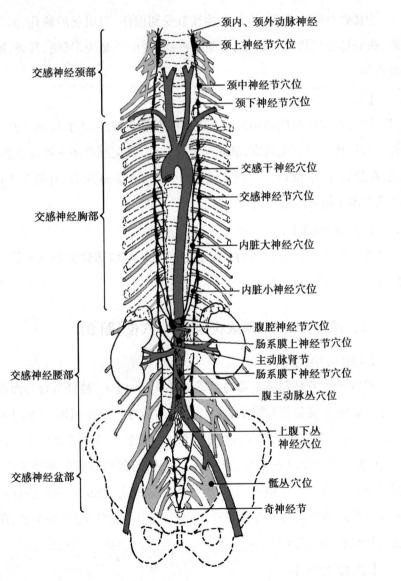

图8　内脏神经穴位示意图

【解剖功能】

颈上神经节是颈部最大神经节,呈梭形,位于第 1~3 颈椎的外侧、横突前方,颈内动脉的后方。分布至面部、眼球、口腔、鼻腔、腮腺等处。参与瞳孔、泪腺,面部血管、汗腺,鼻腭黏膜、腮腺等交感性调节。

【穴位主治】

因脑、脊髓损伤等,使颈上神经节受到损伤,而引起的瞳孔、泪腺、唾液腺、头面部交感性功能紊乱,如眼睛疾病、变应性鼻炎,耳鸣、耳聋、咽炎、腮腺炎等。

【针刺方法】

因为颈椎横突前面和侧面有丰富的血管与神经,不宜针刺。此外,交感神经与脊神经均有交通支,刺激同节脊神经,其交感神经亦可接受刺激。因此,在颈后部,枢椎(第二颈椎)棘突的旁开 1.5~2cm 左右,直刺 2~3cm,针尖达第二颈椎横突内侧的后面即可。

【注意事项】

颈椎后方穴位在针刺时,勿向内斜刺过深,以防针尖刺入椎管,刺伤脊髓等。

二、颈下神经节(即星状神经节)穴位(图 8)

【解剖功能】

星状神经节是颈部重要的交感神经节,由 C_6~C_8 神经节合并而成,多位于第 7 颈椎横突基部和第 1 肋骨颈之间的前方。呈卵圆形,长约 2cm,宽约 1cm。该神经节发出的纤维分布于心脏、支气管,分支沿主动脉上行,进入颅腔,围绕椎动脉及基底动脉,到大脑后动脉,与颈内动脉的神经丛汇合。该神经节通过调节下丘脑的功能,维护内环境稳定,使机体的自主神经功能、内分泌功能和免疫功能保持正常;还可以调节心血管运动、内分泌、肌紧张、支气管收缩及痛觉传导。

【穴位主治】

因脑、脊髓损伤等,使颈下神经节受到损伤,而引起的头痛、头晕,脑血管痉挛、原发性高血压或低血压,持续性低热、多汗症或无汗症,甲亢或甲减,上肢肢端紫蓝症等。

【针刺方法】

①颈前侧路(气管旁)取穴法:患者仰卧肩下垫枕,在平第6颈椎棘突,胸锁关节上方 2.5~3cm,环状软骨旁,经气管与颈总动脉之间隙直刺 2~3cm,到达第7颈椎横突(骨质感)前面,退针 2mm 即可。②颈后路取穴法:在第6颈椎棘突旁开 2.5~3cm,直刺 3cm 左右。

【注意事项】

颈部前方进针路径较安全,但其解剖结构也比较复杂,操作要慎重;颈椎后方穴位在针刺时,勿向内斜刺过深,以防针尖刺入椎管,损伤脊髓;并注意勿刺伤肺脏等。

三、心丛神经节穴位(图6、图8)

【解剖功能】

心丛由两侧交感干的颈上、中、下神经节和 1~4 或 5 胸神经节发出的心支以及迷走神经的心支共同组成。心丛又可分为心浅丛和心深丛,心浅丛位于主动脉弓下方右肺动脉前方;深丛位于主动脉弓和气管杈之间。心丛内有心神经节(副交感节),来自迷走神经的副交感节前纤维在此交换神经元。心丛的分支组成心房丛和左、右冠状动脉丛,随动脉分支分布于心肌。

交感神经:节前纤维起自 T_1~T_4 或 T_5 脊髓侧角,至交感干颈上、中、下神经节和上胸部神经节交换神经元,自节发出颈上、中、下心神经及胸心支,到主动脉弓后方和下方,与来自迷走神经的副交感纤维一起构成心丛,心丛再分支分布于心房、心室。兴奋时,心跳加快、心室收缩力加强、冠状动脉扩张。

副交感神经:节前纤维起自迷走神经背核和疑核,沿迷走神经心支走行,在心丛内的心神经节交换神经元后,沿动脉分布于心房、心室。迷走神经兴奋时,心跳减慢、心室收缩力减弱、冠状动脉收缩。

【穴位主治】

因脑、脊髓损伤等,使心丛神经节受到损伤,导致交感神经、副交感神经失调,而引起的心动过速或过缓、高血压、心慌、气短、冠状动脉供血不足等。

【针刺方法】

①心丛的交感神经穴位:在 T_2、T_3、T_4、T_5 棘突旁开 1.5~2cm,针灸针向内稍斜刺 2cm 左右,先到达椎板或横突,调整针刺方向,自两横突之间、关节突关节的外侧,再进针 0.5cm 左右,即到达交感干的背面。②迷走神经穴位见前述。根据病症选择交感神经穴位或副交感神经穴位。

【注意事项】

胸椎后方穴位在针刺时,勿向外斜刺过深,以防针尖刺入胸腔,刺伤肺脏,或引起气胸等。

四、肺丛神经穴位(图 8、图 6)

【解剖功能】

肺丛位于肺根的前、后方,与心丛互相连续,丛内亦有小神经节,为迷走神经节后神经元。肺丛由迷走神经的支气管支和交感干的 2~5 胸神经节的分支组成,也有心丛的分支加入,分布于支气管和肺。

交感神经:起自 T_2~T_5 脊髓侧角,经颈下神经节和 T_1~T_5 胸交感节,分布于支气管、肺。兴奋时,支气管扩张、抑制腺体分泌,血管收缩。

副交感神经:起自迷走神经背核,经肺丛内神经节等,分布于支气管平滑肌和腺体。兴奋时,支气管收缩,促进腺体分泌。

【穴位主治】

因脑、脊髓损伤等,使肺丛神经受到损伤,及其导致的交感神经、副交感神经功能失调,而引起的咳嗽、痰多、气管炎、支气管喘息、慢阻肺等。

【针刺方法】

①肺丛的交感神经穴位:在 T_2、T_3、T_4、T_5 棘突旁开 2cm 左右,针灸针向内稍斜刺 2cm 左右,先到达椎板或横突,调整针刺方向,自两横突之间、关节突关节的外侧,再进针 0.5cm 左右,即到达交感干的背面。②迷走神经穴位

见前述。

【注意事项】

胸椎后方穴位在针刺时,勿向外斜刺过深,以防针尖刺入胸腔,刺伤肺脏等。

五、腹腔丛神经穴位(图8)

【解剖功能】

腹腔丛是最大的内脏神经丛,位于腹腔干和肠系膜上动脉根部周围。丛内主要含有腹腔神经节、肠系膜上神经节、主动脉肾神经节等。腹腔丛及丛内神经节发出的分支,分为许多副丛,如肝丛、胃丛、脾丛、肾丛以及肠系膜上丛等,各副丛则分别沿同名血管到达各脏器。

交感神经:起自 T_6~T_{12} 脊髓侧角,经白交通支→交感干→内脏大、小神经,腰内脏神经分布于肝、脾、肾、胃、小肠、升结肠、横结肠血管周围的神经丛。兴奋时,蠕动减少,张力降低,分泌减少,括约肌张力增加,血管收缩。

副交感神经:起自迷走神经背核,经迷走神经→食管丛→胃丛→腹腔丛→肠系膜上丛等,分布于这些器官的平滑肌和腺体。兴奋时,促进肠蠕动,增加肠壁张力,增加分泌,减少括约肌张力。

【穴位主治】

因脑、脊髓损伤等,引起腹腔丛神经受到损伤,而导致其交感神经、副交感神经功能失调,引起的腹胀、腹痛、反酸,高血糖、高血脂,慢性胃炎、慢性肠炎、慢性胆囊炎、肝功异常、肾功异常等。

【针刺方法】

①腹腔丛的交感神经穴位:在 T_6、T_7、T_8、T_9、T_{10}、T_{11} 横肋关节突的前面,棘突旁开2cm左右,针灸针向内稍斜刺2cm左右,先到达椎板或横突,调整针刺方向,自两横突之间、关节突关节的外侧,再进针0.5cm左右,即到达交感干的背面,共6个穴位。②迷走神经穴位见前述。

【注意事项】

胸椎后方穴位在针刺时,勿向外斜刺过深,以防针尖刺入胸腔,刺伤肺脏。

六、腹主动脉丛神经穴位（图8）

【解剖功能】

腹主动脉丛位于腹主动脉前面及两侧，接受第1~2腰交感神经节的分支，分出肠系膜下丛、盆丛等。分布于结肠左曲至直肠上段的肠管、盆腔器官、下肢血管、汗腺、竖毛肌。

【穴位主治】

因脑、脊髓损伤等，导致腹主动脉丛神经受到损伤，引起交感神经、副交感神经功能失调，而致的腹胀、腹泻，月经不调、痛经、不孕症等。

【针刺方法】

①腹主动脉丛的交感神经穴位：在 L_1、L_2 棘突之间，棘突旁开2cm左右，针灸针向内稍斜刺3cm左右，先到达椎板或横突，调整针刺方向，自两横突之间、关节突关节的外侧，再进针0.5cm左右，即到达交感干的背面。②迷走神经穴位见前述。

【注意事项】

腰椎后方穴位在针刺时，勿向外斜刺过深，以防针尖刺伤肾脏等。

七、上腹下丛神经穴位（图8）

【解剖功能】

上腹下丛：位于第5腰椎体前面，腹主动脉末端及两髂总动脉之间，是腹主动脉丛向下的延续部分，两侧接受下位腰2神经节发出的腰内脏神经，在肠系膜下神经节交换神经元。

【穴位主治】

因脑、脊髓损伤等，导致上腹下丛神经受到损伤，引起的交感神经、副交感神经功能失调，而致的腹胀、腹泻，月经不调、痛经、不孕症，下肢疼痛、麻木等。

【针刺方法】

①上腹下丛的交感神经穴位：在 L_2、L_3，L_3、L_4 棘突旁开2cm，针灸针向内稍斜刺3cm左右，先到达椎板或横突，调整针刺方向，自两横突之间、关节突关

节的外侧,再进针1cm左右,即到达上腹下丛的侧面。②迷走神经穴位见前述。

【注意事项】

腰椎后方穴位在针刺时,勿向外斜刺过深,以防针尖刺伤内脏器官。

八、下腹下丛神经穴位(图8)

【解剖功能】

下腹下丛,即盆丛由上腹下丛延续到直肠两侧,并接受骶部交感干的节后纤维和第2~4骶神经的副交感节前纤维。此丛伴随髂内动脉的分支组成直肠丛、精索丛、输尿管丛、膀胱丛、前列腺丛、子宫阴道丛等,并随动脉分支分布于盆腔各脏器。

【穴位主治】

因脑、脊髓损伤等,导致下腹下丛神经受到损伤,引起交感神经、副交感神经功能失调,而致的便秘、大便滞留或失禁;尿潴留或失禁;男性阳痿、不育症等,女性月经不调、痛经、不孕症等。

【针刺方法】

盆丛的副交感神经穴位位于骶骨的前方,自第二、第三骶后孔进针3cm左右,刺达骶前孔,再进针0.5cm左右,即到达盆丛的后面。

【注意事项】

骶椎后方穴位在针刺时,勿刺过深,以防针尖刺伤直肠等。

九、骶副交感神经丛穴位(图8)

【解剖功能】

位于盆腔内,骶骨的前方,子宫、直肠的后方;起自S_2~S_4脊髓骶部副交感核,经骶神经→盆内脏神经→盆丛、前列腺丛,男性分布于前列腺、海绵体的血管等。兴奋时,促进海绵体血管舒张,与会阴神经配合使阴茎勃起。女性分布于子宫壁血管、阴道丛,兴奋时,舒张血管。

【穴位主治】

因脑、脊髓损伤等,导致骶副交感神经丛受到损伤,引起交感神经、副交感神经功能失调,而致的便秘、大便滞留或失禁;尿潴留或失禁;男性阳痿、不育症等,女性月经不调、痛经、不孕症等。

【针刺方法】

盆丛的副交感神经穴位位于骶骨的前方,自第二、第三骶后孔进针 3cm 左右,刺达骶前孔,再进针 0.5cm 左右,即到达盆丛的后面。

【注意事项】

骶椎后方穴位在针刺时,勿刺过深,以防针尖刺伤直肠。

第三节　臂丛及其主要分支神经穴位

一、臂丛神经穴位(图6、图9)

【解剖功能】

臂丛是由颈 5~8 及胸 1 脊神经前支组成。组成臂丛的各脊神经从椎间孔发出后,在锁骨上部前、中斜角肌间隙内,向外、向下行走,形成上、中、下干。

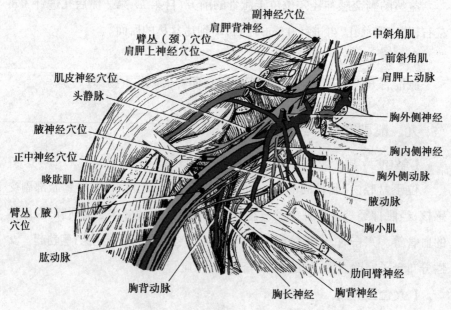

图 9　臂丛分支神经穴位示意图 1

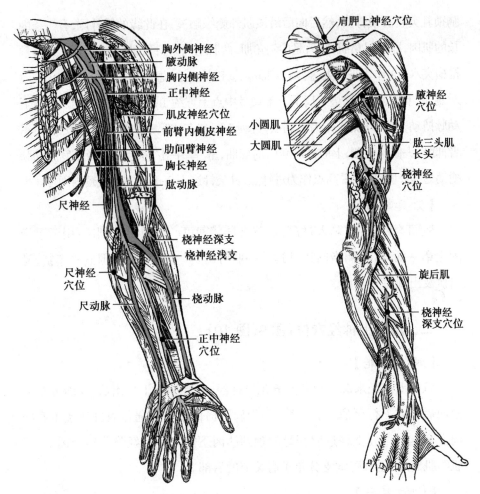

图 10 臂丛分支神经穴位示意图 2

在锁骨平面上方,两斜角肌的外缘,伴随锁骨下动脉一起向前、向外、向下行至锁骨与第一肋间,再经腋窝顶部进入腋窝,包绕腋动脉,再会合成外、内和后束神经,分布到肩关节、上臂、前臂及手部,支配上肢绝大部分的感觉和运动。

【穴位主治】

因脑、脊髓损伤等,导致臂丛神经受到损伤,引起上肢麻木、麻痹、无力。还可以治疗颈肩综合征及肩周炎等。

【针刺方法】

取穴有三种方法:①肌间沟法:患者仰卧,去枕头略后仰并转向对侧。显露胸锁乳突肌的锁骨头,然后向后沿该肌外侧缘触摸,在此缘的后外侧,有一条细长的肌肉,即前斜角肌,其后是中斜角肌,两肌之间为斜角肌间沟(相当于第6颈椎横突水平),作为进针处,直刺2~3cm。②锁骨上法:患者取仰卧位,去枕头偏向对侧,肩下垂,用薄枕垫于肩下。于锁骨中点上方约1cm处,用指尖扪及锁骨下动脉搏动,在其外侧缘作为针刺点,直刺2cm左右达第一肋骨上。③腋路法:患者仰卧,头偏向对侧,上肢外展90°,肘屈曲,呈"举手礼"状。先触及腋窝腋动脉搏动处,以动脉搏动最高点作为进针点,针灸针进入2cm左右达腋鞘内即可。

【注意事项】

肌间沟针法:勿刺入过深,上肢有异感即可。锁骨上针刺法:用两手指固定第一肋骨,经两指间进针达第一肋骨即可。腋路法:周围血管丰富,易出血及出现血肿。

二、肩胛上神经穴位(图9、图10)

【解剖功能】

肩胛上神经来源于第4、5、6颈脊神经,由臂丛上干分出后,在斜方肌下面向后外方下行至肩胛骨上缘,并于肩胛横韧带下方通过肩胛切迹至肩胛冈上窝。有一分支绕过肩胛骨的颈到达冈下窝。此神经除分布至冈上、下肌等肌支外,还有感觉支分布于肩关节的后部。

【穴位主治】

因脑、脊髓损伤等,导致肩胛上神经受到损伤,引起冈上肌、冈下肌麻痹、无力。还可以治疗肩周炎、滑囊炎、颈肩综合征等。

【针刺方法】

坐位或俯卧位,在肩胛骨内缘到肩峰的顶端,在冈上缘作一直线,在其中点作脊柱的平行线,经其外上方角的平分线上1.5~3cm处为针刺点。针灸针与皮肤垂直刺入3cm左右,向下内稍后方推进,直到喙突的基底部而受阻,然后再探肩胛切迹,深度约4~5cm。针尖达肩胛切迹时,可有异感向肩部上臂放射最佳。

【注意事项】

因针刺入过深或方向错误可刺伤胸膜或肺脏。

三、肌皮神经穴位（图 9、图 10）

【解剖功能】

肌皮神经（C_{5-7}）自臂丛外侧束发出后，向外侧斜穿喙肱肌，经肱二头肌与肱肌间下行，发出的肌支分布于喙肱肌、肱二头肌及肱肌，该肌肉收缩时可以使肩关节屈曲、内收，屈肘关节、前臂旋后。

【穴位主治】

因脑、脊髓损伤等，导致肌皮神经受到损伤，而引起的喙肱肌、肱二头肌及肱肌麻痹、无力、萎缩。表现为肩关节屈曲、内收，屈肘困难，肱二头肌腱反射消失，前臂外侧感觉障碍。

【针刺方法】

肌皮神经位于三角肌中下部前缘的前面约 1cm，肱二头肌之肌腹处。沿肱二头肌肌束向下、向后斜刺 3cm 左右。

四、腋神经穴位（图 9、图 10）

【解剖功能】

腋神经（$C_5 \sim C_6$）起自臂丛后束，沿旋肱后血管伴行向后外，穿过腋窝后壁的四边孔，绕肱骨外科颈至三角肌深面，发出的肌支分布于三角肌和小圆肌；该肌群收缩可使肩关节外展、前屈、后伸，旋内（前部肌束）、旋外（后部肌束）。皮支称为臂外侧上皮神经，分布于肩、臂外侧上部皮肤，主司感觉。

【穴位主治】

因脑、颈髓、肱骨外科颈骨折、被腋杖压迫等均可造成腋神经损伤，致三角肌瘫痪、肩关节半脱位，臂不能外展，肩部、臂外上部感觉障碍，有时常伴有疼痛；并可见三角肌萎缩。

【针刺方法】

患者取侧卧位或俯卧位，臂稍外展，在肩峰背面稍外侧，下方 4cm 为针刺穴位。相当于三角肌后缘，冈下肌、小圆肌和肱三头肌外缘之间。向下稍外侧直刺 3cm 左右。

五、桡神经穴位 (图 10)

【解剖功能】

桡神经 ($C_8 \sim T_1$) 是臂丛后束发出的最粗大神经。在腋窝伴肱深动脉下行，在肱骨外上髁前方分为浅、深两终支。桡神经的皮神经分布于臂后区、臂下外侧部、前臂后面皮肤。肌支分布于肱三头肌、肘肌、肱桡肌和桡侧腕屈肌。其皮支在手背部的指背神经分布于手背桡侧半和桡侧 2 个半手指近节背面的皮肤及关节。该神经所支配的肱三头肌收缩伸肘关节、助肩关节伸及内收 (长头)；肱桡肌收缩屈肘关节；桡侧腕长伸肌、桡侧腕短伸肌收缩伸腕、外展；指伸肌收缩伸肘、伸腕、伸指；小指伸肌收缩伸小指；尺侧腕伸肌收缩伸腕、内收；旋后肌收缩使前臂旋后、伸肘；拇长展肌收缩使拇指外展；拇短伸肌、拇长伸肌收缩伸拇指；示指伸肌收缩伸示指。

【穴位主治】

因脑、颈髓损伤等，均可造成桡神经损伤，致肱三头肌以下损害：伸肘无力，肱桡肌、桡侧腕伸肌、肘后肌及前臂伸肌麻痹；肱桡肌以下损害：部分外旋能力存在；前臂区损害：各伸指肌麻痹；腕骨区损害：只出现手背部感觉障碍。桡神经损害后由于伸腕、伸指肌群麻痹，出现垂腕及指关节屈曲畸形。

【针刺方法】

①患者取侧卧位或俯卧位，臂稍外展，在肩峰背面稍外侧，下方 6cm 为针刺穴位。相当于三角肌下端后缘外侧，肱三头肌深面。向下稍外侧斜刺或直刺 3~4cm。②手背的桡神经窝可作为一个针刺穴位。

六、正中神经穴位 (图 9、图 10)

【解剖功能】

正中神经 ($C_6 \sim T_1$) 发自臂丛内、外侧束，沿肱二头肌下行至肘窝。再经前臂下行，分布于该神经所支配的旋前圆肌、桡侧腕屈肌、掌长肌、尺侧腕屈肌；该肌群收缩可屈肘、前臂旋前、屈腕、腕外展、内收、紧张掌腱膜；指浅屈肌收缩可屈肘、屈腕、屈掌指关节和近侧指骨间关节；指深屈肌收缩可屈腕、屈 2~5 指骨间关节和掌指关节；拇长屈肌收缩可屈腕、屈拇指的掌指和指骨间关节；旋前方肌收缩使前臂旋前。

【穴位主治】

因脑、颈髓损伤，肱骨骨折等，均可造成正中神经损伤，致前臂内旋及屈肌、大鱼际肌群麻痹、萎缩，使前臂内旋、腕部屈曲及外旋困难，呈"猿手"畸形，拇指不能对掌，握力低下。掌面桡侧感觉障碍，拇、示指末节尤为明显。不完全麻痹时伴有疼痛。正中神经损伤易发生于前臂和腕部。形成旋前圆肌综合征或腕管综合征。

【针刺方法】

在肩峰的前面，向下 10cm；即三角肌下端的内侧 2cm 左右，肱二头肌内侧沟内，向下平刺 3cm 左右。

七、尺神经穴位（图 10）

【解剖功能】

尺神经（C_8、T_1）发自臂丛内侧束，在腋动、静脉之间出腋窝，下行至尺神经沟，在前臂上部分支分布于尺侧腕屈肌和指深屈肌尺侧半。在手部，尺神经的手背支分布于手背尺侧半和尺侧 2 个半指背侧皮肤。浅支分布于小鱼际、小指和环指尺侧半掌面皮肤。深支分布于小鱼际肌、拇收肌、骨间掌侧肌、骨间背侧肌及第 3、4 蚓状肌。所支配的尺侧腕屈肌收缩可屈腕、腕内收；拇收肌收缩可内收拇指、屈拇指近节指骨；小指展肌、小指短屈肌、小指对掌肌收缩可外展小指、屈小指、小指对掌；骨间掌侧肌收缩可使第 2、4、5 指内收，屈掌指关节、伸指骨间关节；骨间背侧肌收缩可使第 2、4、5 指外展，屈掌指关节、伸指骨间关节。

【穴位主治】

因脑、颈髓损伤，肱骨骨折等，均可造成尺神经损伤；上臂区损伤时，尺侧腕屈肌、指深屈肌、小鱼际肌、骨间肌、第 3 和 4 蚓状肌、拇内收肌、拇短屈肌内侧头麻痹；前臂损伤时，除尺侧腕屈肌、指深屈肌外其余各肌麻痹。尺神经损害时，各指内收、外展困难，小指、环指掌指关节过伸、指间关节屈曲而呈"爪形手"。整个小指和环指的尺侧感觉障碍。尺骨膜反射消失,尺侧屈腕困难。

【针刺方法】

尺神经肱骨段在肩峰的前面,向下 10cm;即三角肌下端的内侧 3cm 左右,肱二头肌内侧沟内侧 1cm。前臂段在尺骨鹰嘴的尺神经沟内,向下 1.5cm 左右。向下平刺 3cm 左右。

第四节　腰丛及其主要分支神经穴位

一、股神经穴位(图 11)

【解剖功能】

股神经$(L_2 \sim L_4)$是腰丛最大分支,自腰大肌外缘穿出,在腰大肌与髂肌之间下行,在腹股沟韧带中点稍外侧经韧带深面、股动脉外侧进入股三角区,即分支。①肌支:分布于髂肌、耻骨肌、股四头肌、缝匠肌。②皮支:分布于大腿及膝关节前面的皮肤。最长的皮支为隐神经,随股动脉下行,沿途分布于髌下、小腿及足内侧皮肤。该肌群收缩可使髋关节屈曲,伸膝关节等功能。

【穴位主治】

因脑、脊髓、软组织损伤等,均可造成股神经$(L_2 \sim L_4)$损害,而致髂腰肌、耻骨肌、缝匠肌、股四头肌及膝关节肌麻痹、无力,出现伸小腿、屈大腿无力,登楼和坐位站起困难,股前及小腿内侧感觉障碍。

【针刺方法】

股神经穴位在腹股沟韧带中点、股动脉

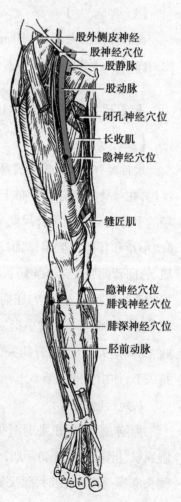

股外侧皮神经
股神经穴位
股静脉
股动脉
闭孔神经穴位
长收肌
隐神经穴位
缝匠肌
隐神经穴位
腓浅神经穴位
腓深神经穴位
胫前动脉

图 11　腰丛分支神经穴位示意图

稍外侧 1cm 左右。向下内侧斜刺 3cm,在出现异感时即停止进针。

【注意事项】

股神经周围有丰富的血管,且是大血管,一定避免损伤。

二、闭孔神经穴位(图 11)

【解剖功能】

腰丛的闭孔神经($L_2 \sim L_4$)发出后,自腰大肌内侧缘穿出,贴骨盆侧壁前行,然后进入大腿区。肌支:支配闭孔外肌,长、短内收肌、大收肌、股薄肌及耻骨肌。该肌群肌肉收缩可使髋关节内收、旋外。皮支:分布于大腿内侧皮肤。细支分布于髋、膝关节。

【穴位主治】

因脑、脊髓、软组织损伤等,可造成闭孔神经损伤,而致闭孔外肌,长、短内收肌、大收肌、股薄肌及耻骨肌肌张力、肌力下降,甚至肌肉萎缩,使大腿内收、外旋无力,支配区麻木。

【针刺方法】

闭孔神经穴位位于大腿内侧两端连线的中点上 5cm,股动脉、股静脉内侧 2cm,长收肌的深面。直刺 3cm 左右,可出现麻、胀等异感。

【注意事项】

闭孔神经周围有丰富的血管,而且是较大血管,一定避免损伤。

第五节 骶丛及其主要分支神经穴位

骶丛由第 4 腰神经前支和第 5 腰神经前支合成的腰骶干及全部骶神经和尾神经前支组成,是全身最大的脊神经丛。骶丛位于盆腔内,骶骨和梨状肌的前面,髂血管后方,左侧骶丛前方有乙状结肠,右侧者前方有回肠襻。骶丛的损伤较多见,常由于盆腔器官如子宫、直肠、阴道的恶性肿瘤浸润或扩散造成,可出现疼痛及多个神经根明显受累及的现象。骶丛发出分支分布盆壁、臀部、会阴、股后部、小腿和足部的肌肉及皮肤。骶丛直接发出短支分布于梨状肌、闭孔内肌、股方肌等,主要分支如下。

一、臀上神经穴位(图12)

【解剖功能】

臀上神经$(L_4、L_5、S_1)$由骶丛发出,伴臀上血管经梨状肌上孔出盆腔,行于臀中、臀小肌之间,分上、下两支,分布于臀中、臀小肌和阔筋膜张肌。该肌群肌肉收缩可使髋关节外展、内旋、旋外等作用。

【穴位主治】

因脑、脊髓、软组织损伤等,及其导致臀上神经受损时,其所支配的臀中肌、臀小肌和阔筋膜张肌产生麻痹、无力、麻木,痉挛、疼痛。使髋关节外展、内旋(臀中肌、臀小肌前部肌束)、旋外(臀中肌、臀小肌后部肌束)无力或运动受限。

【针刺方法】

位于大腿后面梨状肌的上缘外侧,即骶骨中部与股骨大转子两端连线的中点外侧1cm,直刺4cm左右。

二、臀下神经穴位(图12)

【解剖功能】

臀下神经$(L_5、S_1、S_2)$伴臀下血管经梨状肌下孔出盆腔,行于臀大肌深面,

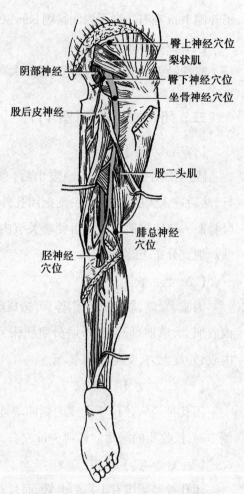

图12 骶丛分支神经穴位示意图

分布于臀大肌。该肌收缩可使髋关节后伸及旋外。

【穴位主治】

因脑、脊髓、软组织损伤等,及其导致臀下神经受损时,其所支配的臀大肌产生麻痹、萎缩、痉挛、疼痛。使髋关节后伸外旋无力或运动受限。

【针刺方法】

位于大腿后面,梨状肌下缘坐骨神经外侧(环跳穴的外侧 1.5cm 左右),直刺 2~4cm。

三、坐骨神经穴位(图 12)

【解剖功能】

坐骨神经(L_4、L_5,S_1~S_3)是全身最粗大、最长的神经,起始段最宽可达 2cm,经梨状肌下孔出骨盆后,位于臀大肌深面,在坐骨结节与大转子之间下行至股后区,继而在股二头肌长头深面下行,一般在腘窝上方分为胫神经和腓总神经两大终支。坐骨神经干在股后区发出肌支分布于股二头肌、半腱肌、和半膜肌同时发出分支分布于髋关节。支配肌肉收缩可引起髋关节后伸。

【穴位主治】

因脑、脊髓、软组织损伤等,及其导致坐骨神经(L_4、L_5,S_1~S_3)损害;损害部位高时,出现半腱肌、半膜肌、股二头肌及腓总神经与胫神经支配肌麻痹,小腿不能屈曲,足及足趾运动完全消失,呈"跨阈步态"。跟腱及跖反射消失,小腿外侧感觉障碍或出现疼痛。损伤在股以下时,只出现腓总神经和胫神经支配肌的麻痹。

【针刺方法】

在坐骨结节与大转子之间连线的中点(穴 1),向下至股骨内、外侧髁之间中点连线,此线上 2/3 段(穴 2),是其投影位置(针尖到达该神经的鞘膜外即可,避免刺入鞘膜内)。直刺 4cm 左右。

【注意事项】

坐骨神经粗大,易于被刺及,并受到损伤。在针刺过程中一旦出现麻及触电感即停止进针,并将针灸针拔出 0.3cm 左右,再进行治疗操作,以避免该神经损伤。

四、胫神经穴位(图 12)

【解剖功能】

胫神经(L_4、L_5、S_1~S_3):为坐骨神经本干的直接延续,于股后区下部沿中线下行入腘窝,与其深面的腘血管伴随下行,继而在小腿后区,比目鱼肌深面伴胫后血管下行,经内踝后方屈肌支持带深面的踝管处分成两终支,即足底内侧神经和足底外侧神经进入足底区。支配肌肉收缩屈膝关节、足跖屈、足内翻、小腿内旋,屈踇趾、屈第 2~5 趾骨。

【穴位主治】

因脑、脊髓、软组织损伤等,及其导致胫神经损伤时,而引起腓肠肌、腘肌、比目鱼肌、胫骨后肌麻痹、无力,足不能跖屈,不能以足尖站立,足内翻无力,足底皮肤感觉障碍。由于小腿前外侧群肌过度牵拉,使足呈背屈、外翻位,出现"钩状足"畸形。趾长屈肌、趾短屈肌、踇长屈肌、踇短屈肌及足底肌麻痹。表现足跖屈,足内收及内翻动作困难,呈外翻足。

【针刺方法】

位于股后部股骨内、外侧髁之间中点处,直刺 3cm 左右(小腿或足部可出现异感)。

五、腓总神经穴位(图 12)

【解剖功能】

腓总神经(L_4、L_5、S_1~S_3):由坐骨神经分出后,沿腘窝上外侧界的股二头肌腱内侧向外下走行,继而绕过腓骨颈向前,分为腓浅神经和腓深神经。腓总神经所支配的胫骨前肌、踇长伸肌、趾长伸肌、腓骨长肌、腓骨短肌收缩,可使足背屈、内翻、伸踇趾、伸 2~5 趾、足跖屈、外翻等作用。

【穴位主治】

因脑、脊髓损伤等,导致腓总神经受损时,引起胫前肌、趾长伸肌、踇长伸肌及趾短伸肌麻痹，呈"内翻垂足"，出现"跨阈步态"。腓浅神经损害时，腓骨长肌及腓骨短肌麻痹，将加重足内翻。

【针刺方法】

腓总神经穴位位于腓骨小头外下缘处，向下斜刺 2~3cm。

第四章

头面部肌肌腹穴位

第一节 表情肌肌腹穴位

表情肌肌腹为扁薄的皮肌,位置浅表,大多起自颅骨的不同部位,止于面部皮肤,主要分布口、眼、鼻等孔裂周围,为环形肌和辐射肌两种,有闭合或开大上述孔裂的作用,同时牵动面部皮肤显示喜怒哀乐等各种表情,故面肌又叫表情肌。

一、额肌(前腹)肌腹穴位(图13、图14)

【解剖功能】

颅顶肌阔而薄,左右各有一块枕额肌,它由两个肌腹和中间的帽状腱膜构成。前方的肌腹位于额部皮下称额腹,也称为额肌。额腹止于眉部皮肤。额腹收缩时提眉,并使额部皮肤出现皱纹。该肌是由面神经颞支支配的。

【穴位主治】

因脑损伤、面神经炎等,引起的额肌麻痹、无力、萎缩等,

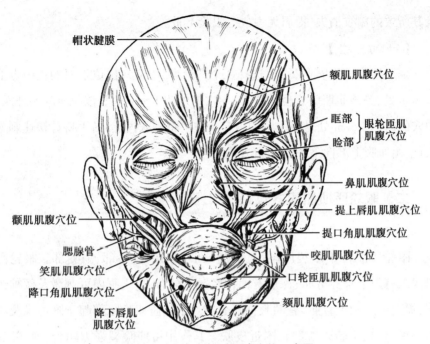

帽状腱膜

额肌肌腹穴位

眶部 }
睑部 } 眼轮匝肌
肌腹穴位

鼻肌肌腹穴位

提上唇肌肌腹穴位

提口角肌肌腹穴位

咬肌肌腹穴位

口轮匝肌肌腹穴位

颏肌肌腹穴位

颞肌肌腹穴位

腮腺管

笑肌肌腹穴位

降口角肌肌腹穴位

降下唇肌
肌腹穴位

图 13　头面部（前面）肌腹穴位示意图

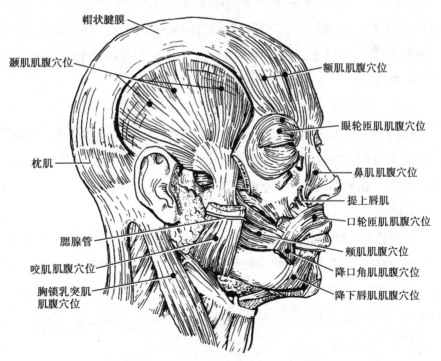

帽状腱膜

颞肌肌腹穴位

额肌肌腹穴位

眼轮匝肌肌腹穴位

枕肌

鼻肌肌腹穴位

提上唇肌

口轮匝肌肌腹穴位

颊肌肌腹穴位

腮腺管

降口角肌肌腹穴位

咬肌肌腹穴位

胸锁乳突肌
肌腹穴位

降下唇肌肌腹穴位

图 14　头面部（侧面）肌腹穴位示意图

及其所致的额纹消失、提眉无力或上眼睑下垂。

【针刺方法】

额肌肌腹薄而宽阔,可以选择 3 个进针点,中部穴位位于眉的正中点上方 3cm 处,是该肌肌腹穴位的中穴;中穴的外侧 1.5cm 处是该肌肌腹的外穴;中穴的内侧 1.5cm 处是该肌腹的内穴。左手将皮肤捏起,右手持针快速刺入穴位,由肌腹上部向下平刺 2cm 左右。

二、眼轮匝肌肌腹穴位(图 12、图 14)

【解剖功能】

眼轮匝肌位于眼裂周围,呈扁椭圆形,分眶部、睑部、泪囊部。眼轮匝肌浅层有眶上神经分布;深层有面神经颞支分布;进入眶内可刺激及额神经干、提上睑肌和上直肌,有动眼神经分布。眼轮匝肌的眶部起于眶内缘及睑内侧韧带,止于睑外眦部和附近皮肤。其作用可使睑裂强力闭合。睑部起于睑内侧韧带和附近皮肤,止于上、下睑肌束于外眦部会合。眼轮匝肌睑部纤维收缩可引起眨眼,与眶部纤维共同收缩使眼裂闭合。泪囊部起于泪囊后壁和泪后嵴,相接于睑部。其作用是扩大泪囊,使囊内产生负压,促使泪液流向鼻腔。

【穴位主治】

因脑、面神经损伤等,引起的眼轮匝肌麻痹、无力等,及其所致的眼裂强力闭合无力(上下眶部穴位)。睑部穴位主治睑裂轻微闭合(眨眼)无力(上下睑两穴)。泪囊部穴位主治眼泪流出过多。

【针刺方法】

眼轮匝肌的眶部肌腹穴位(眉中部)、睑部肌腹穴位(睑中部)在针刺时,左手将皮肤捏起,右手持针快速刺入穴位,达肌层向内沿肌纤维平刺 1cm 左右。泪囊部穴位在眼眶内侧缘,直刺 0.5~1.0cm。宜用电针刺激法或轻的捻针手法,不宜用提插手法。

【注意事项】

眼睑部因皮肤、皮下组织松弛、易出血。因此不宜采用提插手法。在起针后,局部须压迫 5~10 分钟,以防皮下出血。

三、皱眉肌肌腹穴位(图 13)

【解剖功能】

皱眉肌肌腹位于眼轮匝肌眶部和额肌的深面,两侧眉弓之间。起于额骨鼻部,肌纤维向上外,止于眉内侧部皮肤。浅层有滑车神经和动脉的分支分布;深层有面神经颞支和额动脉分支分布。该肌收缩可牵拉眉向内下,使鼻根上方额部皮肤产生纵行皱纹,即皱眉。

【穴位主治】

因脑、面神经损伤等,引起的皱眉肌麻痹、无力等,及其所致的皱眉无力,即眉间皮肤不能形成皱纹。也可以治疗前额痛、眼疾等。

【针刺方法】

皱眉肌肌腹穴位在即眉根部的凹陷中,在针刺时,左手将皮肤捏起,右手持针快速刺入肌层向外沿肌纤维平刺 1~1.5cm。

四、鼻肌肌腹穴位(图 13、图 14)

【解剖功能】

鼻肌肌腹位于鼻翼的两侧,由鼻梁向外斜行,较薄。浅层有眶上神经和滑车下神经分布;深层有面神经颊支和面动脉分支分布。该肌收缩可引起鼻孔开大和耸鼻。

【穴位主治】

因脑、面神经损伤等,引起的鼻肌麻痹、无力,而致的鼻孔开大、耸鼻无力。也可治疗鼻及鼻周疾病。

【针刺方法】

鼻肌肌腹穴位于鼻翼软骨的两侧表面处。当耸鼻时,鼻翼旁突起处。右手持针快速刺透皮肤、皮下组织,沿鼻肌纤维向内上方平刺 1cm 左右。

【注意事项】

此处是危险三角区,针刺时要特别注意无菌操作。

第二节　咀嚼肌肌腹穴位

一、口轮匝肌肌腹穴位（图13）

【解剖功能】

口轮匝肌肌腹位于口裂周围，呈环形围绕口裂，与其交织下列呈放射状肌。浅层有颊神经分布；深层有面神经下颌缘支分布。该肌收缩可闭合口裂、凸起嘴唇。

【穴位主治】

因脑、面神经损伤等，引起的口轮匝肌麻痹、无力等，及其所致的闭合口裂、凸嘴无力。

【针刺方法】

从口轮匝肌肌腹的外侧，沿口轮匝肌的上或下肌腹向内平刺2cm左右。

【注意事项】

嘴唇部皮肤较厚，对疼痛较敏感。进针时速度宜快速达肌层，以减少疼痛。

二、上唇方肌肌腹穴位（图13）

【解剖功能】

上唇方肌肌腹位于鼻翼、鼻肌的两侧。该肌有三个头，起自睑内眦、眶下缘和颧骨；抵止于上唇和鼻唇沟皮肤。浅层有眶下神经分布；深层有面神经颧支分布。该肌收缩可提上唇、助耸鼻，加深鼻唇沟。

【穴位主治】

因脑、面神经损伤等，引起的上唇方肌麻痹、无力等，及其所致的提上唇无力，鼻唇沟变浅。还可以治疗面部疼痛、上牙疼痛及眼部疾患。

【针刺方法】

上唇方肌肌腹穴位，位于鼻翼外侧0.5cm，此处为进针点，向瞳孔方向，沿上唇方肌纤维平刺 1.5cm 左右。

三、颧肌肌腹穴位（图 13）

【解剖功能】

颧肌较细小，位于面部、眼轮匝肌的外下方 0.5cm 处。起始于颧骨，抵止于口角，并移行于下唇。该肌由面神经的颧支支配，收缩可上提口角。

【穴位主治】

因脑、面神经损伤等，引起的颧肌麻痹、无力等，及其所致的上提口角无力。还可以治疗面部疼痛、上牙疼痛等。

【针刺方法】

颧肌斜行于颧骨与口角之间，在口角的外上方约 1cm 处，从颧肌的下端向外上方平刺 2cm 左右。

四、下唇方肌肌腹穴位（图 13）

【解剖功能】

下唇方肌较宽大，位于口唇的下方。起始于下颌骨下缘，抵止于口角，及下唇皮肤。该肌由面神经的下颌缘支支配。该肌收缩可牵拉下唇向下、向外。

【穴位主治】

因脑、面神经损伤等，引起的下唇方肌麻痹、无力等，及其所致的牵拉下唇向外向下无力。还可治疗下颌部疼痛等。

【针刺方法】

下唇方肌肌腹穴位在下唇的下方 1cm，旁开 2cm 处进针，快速刺入该肌层，沿肌纤维平刺 1cm。

五、降口角肌肌腹穴位（图 13）

【解剖功能】

降口角肌较宽大，呈三角形。位于下唇的外下方。起始于下颌骨下缘，抵止于口角，及下唇皮肤。该肌由面神经的下颌缘支支配，收缩可牵拉口角向下。

【穴位主治】

因脑、面神经损伤等,引起的降口角肌麻痹、无力等,及其所致的口角向外向下牵拉无力。还可治疗下颌外侧部疼痛等。

【针刺方法】

降口角肌肌腹穴位位于口角的下外方 1cm 处。快速刺入该肌层,沿肌纤维向外下方平刺 1.0cm 左右。

六、颊肌肌腹穴位(图 14)

【解剖功能】

颊肌较宽大,位于颊部的深面。起始于下颌骨支与上、下颌骨牙槽缘之间的颊咽肌缝处,抵止于口角,移行于口轮匝肌深层。该肌由面神经颊支支配,收缩可使颊黏膜贴向牙齿,协助咀嚼和吸吮。

【穴位主治】

因脑、面神经损伤等,引起的颊肌麻痹、无力等,及其所致的在吃饭时颊部存留异物,口角歪斜,咀嚼和吸吮无力、吞咽障碍等。还可以治疗面颊部疼痛、牙痛、三叉神经痛等疾患。

【针刺方法】

颊肌肌腹穴位在口角的外侧 1cm 处进针,沿肌纤维向外平刺 2cm 左右。

【注意事项】

避开附近血管,勿刺入口腔。

七、颏肌肌腹穴位(图 13)

【解剖功能】

颏肌位于下唇的下面。起始于下颌侧切牙牙槽外面,抵止于颏部皮肤。该肌由面神经下颌缘支支配,收缩可上提颏部皮肤并使下唇前凸。

【穴位主治】

因脑、面神经损伤等,引起的颏肌麻痹、无力等,及其所致的上提颏部皮肤及下唇前凸无力。还可治疗下唇部疼痛等。

【针刺方法】

颏肌肌腹穴位在下唇的下方 0.5cm、中线旁开 0.5cm 处进针,沿肌纤维向下平刺 1cm 左右。

【注意事项】

避开附近血管,勿刺入口腔。

八、咬肌肌腹穴位(图 13、图 14)

【解剖功能】

咬肌位于面颊部,起始于颧弓下缘和内面,抵止于下颌支外面和咬肌粗隆。该肌由下颌神经(三叉神经)支配,收缩可上提、向前牵引下颌骨。

【穴位主治】

因脑、面神经损伤等,引起的咬肌麻痹、无力等,及其所致的上提、向前牵引下颌骨无力。还可以治疗面颊部疼痛、三叉神经痛、牙痛等疾患。

【针刺方法】

咬肌肌腹穴位位于下颌角前面约 2cm 的凸起处,沿肌纤维向上平刺 2.5cm 左右。

【注意事项】

勿刺入口腔。

九、颞肌肌腹穴位(图 14)

【解剖功能】

颞肌位于头部颞侧,是一块较宽大的肌肉,几乎占去颞部的全部位置。起始于颞窝、颞平面和颞筋膜,肌束如扇形向下会聚,通过颧弓的深面,抵止于下颌骨的冠突。该肌由下颌神经(三叉神经)支配。该肌收缩可上提下颌骨(闭口),后部肌束收缩使下颌骨向后移位,参与咀嚼运动。

【穴位主治】

因脑、面神经损伤等,引起的颞肌麻痹、无力等,及其所致的上提下颌骨及后移下颌骨无力。还可治疗颞部疼痛等。

【针刺方法】

颞肌肌腹前部穴位位于眼轮匝肌的外上方3cm处,中部穴位位于其后2cm,后部穴位位于中部穴位的后面2cm处。右手持针快速直刺入该肌层,沿肌纤维向下平刺2cm左右。

【注意事项】

头部穴位易出血,起针后须压迫片刻,防出血。

十、翼外肌肌腹穴位(图15)

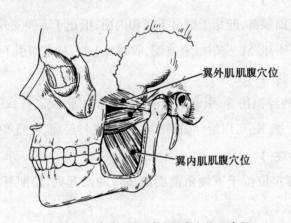

图15　面部(侧面深部)肌腹穴位示意图

【解剖功能】

翼外肌位于颞下窝内,在颧弓的内侧面,是一块较宽大的肌肉,近于水平位。起始于蝶骨大翼的下面和翼突的外侧面,抵止于下颌颈(下部肌束)和颞下颌关节的关节盘(上部肌束)等处。由下颌神经(三叉神经)支配。该肌两侧同时收缩时,可拉颞下颌关节的关节盘连同下颌骨向前移至关节的下方,使下颌向前,做张口运动;该肌束一侧收缩时,使下颌骨移向对侧。

【穴位主治】

因脑、面神经损伤等,引起的翼外肌麻痹、无力等,及其所致的张口无力及下颌骨向前、对侧运动无力。还可治疗张口困难、三叉神经痛、上牙痛等。

【针刺方法】

翼外肌肌腹穴位位于颞下窝内,在下颌颈的前方1.5cm处,向前斜刺

2cm 左右。

【注意事项】

注意勿刺入口腔。

十一、翼内肌肌腹穴位（图 15）

【解剖功能】

翼内肌是咀嚼肌中最深的一块，位于咬肌的深面，下颌骨下颌支的内侧，翼外肌下头的内侧。起自翼窝，纤维方向同咬肌，止于下颌角内面的翼肌粗隆。该肌收缩时，可上提下颌骨，并使其向前运动。

【穴位主治】

因脑、面神经损伤等，引起的翼内肌麻痹、无力等，及其所致的上提下颌骨及其向前运动无力。还可治疗面肌痉挛引起的张口困难、三叉神经痛等。

【针刺方法】

翼内肌肌腹穴位（咬肌的深面）在耳垂的前下方 2.5cm 处的凸起部，直刺 2cm 左右。

【注意事项】

勿刺入口腔内。

十二、舌肌肌腹穴位（图 16）

【解剖功能】

舌邻近口腔底，其基本结构是骨骼肌和表面覆盖的黏膜。舌分为舌体和舌根两部分，二者在舌背以向前开放的 V 字形的界沟为界。舌体占舌的前 2/3，界沟之前可游离活动的部分，其前端为舌尖。舌根占舌的后 1/3，以舌肌固定于舌骨和下颌骨等处。舌肌分为舌内肌和舌外肌。舌内肌的起、止点均在舌内，有纵肌、横肌和垂直肌，收缩时，可改变舌的形态。舌的外肌起于舌周围各骨，止于舌内，有颏舌肌、舌骨舌肌和茎突舌肌等，收缩时可改变舌的位置。颏舌肌是一强有力的肌，起自下颌骨后面的颏棘，肌纤维呈扇形向后上方分散，止于舌正中线两侧。两侧颏舌肌同时收缩，拉舌向前下方，

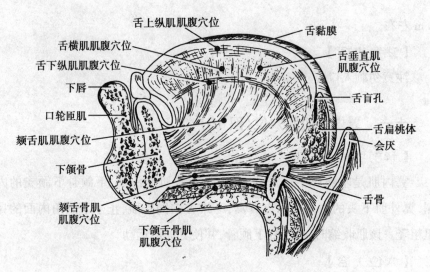

图16 舌肌（矢状切面）肌腹穴位示意图

即伸舌；单侧收缩可使舌尖伸向对侧。如一侧颏舌肌瘫痪，让患者伸舌时，舌尖偏向瘫痪侧。舌的前 2/3 一般感觉为三叉神经支配，特殊感觉为面神经鼓索支支配；舌后 1/3 一般感觉及特殊感觉为舌咽神经支配；舌内肌全部及舌外肌大部为舌下神经支配。舌具有协助咀嚼和吞咽食物、感受味觉及辅助发声等功能。

【穴位主治】

因脑、面神经损伤等，引起的颏舌肌麻痹、无力等，及其所致的伸舌无力、吞咽困难、发声障碍等。

【针刺方法】

从舌尖正中线外侧 1cm 左右，向后下方斜刺 2~3cm。左手持纱布将舌拉出口外，用碘伏消毒后，右手持针快速刺入，行捻针刺激后，即快速出针。

【注意事项】

伸舌状态，患者产生不适感，不宜留针。

十三、咽缩肌肌腹穴位（3 对穴位）（图 17）

【解剖功能】

咽缩肌包括上、中、下 3 部（3 对），呈叠瓦状排列，即咽下缩肌覆盖于咽

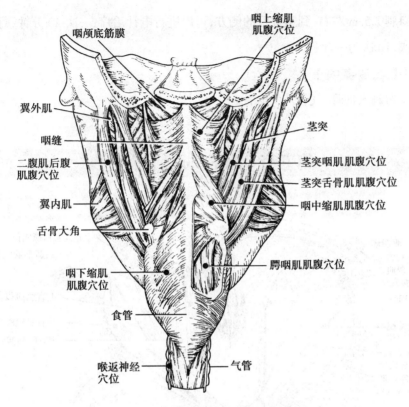

图 17　咽缩肌(后面)肌腹穴位示意图

中缩肌下部,咽中缩肌覆盖于咽上缩肌下部。咽缩肌是组成咽后壁、咽侧壁的主要组织。咽缩肌共同收缩时,咽腔缩小。咽缩肌自上而下收缩时,将食团推向食管。咽下缩肌,在发声方面有重要功能。由舌咽神经咽支和迷走神经咽支支配。

【穴位主治】

因脑、舌咽神经损伤等,引起的咽缩肌麻痹、无力等,及其所致的吞咽无力、发声障碍等。

【针刺方法】

张口位,咽上缩肌穴位针刺法:向咽腔上部的两侧斜刺 1cm 左右。咽中缩肌穴位针刺法:向咽腔下部的两侧斜刺 1cm 左右。因为带来不适感,宜用快速针刺法(不留针)。咽下缩肌穴位针刺法:平喉结,沿气管的侧方,向后上方斜刺 2.5cm 左右,到达食管的侧方,可以进行电针治疗;一次 20 分钟,每日一次,10 次为一疗程。

【注意事项】

勿刺入食管、气管及大血管。

第三节　眼球外肌肌腹穴位

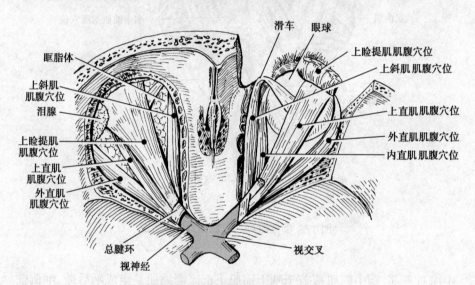

图 18　眼球外肌(上面)肌腹穴位示意图

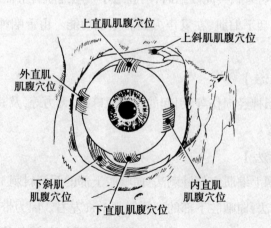

图 19　眼球外肌(前面)肌腹穴位示意图

一、上睑提肌肌腹穴位（图 18）

【解剖功能】

上睑提肌起自视神经管前方的眶壁，在上直肌上方向前走行，止于上睑的皮肤和上睑板。由动眼神经支配。该肌收缩可提上睑，开大眼裂；该肌瘫痪可导致上睑下垂，眼裂变小。

【穴位主治】

因脑、动眼神经损伤等，引起的上睑提肌麻痹、无力等，及其所致的上睑下垂、眼裂变小等。

【针刺方法】

上睑提肌肌腹穴位位于瞳孔的正上方稍偏外，眼眶壁的内侧。针灸针沿眼眶壁稍内侧刺入 2cm 左右。

【注意事项】

勿刺伤眼球，并注意压迫 3~5 分钟，以防出血。

二、上直肌肌腹穴位（图 18、图 19）

【解剖功能】

上直肌位于眼球的上方，起自视神经管周围和眶上裂内侧的总腱环，在眼球赤道的前方，止于巩膜的上侧。该肌收缩使瞳孔转向上内侧，由动眼神经支配。该肌瘫痪可导致瞳孔转向下外侧。

【穴位主治】

因脑、动眼神经损伤等，引起的上直肌麻痹、无力等，及其所致的瞳孔转向下外侧等。

【针刺方法】

上直肌肌腹穴位位于瞳孔的正上方稍偏外侧，眼眶壁、上睑提肌的内侧。针灸针在瞳孔的正上方稍偏外侧 2mm 左右，沿眼眶壁稍内侧缘，眼球的外侧刺入 2cm 左右。

【注意事项】

勿刺伤眼球,并注意压迫 3~5 分钟,以防出血。

三、下直肌肌腹穴位(图 18、图 19)

【解剖功能】

下直肌位于眼球的下方,起自视神经管周围和眶上裂内侧的总腱环,在眼球赤道的前方,止于巩膜的下侧。由动眼神经支配。该肌收缩可使瞳孔转向下内侧,该肌瘫痪可导致瞳孔转向上外侧。

【穴位主治】

因脑、动眼神经损伤等,引起的下直肌麻痹、无力等,及其所致的瞳孔转向上外侧等。

【针刺方法】

下直肌位于瞳孔的正下方,眼眶壁的内侧缘,眼球的外侧。针灸针在瞳孔的下方,沿眼眶壁稍内侧,眼球的外侧刺入 2cm 左右。

【注意事项】

勿刺伤眼球,并注意压迫 3~5 分钟,以防出血。

四、内直肌肌腹穴位(图 18、图 19)

【解剖功能】

内直肌位于眼球的内侧,起自视神经管周围和眶上裂内侧的总腱环,在眼球赤道的前方,止于巩膜的内侧。由动眼神经支配。该肌收缩可使瞳孔转向内侧,该肌瘫痪可导致瞳孔转向外侧。

【穴位主治】

因脑、动眼神经损伤等,引起的内直肌麻痹、无力等,及其所致的瞳孔转向外侧等。

【针刺方法】

内直肌肌腹穴位位于瞳孔、眼球的内侧与眼眶壁之间。针灸针在眼球的内侧缘,沿眼眶壁刺入 2cm 左右。

【注意事项】

勿刺伤眼球,并注意压迫 3~5 分钟,以防出血。

五、外直肌肌腹穴位（图 18、图 19）

【解剖功能】

外直肌位于眼球的外侧,起自视神经管周围和眶上裂内侧的总腱环,在眼球赤道的前方,止于巩膜的外侧。由展神经支配。该肌收缩可使瞳孔转向外侧,该肌瘫痪可导致瞳孔转向内侧。

【穴位主治】

因脑、展神经损伤等,引起的外直肌麻痹、无力等,及其所致的瞳孔转向内侧等。

【针刺方法】

外直肌肌腹穴位位于瞳孔、眼球的外侧缘与眼眶壁之间。针灸针在眼球的外侧缘,沿眼眶壁,刺入 2cm 左右。

【注意事项】

勿刺伤眼球,并注意压迫 3~5 分钟,以防出血。

六、上斜肌肌腹穴位（图 18、图 19）

【解剖功能】

上斜肌位于眼球的上内侧,上直肌与内直肌之间,起自蝶骨体,以细腱通过眶内侧壁前上方的滑车,经上直肌的下方转向后外,在上直肌与内直肌之间,止于眼球后外侧赤道后方的巩膜。由滑车神经支配。该肌收缩可使瞳孔转向下外方,该肌瘫痪可导致瞳孔转向上内方。

【穴位主治】

因脑、滑车神经损伤等,引起的上斜肌麻痹、无力等,及其所致的瞳孔转向上内方等。

【针刺方法】

上斜肌肌腹穴位位于瞳孔、眼球的上内侧缘与眼眶壁之间。针灸针在眼球的外侧缘,沿眼眶壁刺入 2cm 左右。

【注意事项】

勿刺伤眼球,并注意压迫 3~5 分钟,以防出血。

七、下斜肌肌腹穴位(图 18、图 19)

【解剖功能】

下斜肌位于眼球的下外侧,眶内壁与下直肌之间,起自眶下壁的前内侧,斜向后外,止于眼球下面赤道后方的巩膜。由动眼神经支配。该肌收缩可使瞳孔转向上外方,该肌瘫痪可导致瞳孔转向下内方。

【穴位主治】

因脑、动眼神经损伤等,引起的下斜肌麻痹、无力等,及其所致的瞳孔转向下内方等。

【针刺方法】

下斜肌肌腹穴位位于瞳孔、眼球的下外侧缘与眼眶壁之间。针灸针在眼球的下外侧缘,沿眼眶壁,刺入 2cm 左右。

【注意事项】

勿刺伤眼球,并注意压迫 3~5 分钟,以防出血。

第 五 章

颈部肌肌腹穴位

一、胸锁乳突肌肌腹穴位(图20)

【解剖功能】

胸锁乳突肌在颈部两侧皮下,大部分被颈阔肌所覆盖,是一强有力的肌,在颈部形成明显的标志。起自胸骨柄前面和锁骨的胸骨端,二头会合斜向后上方,止于颞骨的乳突。该肌的深面有膈神经通过,后下方有臂丛神经通过。作用:一侧肌收缩使头向同侧倾斜,脸转向对侧;两侧收缩可使头后仰。该肌最主要的作用是维持头正常的位置,端正姿势以及使头在水平方向上从一侧向另一侧观察物体的运动。一侧病变使该肌痉挛时,可引起斜颈。该肌受副神经和第二、三颈神经前支支配。

【穴位主治】

因脑、脊髓损伤等,引起的胸锁乳突肌麻痹、无力等,及其所致的头后仰无力及头的位置异常,以及该肌痉挛引起的斜颈。还可治疗上肢疼痛、膈肌痉挛等。

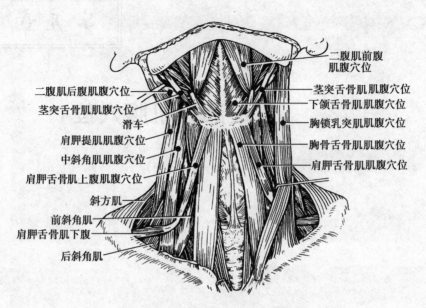

二腹肌前腹肌腹穴位

二腹肌后腹肌腹穴位
茎突舌骨肌肌腹穴位
滑车
肩胛提肌肌腹穴位
中斜角肌肌腹穴位
肩胛舌骨肌上腹肌腹穴位
斜方肌
前斜角肌
肩胛舌骨肌下腹
后斜角肌

茎突舌骨肌肌腹穴位
下颌舌骨肌肌腹穴位
胸锁乳突肌肌腹穴位
胸骨舌骨肌肌腹穴位
肩胛舌骨肌肌腹穴位

图 20　颈部（前面）肌腹穴位示意图

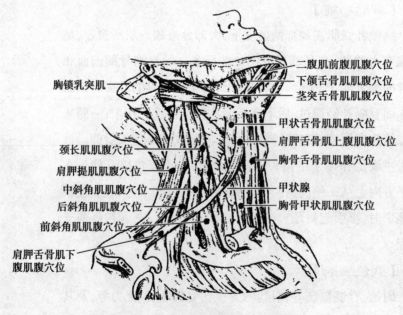

胸锁乳突肌

颈长肌肌腹穴位
肩胛提肌肌腹穴位
中斜角肌肌腹穴位
后斜角肌肌腹穴位
前斜角肌肌腹穴位
肩胛舌骨肌下
腹肌腹穴位

二腹肌前腹肌腹穴位
下颌舌骨肌肌腹穴位
茎突舌骨肌肌腹穴位
甲状舌骨肌肌腹穴位
肩胛舌骨肌上腹肌腹穴位
胸骨舌骨肌肌腹穴位
甲状腺
胸骨甲状肌肌腹穴位

图 21　颈部（侧面）肌腹穴位示意图

【针刺方法】

在乳突下方 2cm 处,沿胸锁乳突肌的肌腹进针,向下内平刺 3cm 左右。

【注意事项】

勿过深,以防刺伤颈部大血管及神经。

二、二腹肌肌腹穴位(图 20、图 21、图 17)

【解剖功能】

二腹肌位于下颌骨的中部下方,前腹起自下颌骨中部内面,后腹起自乳突切迹,中间腱借筋膜系于舌骨体。前腹由三叉神经支配,后腹由面神经支配。该肌收缩可上提舌骨,下掣下颌骨,参与咀嚼活动、语言及吞咽活动。

【穴位主治】

因脑、脊髓损伤等,引起的二腹肌麻痹、无力等,及其所致的舌骨上提、下颌骨下掣无力,语言、吞咽障碍。

【针刺方法】

二腹肌前腹穴位在下颌骨中部下方 2cm 处,后腹在下颌角下方 2cm 处。均向后平刺 1.5cm 左右。

三、下颌舌骨肌肌腹穴位(图 20、图 21)

【解剖功能】

下颌舌骨肌位于下颌骨与舌骨之间,正中线的两侧,二腹肌前腹的后内侧,是一三角形扁肌。起自下颌骨内面,向后下止于舌骨。由下颌神经支配。该肌收缩可上提舌骨,下掣下颌骨,并参与咀嚼、吞咽、语言活动。下颌舌骨肌收缩使口底上抬,舌骨向上腭移动。

【穴位主治】

因脑、脊髓损伤等,引起的下颌舌骨肌麻痹、无力等,及其所致的咀嚼、下颌骨运动障碍引起的吞咽困难、语言障碍等。

【针刺方法】

下颌舌骨肌穴位在颈前,喉结上 2cm,正中线旁开 1cm,向后上刺入 2cm 左右。

【注意事项】

尽量避免针尖刺入口腔。

四、胸骨舌骨肌肌腹穴位(图 20)

【解剖功能】

胸骨舌骨肌位于颈前正中线两侧,起自胸锁关节囊、胸骨柄及锁骨胸骨端的后面,向上止于舌骨体内侧部下缘。是一对比较宽阔的带状肌。由舌下神经襻 C_1~C_4 支配。该肌收缩可下拉舌骨体,使喉向下移动。

【穴位主治】

因脑、脊髓损伤等,引起的胸骨舌骨肌麻痹、无力等,及其所致的下拉舌骨无力,或喉向下移动障碍,吞咽、语言障碍。还可治疗呛咳等。

【针刺方法】

沿颈部正中线向上至甲状软骨,向外移 1cm,从甲状软骨旁向下平刺 2cm 左右。

【注意事项】

针刺时,勿伤及颈动脉、静脉。

五、胸骨甲状肌肌腹穴位(图 21)

【解剖功能】

胸骨甲状肌位于颈前部正中线的两侧,居喉、气管、甲状腺的前面,胸骨舌骨肌的深面。是一薄的带状肌,起自胸骨柄及第一肋骨后面,止于甲状软骨斜线。神经支配、作用同胸骨舌骨肌。

【穴位主治】

同胸骨舌骨肌肌腹穴位。

【针刺方法】

沿颈部正中线向上至甲状软骨，向外移 1cm，从甲状软骨旁向下斜刺 2cm 左右。

【注意事项】

针刺时，勿伤及颈动脉、静脉。

六、前斜角肌肌腹穴位（图 20、图 21）

【解剖功能】

前斜角肌位于颈部外侧，胸锁乳突肌的深面。前斜角肌由 4 条肌束起于第 3~6 颈椎横突前结节，其纤维向下微外，止于第 1 肋骨内侧缘和斜角肌结节。由颈神经前支 C_3、C_4 支配。如果肋骨固定，斜角肌单侧收缩，使颈侧屈并回旋；双侧收缩，则使颈部前屈。若颈部固定，斜角肌可上提第 1、2 肋，可助深吸气。

【穴位主治】

因脑、脊髓损伤等，引起的前斜角肌麻痹、无力等，及其所致的颈前屈无力。还可治疗前斜角肌损伤、痉挛及其引起的臂丛神经卡压综合征等。

【针刺方法】

在锁骨上 2cm，胸锁乳突肌与肌间沟之间进针，直刺或斜刺 2cm 左右。

【注意事项】

勿伤及附近的臂丛、膈神经、大血管等。

七、中斜角肌肌腹穴位（图 20、图 21）

【解剖功能】

中斜角肌位于前斜角肌的后面，该肌的起始、抵止部位、作用、神经支配同前斜角肌。

【穴位主治】

因脑、脊髓损伤等，引起的中斜角肌麻痹、无力等，及其所致的颈前屈无力。还可以治疗中斜角肌痉挛、臂丛神经卡压综合征等。

【针刺方法】

在锁骨上 2cm,肌间沟的后面 0.5cm 处,直刺或斜刺 2cm 左右。

【注意事项】

勿伤及附近的臂丛、膈神经、大血管等。

第六章

躯干肌肌腹穴位

第一节 背部与颈后部肌肌腹穴位

一、斜方肌肌腹穴位（图 22）

【解剖功能】

斜方肌位于项部和背部的浅层，为三角形的扁肌。该肌起始于上项线、枕外隆凸、项韧带、第 7 颈椎和全部胸椎的棘突，上部的肌束斜向外下方，中部肌束平行向外，下部肌束斜向外上方，抵止于锁骨的外 1/3 肩峰及肩胛冈。由副神经和颈丛肌支 C_3、C_4 支配。该肌收缩可使肩胛骨向脊柱靠拢，上部肌束可上提肩胛骨，下部肌束可使肩胛骨下降。如果肩胛骨固定，一侧肌收缩使颈向同侧屈、脸转向对侧，两侧同时收缩可使头后仰。该肌瘫痪时，产生"塌肩"。

【穴位主治】

因脑、脊髓损伤等，引起的斜方肌麻痹、无力等，及其所致的肩胛骨向脊柱靠拢，上提肩胛骨、肩胛骨下降无力及头后仰

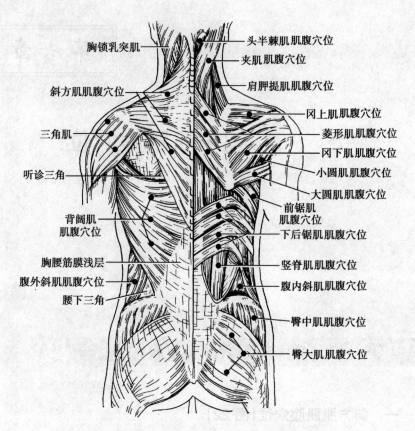

胸锁乳突肌
斜方肌肌腹穴位
三角肌
听诊三角
背阔肌肌腹穴位
胸腰筋膜浅层
腹外斜肌肌腹穴位
腰下三角

头半棘肌肌腹穴位
夹肌肌腹穴位
肩胛提肌肌腹穴位
冈上肌肌腹穴位
菱形肌肌腹穴位
冈下肌肌腹穴位
小圆肌肌腹穴位
大圆肌肌腹穴位
前锯肌肌腹穴位
下后锯肌肌腹穴位
竖脊肌肌腹穴位
腹内斜肌肌腹穴位
臀中肌肌腹穴位
臀大肌肌腹穴位

图 22　背部颈后部肌腹穴位示意图

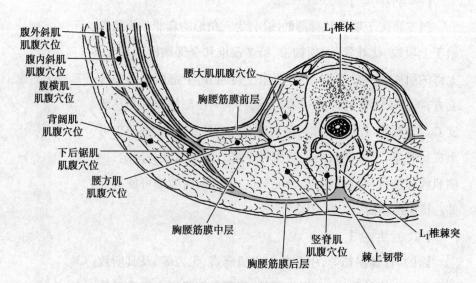

腹外斜肌肌腹穴位
腹内斜肌肌腹穴位
腹横肌肌腹穴位
背阔肌肌腹穴位
下后锯肌肌腹穴位
腰方肌肌腹穴位

L_1椎体
腰大肌肌腹穴位
胸腰筋膜前层
胸腰筋膜中层
竖脊肌肌腹穴位
胸腰筋膜后层
棘上韧带
L_1椎棘突

图 23　躯干（横断面）肌腹穴位示意图

无力;颈向同侧屈、脸转向对侧无力。还可治疗颈椎病、肩周炎、胃炎、心、肺、肝、胆等疾病。

【针刺方法】

上部肌腹穴位位于第一胸椎棘突外侧4cm,针向下外平刺3cm左右;中部肌腹穴位位于第五胸椎棘突外侧3cm处,针向外平刺2cm左右;下部肌腹穴位位于第八胸椎棘突外侧3cm处,针向外上平刺2cm左右。

【注意事项】

针刺勿过深,以免刺伤胸膜或肺脏。

二、背阔肌肌腹穴位(图22、图23)

【解剖功能】

背阔肌为全身最大的扁肌,位于背的下半部及胸的后外侧,以腱膜起自下6个胸椎的棘突、全部腰椎的棘突、骶骨正中嵴及髂嵴后部等处,肌束向外上方集中,经肱骨的内侧至其前方,以扁腱止于肱骨小结节嵴。由胸背神经 $C_6 \sim C_8$ 支配。该肌收缩可使肱骨内收、旋内和后伸。当上肢上举固定时,可引体向上。

【穴位主治】

因脑、脊髓损伤等引起的背阔肌收缩无力等,而导致的肱骨内收、内旋和后伸无力等。还可治疗背部、腰部疼痛,肠、胃炎等疾病。

【针刺方法】

背阔肌肌腹上部穴位位于第9胸椎外侧4cm处;中部肌腹穴位位于第12胸椎外侧6cm处,下部肌腹穴位位于第3腰椎外侧8cm处。针沿肌纤维向上外平刺3cm左右。

【注意事项】

针刺勿过深,以免刺伤胸膜或肺脏。

三、肩胛提肌肌腹穴位(图22、图20、图21)

【解剖功能】

肩胛提肌位于项部两侧、斜方肌的深面,起始于上4个颈椎的横突,抵止于肩胛骨上角。由肩胛背神经 $C_3 \sim C_5$ 支配。该肌收缩可上提肩胛骨,并使肩胛骨下角转向内,如肩胛骨固定,可使颈向同侧屈曲。

【穴位主治】

因脑、脊髓损伤等引起的肩胛提肌收缩无力等,而导致的肩胛骨上提障碍。还可治疗肩、背部疼痛不适、颈椎病、头晕等。

【针刺方法】

在肩胛骨内上角的内上方,与第七颈椎水平的外侧交叉点。针刺穴位沿肌纤维向上内斜刺 3cm 左右。

【注意事项】

针刺勿过深,以免刺伤胸膜或肺脏。

四、菱形肌肌腹穴位(图 22)

【解剖功能】

菱形肌位于肩胛骨的内侧,斜方肌的深面,为菱形的扁肌。起自第 6、7 颈椎和第 1~4 胸椎的棘突,纤维行向下外,至于肩胛骨的内侧缘。作用:牵引肩胛骨向内上,并向脊柱靠拢。由肩胛背神经(颈 4~6)支配。

【穴位主治】

因脑、脊髓损伤等引起的菱形肌收缩无力等,而导致的肩胛骨向内上,并向脊柱靠拢无力。还可以治疗心、肺疾病,颈椎病,肩、背部疼痛等。

【针刺方法】

该肌肌腹上肌束穴位在第 7 颈椎棘突外侧 2.5cm 处;下肌束穴位在第 3 胸椎棘突外侧 2.5cm 处。均采用沿肌纤维向外下方斜刺 2cm 左右。

【注意事项】

针刺勿过深,以免刺伤胸膜或肺脏。

五、头夹肌、颈夹肌肌腹穴位(图 22)

【解剖功能】

夹肌起于 3~6 颈椎项韧带、第 7 颈椎和上 6 个胸椎棘突后结节,上部为头夹肌,止于乳突的外侧及上项线,位于胸锁乳突肌的深面。下部为颈夹肌,止于2~3颈椎横突后结节,位于肩胛提肌的深面。由脊神经后支 C_1~C_8 支配。该肌单侧收缩使头颈向同侧侧屈、回旋,两侧收缩使头颈伸直,略后仰。

【穴位主治】

因脑、脊髓损伤等,引起的头、颈夹肌麻痹、无力,及其所致的颈侧屈、伸直无力。还可治疗头、颈夹肌损伤,颈椎病、头晕、上肢麻木等。

【针刺方法】

在颈部的后外侧,第3颈椎棘突旁开2.5cm处。上部肌腹穴位位于枕骨上项线,向前下方斜刺2~3cm;下部肌腹穴位位于第7颈椎棘突外侧3cm,直刺或斜刺2.5cm左右。

六、骶棘肌肌腹(颈、胸、腰段)穴位(图22、图23、图8)

【解剖功能】

骶棘肌为背肌中最长、最大的肌,纵列于躯干的背面、脊柱两侧的沟内,起自骶骨背面和髂嵴的后部,及其附近、下位椎骨的棘突、横突、肋骨等,向上分出三群肌束,沿途止于上位椎骨的棘突、横突,肋骨和枕骨,可达颞骨乳突。由脊神经后支支配。该肌收缩可伸脊柱、仰头,一侧收缩使脊柱侧屈。在颈椎横突的根部前面有颈上神经节、颈中神经节、星状神经节,在胸椎、腰椎横突关节的前面有胸、腰交感神经链,在骶椎的前面有骶前副交感神经丛等。交感神经与背部的脊神经均有交通支,相互影响与调节,从而治疗疾病。

【穴位主治】

因脑、脊髓损伤等,引起的竖脊肌麻痹、无力等,及其所致的脊柱伸直、侧屈无力。此外,骶棘肌颈段肌腹穴位治疗颈部疼痛、麻木,僵硬不适,头晕,上肢麻木等;胸段肌腹穴位治疗心、肺,急慢性胃炎、胃溃疡、胃下垂,消化不良,糖尿病、背部疼痛、酸困等;腰段肌腹穴位治疗下腹、盆腔疾病,腰腿痛等。

【针刺方法】

在颈椎棘突旁开2cm的上下线上,胸椎、腰椎棘突旁开2~2.5cm上下线上,相当于交感神经节或交感神经链。根据病变的部位不同,选择针刺不同的节段穴位。如：一般头、面、上肢病变，选择颈段骶棘肌肌腹穴位；心、肺疾病，选择 T_1~T_5 段骶棘肌肌腹穴位，胃、肝胆、胰腺等上腹部器官疾病选择 T_5~T_{10} 胸段骶棘肌肌腹穴位，下肢疾病选择 T_{11}~L_5 段骶棘肌肌腹穴位，盆腔器官疾病选择骶前神经丛穴位。颈椎段和腰椎段骶棘肌肌腹穴位在棘突旁 2cm 左右，直刺 3~4cm；胸椎段骶棘肌肌腹穴位在棘突旁 2.5cm 左右，向下斜刺 3cm，针尖刺过背阔肌、下后锯肌腱膜，达竖脊肌。

【注意事项】

胸段勿刺过深，以防伤及肺、胸膜及内脏。

第二节　胸部肌肌腹穴位

一、胸大肌肌腹穴位（图 24）

【解剖功能】

胸大肌位于上胸部的外侧，胸前壁的浅层，呈扇形。起自锁骨、胸骨和第 1~6 肋软骨，肌束向外汇集，止于肱骨大结节嵴。由胸前外侧神经 C_5~T_1 支配。该肌收缩可使肩关节内收、内旋和前屈；肱骨固定时，可提肋、助吸气。

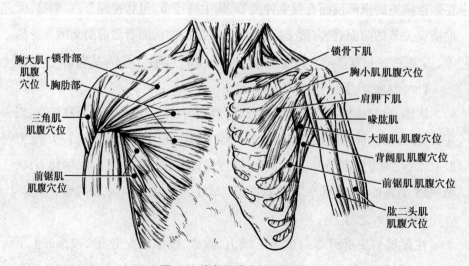

图 24　胸部肌腹穴位示意图

当用力屈肩关节时,胸大肌锁骨部的纤维参加活动。上肢上举固定时,胸大肌可引躯体向上。

【穴位主治】

因脑、脊髓损伤等引起的胸大肌收缩无力等,而导致的肩关节内收、内旋、前屈、引躯体向上无力等运动障碍。还可以治疗胸大肌损伤、肋间神经痛、乳腺炎等。

【针刺方法】

胸大肌的锁骨部(上部)肌腹穴位在锁骨内侧 2/3 段的外侧下方 1cm 左右,向外平刺约 1.5cm;其中部肌腹穴位在第三肋骨的外面,胸骨缘外侧 2cm 处,向外侧沿胸大肌纤维平刺 3cm 左右;其下部肌腹穴位在第五肋骨的外面,胸骨缘外侧 3cm 左右处,向外上方(肩关节方向)平刺 3cm 左右。

【注意事项】

针刺勿过深,以免刺伤胸膜或肺脏。

二、前锯肌肌腹穴位(图 24、图 22)

【解剖功能】

前锯肌位于胸廓的侧壁,为一宽大的扁肌,以数个肌齿起自上 8 个肋骨,肌束斜向后上内,经肩胛骨的前方,止于肩胛骨内侧缘和下角。由胸长神经 $C_5 \sim C_7$ 支配。该肌收缩可拉肩胛骨向前和紧贴胸廓,下部肌束使肩胛骨下角旋外,助臂上举;当肩胛骨固定时,可上提肋骨深吸气。若此肌瘫痪,则肩胛骨下角离开胸廓而突出于皮下,称为"翼状肩",此时不能完全上举臂或做向前推的动作。

【穴位主治】

因脑、脊髓损伤等引起的前锯肌收缩无力等,而导致的"翼状肩",使上肢举起及前推无力。还可以治疗肋间神经痛及软组织损伤等。

【针刺方法】

平卧,上肢离开胸廓,腋前线,分别在第 3、4、5、6、7 肋骨的外侧,可取 2~3 个穴位,沿肋骨外侧向后平刺 2cm 左右。

【注意事项】

针尖勿刺伤胸膜及肺脏。

第三节　腹部肌肌腹穴位

一、腹直肌肌腹穴位(图25)

【解剖功能】

腹直肌为位于腹部中线两侧的一对长带状肌,表面被腹直肌鞘包裹,起自耻骨嵴与耻骨联合,向上止于剑突和第5~7肋软骨。腹直肌被3~4条横行的腱划分成多个肌腹。由肋间神经T_5~T_{12}、肋下神经支配。该肌是躯干的主要屈肌,该肌收缩可前屈脊柱,降胸廓、助吸气,增加腹压。当固定上端时,腹直肌就成了骨盆的上回旋肌。

【穴位主治】

因脑、脊髓损伤等,引起的腹直肌麻痹、无力等,及其所致的脊柱前屈、

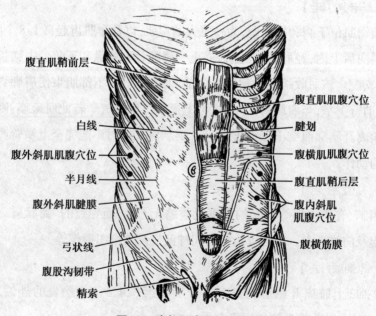

图25　腹部肌腹穴位示意图

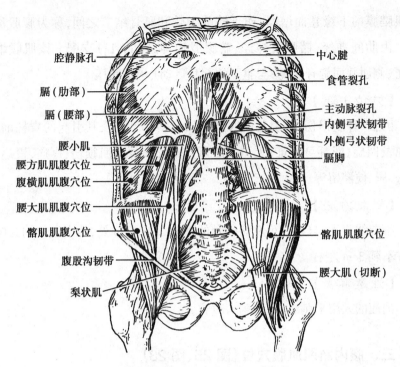

腔静脉孔
膈（肋部）
膈（腰部）
腰小肌
腰方肌肌腹穴位
腹横肌肌腹穴位
腰大肌肌腹穴位
髂肌肌腹穴位
腹股沟韧带
梨状肌

中心腱
食管裂孔
主动脉裂孔
内侧弓状韧带
外侧弓状韧带
膈脚
髂肌肌腹穴位
腰大肌（切断）

图 26　腹后壁肌肌腹穴位示意图

骨盆上旋、增加腹压无力。还可以治疗胃炎、胃溃疡、胃下垂，尿、便潴留，腹腔、盆腔器官功能性疾病等。

【针刺方法】

剑突与耻骨之间，腹部正中线旁开 2cm 的上下平行线上，可取 2~3 个穴位。向下斜刺 3cm 左右。

【注意事项】

消瘦的人用平刺法，避免刺入腹腔。

二、腹外斜肌肌腹穴位（图 25、图 23）

【解剖功能】

腹外斜肌为一宽阔的扁肌，位于腹前外侧壁的浅层，起端呈锯齿状，起自下位 8 根肋骨的外面，肌束斜向前下，近腹直肌外侧移行为腱膜，经过腹直肌的前面，参与组成腹直肌鞘的前层，最后终于腹前壁正中的白线。腹外斜肌腱膜的下缘卷曲增厚,连于髂前上棘和耻骨结节之间,称为腹股沟韧带。由肋间神经、髂腹下神经、髂腹股沟神经($T_5 \sim L_1$)支配。该肌收缩可前屈、侧屈并回旋脊柱(参与躯干的翻身运动),增加腹压。

【穴位主治】

因脑、脊髓损伤等,引起的腹外斜肌麻痹、无力,及其引起的脊柱前屈、侧屈及回旋(即翻身困难)无力。还可以治疗腹外斜肌损伤、疼痛,胃痉挛、腹胀,尿、便潴留等。

【针刺方法】

腋前线直下,分别在第9肋软骨的下方2cm、6cm处,两个穴位均为向前下方平刺3cm左右。

【注意事项】

消瘦的人用平刺法,避免刺入腹腔。

三、腹内斜肌肌腹穴位(图25、图23)

【解剖功能】

腹内斜肌位于腹外斜肌的深面,起自胸腰筋膜、髂嵴和腹股沟韧带的外侧半,肌束呈扇形展开,上部肌束行向前上与腹外斜肌的肌束交叉。全部肌束行至腹直肌外侧移行为腱膜。腹内斜肌下部肌束作弓形,跨过男性精索或女性子宫圆韧带,延为腱膜,止于耻骨梳。男性腹内斜肌最下部发出一些细散的肌束包绕精缩和睾丸,称为提睾肌,收缩时可上提睾丸。由肋间神经、髂腹下神经、髂腹股沟神经($T_5 \sim L_1$)支配。该肌收缩可前屈、侧屈并回旋脊柱(参与躯干的翻身运动),增加腹压。

【穴位主治】

因脑、脊髓损伤等,所致的腹内斜肌麻痹、无力,及其引起的脊柱前屈、侧屈及回旋、睾丸上提无力。还可以治疗腹内斜肌损伤,腹痛,消化不良等。

【针刺方法】

腹内斜肌肌腹穴位在腋前线与髂前上棘的连线上,腹内斜肌上部肌腹穴位在髂前上棘上 2cm 处,向内上方斜刺 2.5cm 左右;上部肌腹穴位的前下方 2cm 处为下部肌腹穴位,向前下方斜刺 2.5cm 左右。

【注意事项】

消瘦的人用平刺法,避免刺入腹腔。

四、腹横肌肌腹穴位(图 25、图 23、图 26)

【解剖功能】

腹横肌位于腹内斜肌深面,起自下位 6 根肋骨的内面,胸腰筋膜,髂嵴和腹股沟韧带的外 1/3,肌束向前内横行,延为腱膜,终于白线。腹横肌最下部肌束亦作弓形跨过精索(或子宫圆韧带)与腹内斜肌腱膜会合形成腹股沟镰,也称联合腱,止于耻骨梳。腹横肌也有肌束下降加入提睾肌。神经支配:由肋间神经、髂腹下神经、髂腹股沟神经(T_5~L_1)支配。该肌收缩可增加腹压,使躯干侧屈、旋转、屈曲,并上提睾丸。

【穴位主治】

因脑、脊髓损伤等,引起的腹横肌麻痹、无力,及其所致的增加腹压、躯干侧屈、旋转、屈曲,上提睾丸无力。还可以治疗腹横肌损伤、消化不良,便秘、尿潴留等。

【针刺方法】

腹横肌肌腹穴位在乳头直下,第 9 肋软骨的前下方 3cm 处,向内斜刺或直刺 3cm 左右。

【注意事项】

消瘦的人用平刺法,避免刺入腹腔。

五、腰方肌肌腹穴位(图 23、图 26)

【解剖功能】

腰方肌位于腹后壁腰椎体两侧,竖脊肌的深面,起自髂嵴,止于第 12 肋和上 4 个腰椎横突。由腰丛 T_{11}~L_1 支配。该肌收缩可降 12 肋;固定 12 肋,单侧收缩使腰椎侧屈。

【穴位主治】

因脑、脊髓损伤等,所致的腰方肌麻痹、无力等,及其引起的腰椎侧屈无力。急、慢性腰肌劳损、肾绞痛等。

【针刺方法】

在第 2 腰椎棘突旁开 3~4cm 处,直刺 3cm 左右。

【注意事项】

消瘦的人宜浅刺,避免刺入过深,以防刺及肾脏。

第七章

上肢肌肌腹穴位

一、三角肌肌腹穴位（图27、图22）

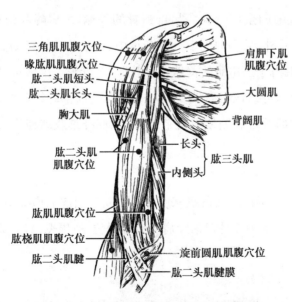

三角肌肌腹穴位
喙肱肌肌腹穴位
肱二头肌短头
肱二头肌长头
胸大肌

肩胛下肌肌腹穴位
大圆肌
背阔肌

肱二头肌肌腹穴位

长头
内侧头
肱三头肌

肱肌肌腹穴位
肱桡肌肌腹穴位
肱二头肌腱

旋前圆肌肌腹穴位
肱二头肌腱膜

图27　上肢带肌与臂肌前群肌腹穴位示意图

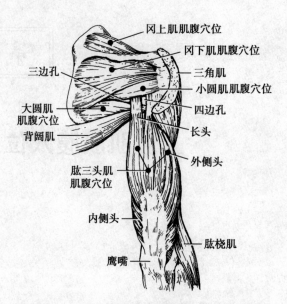

图 28　上肢带肌与臂肌后群肌腹穴位示意图

【解剖功能】

三角肌位于肩部,为三角形多羽状肌,是臂的重要外展肌。被检者肩关节居中性外展位,并屈肘以使肩关节无旋转动作。此时,使臂抗阻力外展,可看到三角肌收缩的全部轮廓。起自锁骨的外侧段、肩峰和肩胛冈。肌纤维从肩关节的前、外、后部向外下方逐渐集中,止于肱骨体外侧面的三角肌粗隆。肱骨上端由于三角肌的覆盖,使肩部呈圆隆形。由腋神经(C_5、C_6)支配。腋神经受损可致该肌瘫痪萎缩。三角肌的前部纤维收缩,使肩关节屈曲及内旋;中部纤维收缩使肩关节外展;后部纤维收缩使肩关节后伸及外旋。

【穴位主治】

因脑、脊髓损伤等,所致的三角肌麻痹、无力,及其引起的肩关节屈曲、外展、后伸及内旋、外旋无力。还可治疗肩关节半脱位、肩周炎,肩关节滑囊炎等。

【针刺方法】

沿三角肌前部、中部、后部肌腹三穴,可分别向下平刺或斜刺 3cm 左右。

二、冈上肌肌腹穴位（图 28、图 22）

【解剖功能】

冈上肌位于肩胛骨冈上窝，斜方肌的深面，起自肩胛骨的冈上窝，肌束向外经肩峰和喙肩韧带的下方，跨越肩关节，止于肱骨大结节的上部。由肩胛上神经（C_5）支配。冈上肌收缩可使臂外展，并使肱骨头稳定于关节盂中。被检者将头仰向检查侧，面转向对侧，以使斜方肌松弛。上肢下垂于体侧，此时，臂抗阻力外展，在冈上窝可触及冈上肌的收缩。

【穴位主治】

因脑、脊髓损伤等，引起的冈上肌麻痹、无力等，及其所致的肱骨头上提、臂外展无力。还可治疗肩关节半脱位，冈上肌损伤，颈椎病、肩周炎等。

【针刺方法】

在肩胛上窝内侧，即肩峰的内侧约 5cm 处，向内平刺 3cm 左右。

【注意事项】

勿向下方深刺，以防刺伤胸膜、肺脏。

三、冈下肌肌腹穴位（图 28）

【解剖功能】

冈下肌位于冈下窝内，肌的一部分被三角肌和斜方肌覆盖，起自冈下窝，肌束向外经肩关节后面，止于肱骨大结节的中部。由臂丛的肩胛上神经（C_5、C_6）支配。该肌收缩可使臂外旋、内收。冈下肌及小圆肌的检查：令被检者外展臂、屈肘时，以放松三角肌。当臂抗阻力外旋时，检查者以食、中二指触及肩胛骨外缘，可感到两肌的收缩，两手之间为冈下肌，中指可触及小圆肌。

【穴位主治】

因脑、脊髓损伤等，引起的冈下肌麻痹、无力，及其所致的臂外旋、内收无力。还可以治疗冈下肌损伤，颈椎病、肩周炎等。

【针刺方法】

在冈下窝的中央,肩胛冈下缘与肩胛下角之间凸起部,向内沿肌纤维斜刺 3cm 左右。

【注意事项】

冈下窝有较丰富的血管,易出血。针毕注意压迫。

四、小圆肌肌腹穴位(图 28)

【解剖功能】

小圆肌位于冈下肌的下方,起自肩胛骨外侧缘背面,止于肱骨大结节的下部。由腋神经的 C_5~C_7 支配。该肌收缩可使肩关节旋外。

【穴位主治】

因脑、脊髓损伤引起的小圆肌麻痹、无力等,而致的臂旋外无力。还可治疗肩周炎等。

【针刺方法】

腋后纹下端直上 2 cm,向内下肩胛骨的背面斜刺 3cm 左右。

【注意事项】

勿向胸腔内刺入。

五、大圆肌肌腹穴位(图 28、图 22)

【解剖功能】

大圆肌位于冈下肌、小圆肌的下方,其下缘后面被背阔肌遮盖。该肌起自肩胛骨下角的背面,肌束向外方或经臂的内侧、肱三头肌长头的前面,止于肱骨小结节嵴。受肩胛下神经(C_5、C_6)支配。大圆肌可使臂内旋、内收、后伸,当手背置于臀部时,臂恰处于这样一种位置。此时,臂抗阻力后伸,可见大圆肌收缩。

【穴位主治】

因脑、脊髓损伤等,引起的大圆肌麻痹、无力等,及其所致的臂内收、内旋、后伸无力。还可治疗颈椎病、肩周炎等。

【针刺方法】

大圆肌肌腹位于肩胛骨下角与肩关节后方之间,自肩胛骨下角向外斜刺 3cm 左右。

【注意事项】

勿刺入胸腔。

六、肩胛下肌肌腹穴位(图 27)

【解剖功能】

肩胛下肌位于肩胛骨的前面,胸廓的后外侧,呈三角形,起自肩胛下窝,肌束向下外经肩关节的前方,止于肱骨小结节。肌腱与肩胛颈之间有一大的与肩关节相通的肩胛下肌腱下囊。由肩胛下神经 C_5、C_6 支配。肩胛下肌收缩使肩关节内收和旋内。

【穴位主治】

因脑、脊髓损伤等,引起的肩胛下肌麻痹、无力等,及其所致的肩关节内收、内旋无力、肩关节半脱位及肩关节习惯性脱臼。还可以治疗肩周炎等。

【针刺方法】

肱骨小结节的内侧 3cm 稍下方,向肩胛骨前面、胸廓的后面,斜刺 3cm 左右。

【注意事项】

避免刺入胸腔。

第二节 臂部肌肌腹穴位

一、肱二头肌肌腹穴位(图 27)

【解剖功能】

肱二头肌位于上臂的前面,呈梭形,起端有两个头,长头以长腱起自肩胛骨盂上结节,通过肩关节囊,经结节间沟下降;短头在内侧,起自肩胛骨喙突。两头在臂的下部合并成一个肌腹,向下移行为肌腱,止于桡骨粗隆。由肌皮神经 $C_5 \sim C_7$ 支配。该肌收缩可屈肘关节;当前臂在旋前位时,能使其旋后。此外,还能协助屈肩关节。

【穴位主治】

因脑、脊髓损伤等,引起的肱二头肌麻痹、无力等,及其所致的屈肘、屈肩关节无力。还可以治疗肩周炎、上肢疼痛等。

【针刺方法】

在肱骨前面,肱二头肌凸起部。自肱骨前内侧中部凸起的上缘向下斜刺 3cm 左右。

二、喙肱肌肌腹穴位(图 27)

【解剖功能】

喙肱肌位于肱二头肌短头的后内方,起自肩胛骨喙突,止于肱骨中部的内侧。由肌皮神经 $C_5 \sim C_7$ 支配。该肌收缩可协助肩关节屈曲和内收。

【穴位主治】

因脑、脊髓损伤等,引起的喙肱肌麻痹、无力等,及其所致的肩关节(上臂)屈曲和内收无力。

【针刺方法】

在肩关节和肱骨上端的内侧,喙突的前下方 2cm 处,向下斜刺 3cm 左右。

三、肱肌肌腹穴位(图 27、图 29)

【解剖功能】

肱肌位于肱二头肌的深面,起自肱骨体下半的前面,止于尺骨粗隆。由肌皮神经 $C_5 \sim C_7$ 支配。该肌收缩可屈肘关节。

【穴位主治】

因脑、脊髓损伤等,引起的肱肌麻痹、无力等,及其所致的屈前臂无力、疼痛等。

【针刺方法】

肘横纹中点上 3cm 处,向下斜刺或直刺 2cm 左右。

四、肱三头肌肌腹穴位(图 28)

【解剖功能】

肱三头肌位于肱骨后方,起端有三个头,长头起自肩胛骨盂下结节,内侧头、外侧头均起自肱骨背面,三个头会合后以扁腱止于尺骨鹰嘴。由桡神经 C_5~T_1 支配。该肌收缩可伸前臂,在肩关节前屈或外展时,肱三头肌长头可使上臂后伸并内收,保护肩关节下壁。

【穴位主治】

因脑、脊髓损伤等,引起的肱三头肌麻痹、无力等,及其所致的肩关节后伸、内收及伸前臂无力。还可治疗该肌损伤、疼痛等。

【针刺方法】

肱三头肌长头肌腹穴位在肩胛骨盂下结节与尺骨鹰嘴之间的连线上,在上 1/3 交界处的内侧 1cm 处;肱三头肌外侧头肌腹穴位在其长头肌腹穴位的外侧 2cm 处。向下斜刺 2~3cm。

【注意事项】

桡神经管位于肱三头肌长头、内侧头的深面。内有肱深动脉、静脉通过,避免损伤血管。

五、肱桡肌肌腹穴位(图 27、图 29)

【解剖功能】

肱桡肌位于前臂桡侧浅层,是一长而扁的索状肌。起自肱骨外上髁的上部,和外侧肌间隔,肌腹向下约在前臂中部移行为腱,腱的远端外侧面被拇长展肌和拇短伸肌掩盖,止于桡骨茎突基部。肱桡肌的后面内侧有桡神经、桡动、静脉通过。由桡神经 C_5、C_6 支配。该肌收缩可屈前臂,并稍旋前。

【穴位主治】

因脑、脊髓损伤等,引起的肱桡肌麻痹、无力等,及其所致的前臂屈曲无

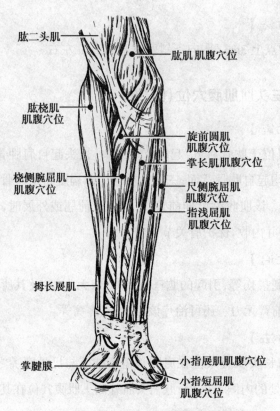

肱二头肌

肱肌肌腹穴位

肱桡肌
肌腹穴位

旋前圆肌
肌腹穴位

掌长肌肌腹穴位

桡侧腕屈肌
肌腹穴位

尺侧腕屈肌
肌腹穴位

指浅屈肌
肌腹穴位

拇长展肌

小指展肌肌腹穴位

掌腱膜

小指短屈肌
肌腹穴位

图 29　前臂肌前群（浅层）肌腹穴位示意图

力。还可治疗肘关节、前臂疼痛等。

【针刺方法】

该肌腹穴位在肱二头肌肌腱的外侧缘与桡骨茎突的连线上，肘横纹的
外侧端的内侧 1.5cm 处，向下平刺 3cm 左右。

六、旋前圆肌肌腹穴位（图 27、图 29）

【解剖功能】

旋前圆肌位于肱桡肌、桡动静脉的内侧。肱侧头起自肱骨内上髁，尺侧
头起自尺骨冠突，向下外斜行，止于桡骨中部的外侧面。由正中神经 C_6、C_7
支配。该肌收缩可使前臂旋前，并有屈肘作用。

【穴位主治】

因脑、脊髓损伤等,引起的旋前圆肌麻痹、无力等,及其所致的前臂旋前、屈肘无力。还可治疗前臂软组织损伤等。

【针刺方法】

肘横纹内侧端向下 2cm 处,由内向中间远端斜刺 2cm 左右。

【注意事项】

肘前部有丰富的血管与神经通过,注意避开血管。

七、桡侧腕屈肌肌腹穴位(图 29)

【解剖功能】

桡侧腕屈肌位于前臂前面中部皮下,旋前圆肌的下面,肱桡肌与掌长肌之间,是一典型的梭状肌。起自肱骨内上髁和前臂筋膜,肌纤维向下外斜行在前臂中部移行为腱,止于第 2、3 掌骨基部掌面。由正中神经 C_6、C_7 支配。该肌收缩,可屈腕、屈前臂,使手外展。

【穴位主治】

因脑、脊髓损伤等,引起的桡侧腕屈肌麻痹、无力等,及其所致的屈腕和屈前臂、手外展无力。还可治疗前臂软组织损伤等。

【针刺方法】

在肘横纹中点与腕横纹中点,两端连线的上 1/3 交界处桡侧 1cm,向远端平刺 3cm 左右。

【注意事项】

注意避免损伤血管。

八、掌长肌肌腹穴位(图 29)

【解剖功能】

掌长肌位于前臂前面稍内侧,桡侧腕屈肌的内侧,并与其伴行。肌腹小,腱细长,约占全长的 2/3。起自肱骨的内上髁、前臂筋膜,向下外斜行,腱越过腕掌侧深筋膜浅面,抵止于掌腱膜。由正中神经 C_6、C_7 支配。该肌收缩可屈腕、紧张掌腱膜。

【穴位主治】

因脑、脊髓损伤等,引起的掌长肌麻痹、无力等,及其所致的屈腕无力及掌筋膜松弛。

【针刺方法】

在肘横纹中点与腕横纹中点两端连线的上 1/3 交界处,偏尺侧 1cm,沿该肌肌束向远端平刺 3cm。

【注意事项】

注意避免损伤血管。

九、指浅屈肌肌腹穴位(图 29)

【解剖功能】

指浅屈肌位于掌长肌的后内侧,尺神经、尺动、静脉尺侧腕屈肌的前外侧。起点宽大,肱尺头起自内上髁和尺骨冠突,桡头起自桡骨上半前面。肌腹在前臂下 1/3 交界处移行为四个扁腱,排成四层,浅层为中指和环指腱,深层为示指和小指腱,中指腱来自桡头,其余腱来自肱尺头。各腱可单独活动。止于第 2~5 指中节指骨底。由正中神经 C_7~T_1 支配。该肌收缩可屈中节指骨,屈掌指关节和腕关节。

【穴位主治】

因脑、脊髓损伤等,引起的指浅屈肌麻痹、无力等,及其所致的屈第 2~5 指中节指骨、屈掌指关节和屈腕关节无力。还可治疗前臂尺侧软组织疼痛等。

【针刺方法】

伸臂仰掌,尺骨冠突与腕横纹内侧指浅屈肌腱的连线上 1/3 交界处,向远端平刺 3cm 左右。

【注意事项】

注意避免损伤血管。

十、尺侧腕屈肌肌腹穴位（图29）

【解剖功能】

尺侧腕屈肌位于前臂前面的最内侧缘皮下，为长而扁的半羽状肌。肱头起自肱骨内上髁及前臂筋膜，尺头起自鹰嘴和尺骨后缘上 2/3 处，肌纤维于前臂中下部移行为腱，止于豌豆骨和豆钩韧带，并放散到屈肌支持带上。该肌的外侧有尺神经、尺动静脉通过。由尺神经 $C_7{\sim}T_1$ 支配。该肌收缩可屈肘、屈腕，使腕内收。

【穴位主治】

因脑、脊髓损伤，引起的尺侧腕屈肌麻痹、无力等，及其所致的屈肘、屈腕、腕内收无力。还可治疗心绞痛等。

【针刺方法】

伸臂仰掌，肘关节内侧尺骨冠突与尺骨小头连接线上，尺骨冠突下 3cm，向下平刺 3cm 左右。

【注意事项】

注意避免损伤血管。

十一、拇长屈肌肌腹穴位（图30）

【解剖功能】

拇长屈肌位于肱桡肌、旋前圆肌、指前屈肌的深面，前臂深层的外侧半，桡骨的前内侧。起自桡骨中部的前面及前臂邻近骨间膜，下端以长腱通过腕管及手掌，止于拇指末节指骨底。该肌的内侧有骨间前动、静脉通过。由正中神经 $C_7{\sim}T_1$ 支配。该肌收缩可屈拇指及拇指末节指骨。

【穴位主治】

因脑、脊髓损伤等，引起的拇长屈肌麻痹、无力等，及其所致的屈拇指及拇指末节指骨无力。

【针刺方法】

伸臂仰掌，肘横纹桡侧与腕横纹桡侧连线的中点，桡骨的前面，向下斜

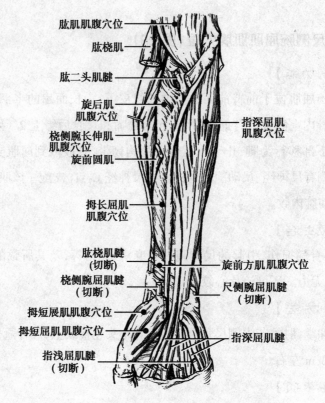

肱肌肌腹穴位
肱桡肌
肱二头肌腱
旋后肌肌腹穴位
桡侧腕长伸肌肌腹穴位
旋前圆肌
指深屈肌肌腹穴位
拇长屈肌肌腹穴位
肱桡肌腱（切断）
桡侧腕屈肌腱（切断）
旋前方肌肌腹穴位
尺侧腕屈肌腱（切断）
拇短展肌肌腹穴位
拇短屈肌肌腹穴位
指深屈肌腱
指浅屈肌腱（切断）

图 30 前臂肌前群（深层）肌腹穴位示意图

刺 2cm 左右。

【注意事项】

拇长屈肌的桡侧有桡动脉、静脉，避免损伤血管。

十二、指深屈肌肌腹穴位（图 30）

【解剖功能】

指深屈肌位于尺侧腕屈肌外侧，指浅屈肌，尺神经、尺动静脉的深面，尺骨的前面。起自尺骨上端的前面和前臂骨间膜，肌腹向下逐渐移行为四条肌腱，经过腕管到手掌，在指浅屈肌的深面分别进入第 2~5 指的屈肌腱鞘，在鞘内穿过指浅屈肌腱而到浅面，止于末节指骨底；是前臂最粗大的肌肉，在前臂屈肌中占重要地位。由正中神经和尺神经 $C_7~T_1$ 支配。该肌收缩可屈第 2~5 指骨、屈掌指关节、屈腕。

【穴位主治】

因脑、脊髓损伤等，引起的指深屈肌麻痹、无力等，及其所致的屈第 2~5 指骨、掌指关节、腕关节无力。还可以治疗心绞痛、手指颤动等。

【针刺方法】

伸臂仰掌，肱骨内髁与尺骨小头内侧的连线上，肱骨内髁下 3cm 处。向下斜刺 3cm 左右。

【注意事项】

注意避免损伤血管。

十三、旋前方肌肌腹穴位（图 30）

【解剖功能】

旋前方肌位于前臂的远端，贴在桡、尺骨远端的前面及内侧，拇长屈肌、指深屈肌的深面，骨间前神经、动脉、静脉的前面。为四方形肌。起自尺骨，止于桡骨。由正中神经 C_8~T_1 支配。该肌收缩可使前臂旋前。据肌电图研究，旋前方肌为前臂旋前运动的主动肌，旋前圆肌为辅助肌，在迅速旋前及旋前遇抵抗时起配合作用。

【穴位主治】

因脑、脊髓损伤等，引起的旋前方肌麻痹、无力等，及其所致的前臂旋前无力。还可以治疗前臂疼痛等。

【针刺方法】

伸臂仰掌，桡侧腕横纹直上约 4cm 处，由桡侧向中线斜刺 1.5cm 左右。

【注意事项】

注意避免损伤血管。

十四、桡侧腕长伸肌肌腹穴位（图 31、图 30）

【解剖功能】

桡侧腕长伸肌位于前臂肱桡肌的后外侧，桡骨及旋后肌的前外侧。起自肱骨外上髁，肌纤维向下移行于长腱，至手背，止于第二掌骨底。由桡神

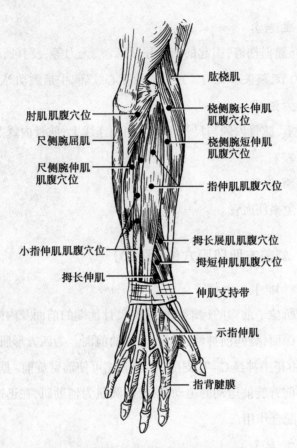

肱桡肌

桡侧腕长伸肌
肌腹穴位

桡侧腕短伸肌
肌腹穴位

肘肌肌腹穴位

尺侧腕屈肌

尺侧腕伸肌
肌腹穴位

指伸肌肌腹穴位

小指伸肌肌腹穴位

拇长展肌肌腹穴位

拇长伸肌

拇短伸肌肌腹穴位

伸肌支持带

示指伸肌

指背腱膜

图 31　前臂肌后群（浅层）肌腹穴位示意图

经 C_6~C_8 支配。该肌收缩可伸腕，并使手稍外展。

【穴位主治】

因脑、脊髓损伤等，引起的桡侧腕长伸肌麻痹、无力等，及其所致的伸腕、手外展无力。

【针刺方法】

屈肘、侧腕位。肱骨外上髁与第二掌骨底的连线上，肘横纹外侧端，再向下方 2cm 处，向下平刺 3cm 左右。

【注意事项】

注意避免损伤血管。

十五、桡侧腕短伸肌肌腹穴位（图31）

【解剖功能】

桡侧腕短伸肌位于前臂肱桡肌的后外侧，桡侧腕长伸肌的内侧，并与其并行，起自肱骨内上髁，止于第三掌骨底背面。由桡神经 C_6~C_8 支配。该肌收缩可伸手腕。

【穴位主治】

因脑、脊髓损伤等，引起的桡侧腕短伸肌麻痹、无力等，及其所致的伸腕无力。还可治疗前臂软组织疼痛等。

【针刺方法】

前臂背侧，桡侧腕长伸肌肌腹穴位的尺侧 1cm，向远端斜刺 2cm 左右。

【注意事项】

注意避免损伤血管。

十六、指总伸肌肌腹穴位（图31）

【解剖功能】

指总伸肌位于桡侧腕长、腕短伸肌的后内侧皮下，是一较大、重要的伸肌。起自肱骨外上髁和前臂筋膜，该肌在前臂中下 1/3 交界处移行为四个并列的长腱，与示指伸肌腱一道，经伸肌支持带深面至手背，分别移行为第 2~5 指指背腱膜。止于第 2~5 指中节和末节指骨底。由桡神经 C_6~C_8 支配。该肌收缩可伸第 2~5 指中节和末节，并协助伸腕。

【穴位主治】

因脑、脊髓损伤等，引起的指总伸肌麻痹、无力等，及其所致的伸第 2~5 指中节和末节、伸腕无力。

【针刺方法】

伸臂俯掌，肘横纹外侧端的外侧 1.5cm 左右，再向下 2cm，向远端平刺 3cm 左右。

【注意事项】

注意避免损伤血管。

十七、小指伸肌肌腹穴位（图31）

【解剖功能】

小指伸肌位于前臂背面，尺侧指总伸肌与尺侧腕伸肌之间，肌腹细长，附于指总伸肌的内侧，实为指总伸肌的一部分。起自肱骨外上髁，止于小指第2和第3节指骨底背面。由桡神经C_6~C_8支配，该肌收缩可伸小指第2、3节。

【穴位主治】

因脑、脊髓损伤等，引起的小指伸肌麻痹、无力等，及其所致的伸小指第2、3节无力。还可治疗前臂尺侧软组织疼痛等。

【针刺方法】

伸臂俯掌，肘横纹外侧端的外侧约2.5cm，再向下3cm处，向远端平刺3cm左右。

【注意事项】

注意避免损伤血管。

十八、尺侧腕伸肌肌腹穴位（图31）

【解剖功能】

尺侧腕伸肌位于尺骨后缘外侧，为一长梭形肌，是一较大的伸肌。起自肱骨外上髁、前臂筋膜和尺骨后缘，肌纤维向下移行为腱，经伸肌支持带深面，止于第5掌骨底后面。由桡神经C_6~C_8支配。该肌收缩可伸第5指、伸腕，并和尺侧腕屈肌一同收缩使腕内收。

【穴位主治】

因脑、脊髓损伤等，引起的尺侧腕伸肌麻痹、无力等，及其所致的伸小指、伸腕和腕内收无力。

【针刺方法】

伸臂俯掌，尺骨的背面内侧0.5cm，肘横纹外侧端4cm，再向下方4cm处，向远端平刺 2cm 左右。

【注意事项】

注意避免损伤血管。

十九、旋后肌肌腹穴位(图 32、图 30)

【解剖功能】

旋后肌位于桡侧腕短伸肌的深面，肌腹在桡骨的上端。起自肱骨外上髁及尺骨近端，肌纤维向下外，并向前包绕桡骨大部分，止于桡骨上 1/3 的前面。由桡神经 C_6~C_8 支配。该肌收缩可使前臂旋后。据肌电图研究，旋后运动的主动肌为旋后肌，肱二头肌为辅助肌。

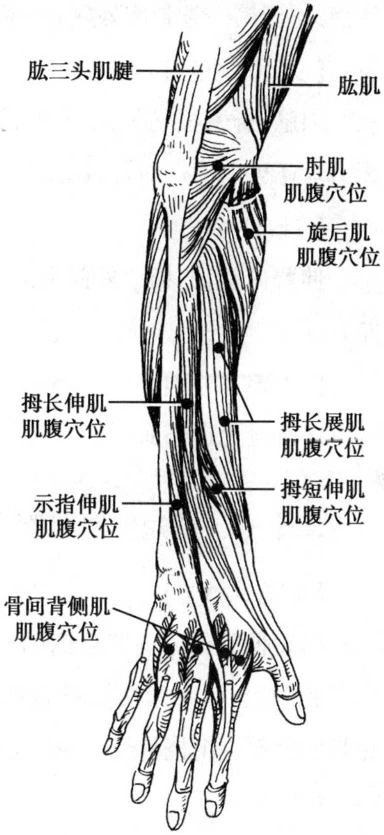

【穴位主治】

因脑、脊髓损伤等，引起的旋后肌麻痹、无力等，及其所致的前臂旋后无力。还可以治疗肘关节周围软组织疼痛。

【针刺方法】

伸臂俯掌，肘横纹外侧端的内下方 2cm 处，向内下方斜刺 2cm 左右。

【注意事项】

注意避免损伤血管。

图中标注：
肱三头肌腱
肱肌
肘肌肌腹穴位
旋后肌肌腹穴位
拇长伸肌肌腹穴位
拇长展肌肌腹穴位
示指伸肌肌腹穴位
拇短伸肌肌腹穴位
骨间背侧肌肌腹穴位

图 32　前臂肌后群(深层)肌腹穴位示意图

二十、拇长展肌肌腹穴位(图 32)

【解剖功能】

拇长展肌位于前臂后外侧，为一较大的菱形肌，该肌的前面有骨间后神经通过，前内侧有骨间后动、静脉通过。起自旋后肌下方的尺、桡骨后面和邻近骨间膜，肌纤维斜向下外侧移行为长腱，越过桡侧腕长、短伸肌肌腱的浅面,止于第一掌骨底外侧。由桡神经 C_6~C_8 支配。该肌收缩可使拇指外展。

【穴位主治】

因脑、脊髓损伤等,引起的拇长展肌麻痹、无力等,及其所致的拇指外展无力。还可以治疗前臂软组织疼痛等。

【针刺方法】

伸臂俯掌,肘横纹外侧端的外下方 5cm 处,沿拇长展肌向远端斜刺 3cm 左右。

【注意事项】

注意避免损伤血管。

二十一、拇短伸肌肌腹穴位(图 32、图 31)

【解剖功能】

拇短伸肌位于前臂后面的桡侧,为一小菱形肌,起自桡骨后面中 1/3 和邻近骨间膜,肌束紧贴拇长展肌外侧下行,被共同腱鞘包裹,止于拇指近节指骨底背面。由桡神经 C_6~C_8 支配。该肌收缩可伸拇指。

【穴位主治】

因脑、脊髓损伤等,引起的拇短伸肌麻痹、无力等,及其所致的伸拇指无力。

【针刺方法】

侧腕屈肘,背侧腕横纹上 5cm 左右,在桡骨的背面,向远端斜刺 2cm 左右。

二十二、拇长伸肌肌腹穴位(图 32)

【解剖功能】

拇长伸肌位于前臂后面(骨间膜后面,尺桡骨之间)的中部,起自尺骨后面中 1/3 和邻近骨间膜,肌纤维斜向下外,在指伸肌腱外侧移行为长腱,越过桡侧腕长、短伸肌肌腱的浅面,经屈肌支持带深面,止于拇指远节指骨底背面。由桡神经 C_6~C_8 支配。该肌收缩可伸拇指远节。

【穴位主治】

因脑、脊髓损伤等,引起的拇长伸肌麻痹、无力等,及其所致的伸拇指远节无力。还可治疗前臂背侧软组织疼痛等。

【针刺方法】

伸臂俯掌,尺骨的桡侧 1cm,前臂上 1/3 交界处,向下斜刺 3cm 左右。

【注意事项】

注意避免损伤血管。

二十三、示指伸肌肌腹穴位(图 32)

【解剖功能】

示指伸肌位于前臂远端背侧,尺骨的后内侧,骨间前动脉的浅面。起自桡、尺骨远端的背面及附近的骨间膜背面,止于示指第 2 节指背腱膜。由桡神经 C_6~C_8 支配。该肌收缩可伸示指第 2 节。

【穴位主治】

因脑、脊髓损伤等,引起的示指伸肌麻痹、无力等,及其所致的伸示指第 2 节无力。还可治疗前臂背侧软组织损伤等。

【针刺方法】

伸臂俯掌,腕横纹尺侧上 4cm。斜刺 2cm 左右。

【注意事项】

注意避免损伤血管。

第三节　手部肌肌腹穴位

一、拇短展肌肌腹穴位(图 33)

【解剖功能】

拇短展肌位于第 1 掌骨前内侧。起自腕横韧带及舟骨,止于拇指第 1 节指骨底。由正中神经 C_7~T_1 支配。该肌收缩可外展拇指。

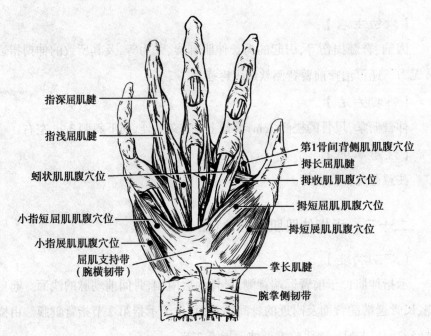

指深屈肌腱
指浅屈肌腱
蚓状肌肌腹穴位
小指短屈肌肌腹穴位
小指展肌肌腹穴位
屈肌支持带
（腕横韧带）

第1骨间背侧肌肌腹穴位
拇长屈肌腱
拇收肌肌腹穴位
拇短屈肌肌腹穴位
拇短展肌肌腹穴位
掌长肌腱
腕掌侧韧带

图 33 手部肌腹穴位示意图

【穴位主治】

因脑、脊髓损伤等,引起的拇短展肌麻痹、无力等,及其所致的拇指外展无力。

【针刺方法】

伸臂仰掌,在腕横纹最桡侧端下 2cm,即第 1 掌骨外侧中间的突起部。向远端平刺1cm 左右。

【注意事项】

注意避免损伤血管。

二、拇短屈肌肌腹穴位(图 33)

【解剖功能】

拇短屈肌位于第 1 掌骨及拇对掌肌的内侧。起自腕横韧带及小多角骨,止于拇指第 1 节指骨底。由正中神经 $C_7 \sim T_1$ 支配。该肌收缩可屈拇指。

【穴位主治】

因脑、脊髓损伤等,引起的拇短屈肌麻痹、无力等,及其所致的屈拇指无力。

【针刺方法】

在第 1 掌骨底向近端的内侧 2cm 处,斜刺 1.5cm 左右。

【注意事项】

注意避免损伤血管。

三、拇指对掌肌肌腹穴位(图 33)

【解剖功能】

拇指对掌肌位于拇短展肌的深面。起自腕横韧带及大多角骨,止于第 1 掌骨桡侧。由正中神经 C_7~T_1 支配。该肌收缩可使拇指对掌。

【穴位主治】

因脑、脊髓损伤等,引起的拇指对掌肌麻痹、无力等,及其所致的拇指对掌无力。

【针刺方法】

在第 1 掌骨底向近端内侧 1cm 处,斜刺 2cm 左右。

【注意事项】

注意避免损伤血管。

四、拇收肌肌腹穴位(图 33)

【解剖功能】

拇收肌位于第 1 掌骨的内侧,拇对掌肌的后内侧。起自腕横韧带及头状骨、第 3 掌骨掌面,止于拇指第 1 节指骨底。由尺神经掌支 C_8~T_1 支配。该肌收缩可使拇指内收、屈曲。

【穴位主治】

因脑、脊髓损伤等,引起的拇收肌麻痹、无力等,及其所致的拇指内收、屈曲无力。

【针刺方法】

拇指虎口部的近端 1cm 左右,第 2 掌骨的前面,自下向上斜刺 2cm 左右。

【注意事项】

注意避免损伤血管。

五、小指展肌肌腹穴位(图 33)

【解剖功能】

小指展肌位于第五掌骨的前外侧,小指短屈肌的外侧。起自豌豆骨及腕横韧带,止于小指第 1 节指骨底。由尺神经掌深支 $C_8 \sim T_1$ 支配。该肌收缩可外展和屈小指。

【穴位主治】

因脑、脊髓损伤等,引起的小指展肌麻痹、无力等,及其所致的小指外展、屈曲无力。

【针刺方法】

在第五掌骨的前外侧,腕横纹尺侧端,下方 1.5cm 处,向下平刺 1.5cm 左右。

【注意事项】

注意避免损伤血管。

六、小指短屈肌肌腹穴位(图 33)

【解剖功能】

小指短屈肌位于第 5 掌骨的前面,小指展肌的内侧。起自钩骨和腕横韧带,止于小指第 1 节指骨底。由尺神经 $C_8 \sim T_1$ 支配。该肌收缩可屈小指第 1 节指骨。

【穴位主治】

因脑、脊髓损伤等,引起的小指展肌麻痹、无力等,及其所致的屈小指第 1 节无力。

【针刺方法】

仰掌,腕横纹尺侧端下 2.5cm 处。沿第 5 掌骨前面向外下斜刺 1.5cm 左右。

七、第 1、2、3、4 蚓状肌肌腹穴位(图 33)

【解剖功能】

第 1、2、3、4 蚓状肌位于手掌的浅层。第 1 蚓状肌为单羽状,起自示指深屈肌腱桡侧,止于第 2 指第 1 节指骨背面及指总伸肌腱。最为恒定,全由正中神经支配。第 2 蚓状肌也为单羽状,起自中指深屈肌腱桡侧,变异较多。由正中神经支配者占 82.7%,正中神经和尺神经双重支配者占 16.4%。止于第 3 指第 1 节指骨背面及指总伸肌腱。第 3 蚓状肌多为双羽状肌,起自相邻二腱,止腱分别止于相邻二指指背腱膜者占 27.8%。由正中神经或尺神经支配。第 4 蚓状肌多为双羽状,起自相邻二腱,止腱分别止于相邻二指指背腱膜,由尺神经支配。该肌收缩可屈掌指关节,伸各指关节。

【穴位主治】

因脑、脊髓损伤等,引起的蚓状肌麻痹、无力等,及其所致的屈掌指关节、伸指关节无力。

【针刺方法】

仰掌,分别在指屈肌总腱鞘的下端,掌横纹处,第 1、2、3、4 屈肌腱的桡侧。分别沿第 1、2、3、4 指屈肌腱的桡侧直刺或斜刺约 1cm。

【注意事项】

注意避免损伤血管。

八、骨间掌侧肌肌腹穴位(图 33)

【解剖功能】

骨间掌侧肌有 3 块,位于掌骨的内侧面。3 块骨间掌侧肌均为单头,起自第 2、4、5 掌骨的掌面,经掌横韧带背侧,止于第 2 指尺侧和第 4、5 指桡侧的指背腱膜。由尺神经 C_8~T_1 支配。该肌收缩可使第 2、4、5 指向中指靠拢;

屈第 2、4、5 指的掌指关节和伸其指骨间关节。

【穴位主治】

因脑、脊髓损伤等,引起的骨间掌侧肌麻痹、无力等,及其所致的第 2、4、5 指向中指靠拢无力;屈第 2、4、5 指的掌指关节和伸其指骨间关节无力。

【针刺方法】

伸臂仰掌,沿第 2 掌骨尺侧或第 4、5 掌骨桡侧,斜刺约 1cm 左右。

【注意事项】

注意避免损伤血管。

九、骨间背侧肌肌腹穴位(图 32)

【解剖功能】

骨间背侧肌位于掌骨之间,均为双头。起自掌骨间隙毗邻缘,经掌深横韧带背侧,第 1、2 骨间背侧肌止于第 2、3 指指背腱膜的桡侧和近节指骨底侧结节,第 3、4 骨间背侧肌止于第 3、4 指指背腱膜的尺侧和近节指骨底侧结节。由尺神经 $C_8 \sim T_1$ 支配。该肌收缩可固定第 3 指,第 2、4 指离开中指;屈第 2~4 指的掌指关节和伸其指骨间关节。

【穴位主治】

因脑、脊髓损伤等,引起的骨间背侧肌麻痹、无力等,及其所致的第 2、4 指离开中指无力;屈第 2~4 指的掌指关节和伸其指骨间关节无力。

【针刺方法】

俯掌,在第 2、3 掌骨的中部桡侧缘,第 3、4 和 4、5 掌骨之间尺侧缘的中部,分别平刺约 1cm。

【注意事项】

注意避免损伤血管。

第八章

下肢肌肌腹穴位

一、腰大肌肌腹穴位（图 34、图 26）

【解剖功能】

腰大肌位于腹腔的后侧,腰椎的两侧,肾脏的内侧,竖脊肌的深面。起自 1~4 腰椎体及横突,沿椎体的两侧下行,止于股骨小转子。由腰丛股神经 L_1~L_4 支配。该肌收缩可屈大腿并外旋,使骨盆及躯干前屈。

【穴位主治】

因脑、脊髓损伤等,引起的腰大肌麻痹、无力等,及其所致的大腿屈曲、外旋及骨盆、躯干前屈无力。

【针刺方法】

侧卧位或俯卧位,在 L_2~L_3 棘突之间的两侧旁开约 4cm 处,直刺 5cm 左右。

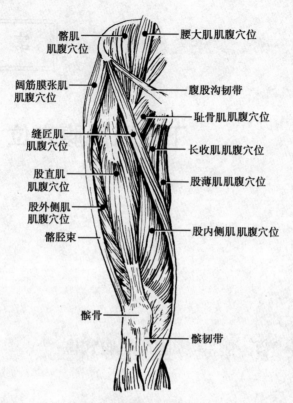

图34　髂肌、大腿肌前群及内侧群(浅层)肌腹穴位示意图

【注意事项】

勿刺伤肾脏。

二、髂肌肌腹穴位 (图 34、图 26)

【解剖功能】

髂肌位于腰大肌的外侧,髂骨外侧的前面。起自髂窝,止于股骨小转子。神经支配及作用同腰大肌。

【穴位主治】

因脑、脊髓损伤等,引起的髂肌麻痹、无力等,及其所致的大腿屈曲、外旋及骨盆、躯干前屈无力。

【针刺方法】

平卧,在髂前上棘的前内侧 3cm 处,向骨盆内侧壁的前面直刺或斜刺

3cm 左右。

【注意事项】

注意避免损伤骨盆内器官、血管。

三、臀大肌肌腹穴位(图 35)

【解剖功能】

臀大肌位于髂骨后面的浅层,臀中肌的后外侧。起自髂骨背面及髂骨翼外面,止于股骨臀肌粗隆、髂胫束。由臀下神经 $L_4 \sim S_2$ 支配。该肌收缩可使大腿后伸及外旋,防止躯干前倾。

【穴位主治】

因脑、脊髓损伤等,引起的臀大肌麻痹、无力等,及其所致的大腿后伸外旋无力。

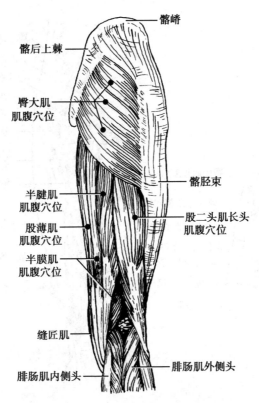

图 35　髋肌、大腿肌后群(浅层)肌腹穴位示意图

【针刺方法】

俯卧位或侧卧位，在骶骨中部的外侧缘3cm处，向外下方平刺5cm左右。

【注意事项】

注意避免损伤血管。

四、臀中肌肌腹穴位（图36）

【解剖功能】

臀中肌位于髂骨的后面，臀大肌与臀小肌之间。起自髂骨翼外面，止于股骨大转子。臀中肌是主要的髋外展肌。由臀上神经 L_4~S_1 支配。该肌收缩可外展大腿。注意：检查该肌肌力时，应取俯卧位，膝屈曲时进行外展大腿。在膝下方施予阻力，可在髂骨外面大转子上方扪到臀中肌收缩。

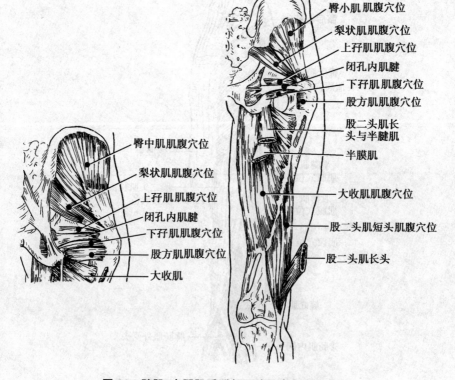

臀小肌肌腹穴位
梨状肌肌腹穴位
上孖肌肌腹穴位
闭孔内肌腱
下孖肌肌腹穴位
股方肌肌腹穴位
股二头肌长头与半腱肌
半膜肌
大收肌肌腹穴位
股二头肌短头肌腹穴位
股二头肌长头

臀中肌肌腹穴位
梨状肌肌腹穴位
上孖肌肌腹穴位
闭孔内肌腱
下孖肌肌腹穴位
股方肌肌腹穴位
大收肌

图36　髋肌、大腿肌后群（深层）肌腹穴位示意图

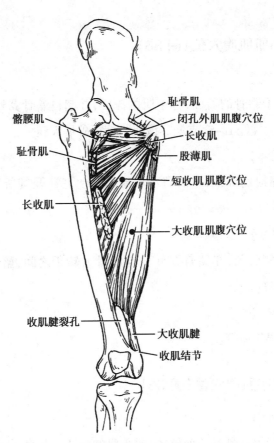

图 37 大腿肌内侧群(深层)肌腹穴位示意图

【穴位主治】

因脑、脊髓损伤等,引起的臀中肌麻痹、无力等,及其所致的外展大腿无力。

【针刺方法】

俯卧位或侧卧位,在髂骨翼后面与股骨大转子之间,在第 1 骶椎水平,斜刺 3cm 左右。

【注意事项】

注意避免损伤血管。

五、臀小肌肌腹穴位（图 36）

【解剖功能】

臀小肌位于髂骨的后面，臀中肌的深面，并起自髂骨翼外面，止于股骨大转子。由臀上神经 L_4~S_1 支配。该肌收缩可外展大腿。

【穴位主治】

因脑、脊髓损伤等，引起的臀小肌麻痹、无力等，及其所致的外展大腿无力。

【针刺方法】

俯卧位或侧卧位，在髂骨翼外面与股骨大转子之间，髂骨翼下方 2cm 处，直刺 4cm 左右。

【注意事项】

注意避免损伤血管。

六、梨状肌肌腹穴位（图 36）

【解剖功能】

梨状肌位于第 4 骶椎的前外侧，臀小肌的内侧。起自骶骨的前面，止于股骨大转子。由骶丛分支 S_1~S_2 支配。该肌收缩可外旋大腿。

【穴位主治】

因脑、脊髓损伤等，引起的梨状肌麻痹、无力等，及其所致的外旋大腿无力。还可治疗梨状肌综合征等。

【针刺方法】

俯卧位或侧卧位，在第 4 骶椎外侧与股骨大转子之间的中点，直刺 4cm 左右。

【注意事项】

深面有坐骨神经及血管，避免损伤。

七、闭孔内肌肌腹穴位（图36）

【解剖功能】

闭孔内肌起自闭孔膜内面及周围骨面，止于股骨转子窝。由骶丛分支 $L_5\sim S_1$ 支配。该肌收缩可外旋大腿。

【穴位主治】

因脑、脊髓损伤等，引起的闭孔内肌麻痹、无力等，及其所致的外旋大腿无力。

【针刺方法】

俯卧位或侧卧位，在坐骨结节内侧 1cm 处，沿坐骨结节内侧直刺 3~5cm。

【注意事项】

避开直肠、尿道、血管。

八、股方肌肌腹穴位（图36）

【解剖功能】

股方肌位于股骨小转子与坐骨支之间，臀大肌的深面。起自坐骨结节，止于股骨转子间嵴。神经支配：由骶丛分支 $L_5\sim S_1$ 支配。该肌收缩可外旋大腿。

【穴位主治】

因脑、脊髓损伤等，引起的股方肌麻痹、无力等，及其所致的外旋大腿无力。

【针刺方法】

俯卧或侧卧位，在坐骨结节与股骨转子之间，股骨转子的内侧 3cm 处，向股骨转子内侧斜刺 4cm 左右。

【注意事项】

深面有坐骨神经及血管，避免损伤。

九、闭孔外肌肌腹穴位（图36）

【解剖功能】

闭孔外肌位于臀大肌、股方肌的深面，股骨小转子与坐骨支之间。起自闭孔膜外面及周围骨面,止于股骨转子窝。由骶丛分支 L_5~S_1 支配。该肌收缩可外旋大腿。

【穴位主治】

因脑、脊髓损伤等,引起的闭孔外肌麻痹、无力等,及其所致的外旋大腿无力。

【针刺方法】

仰卧,股骨小转子的内侧 3cm 处,直刺 4cm 左右。

【注意事项】

该穴位置较深,深面有神经及血管,避免损伤。

十、缝匠肌肌腹穴位(图 34)

【解剖功能】

缝匠肌位于大腿的前面,是全身最长的肌,呈扁带状。起自髂前上棘,经大腿的前面斜向下内,止于胫骨上端的内侧面。由股神经 L_2~L_4 支配。该肌收缩可屈髋关节、膝关节,使已屈的膝关节旋内。

【穴位主治】

因脑、脊髓损伤等,引起的缝匠肌麻痹、无力等,及其所致的屈髋关节、膝关节及膝关节内旋无力。

【针刺方法】

平卧,在髂前上棘前下方 3cm 处,沿缝匠肌肌纤维向内下方斜刺或平刺 5cm 左右。

【注意事项】

附近有神经及血管,避免损伤。

十一、股直肌肌腹穴位(图 34)

【解剖功能】

股直肌位于大腿的前面,缝匠肌与髂胫束之间。起自髂前下棘,通过髌骨,借髌韧带止于胫骨粗隆。由股神经 L_2~L_4 支配。该肌收缩可伸小腿、屈大腿。

【穴位主治】

因脑、脊髓损伤等,引起的股直肌麻痹、无力等,及其所致的伸小腿、屈大腿无力。

【针刺方法】

在髂前上棘的前下方 8cm 处与髌骨中点连线上,向下斜刺 5cm 左右。

【注意事项】

该穴内侧神经及血管较多,避免损伤。

十二、股外肌肌腹穴位(图 34)

【解剖功能】

股外肌位于股直肌后面,股骨的外侧。起自股骨干的上端,通过髌骨,借髌韧带止于胫骨粗隆。由股神经 L_2~L_4 支配。该肌收缩可伸小腿。

【穴位主治】

因脑、脊髓损伤等,引起的股外侧肌麻痹、无力等,及其所致的伸小腿无力。

【针刺方法】

在髌骨外上方 5cm,股外侧凸起处,向上平刺或斜刺 5cm 左右。

【注意事项】

穴位附近有神经及血管,避免损伤。

十三、股间肌肌腹穴位(图 34)

【解剖功能】

股间肌位于股骨的前面,股外侧肌的内侧。起自股骨干,通过髌骨,借髌韧带止于胫骨粗隆。由股神经 L_2~L_4 支配。该肌收缩可伸小腿。

【穴位主治】

因脑、脊髓损伤等,引起的股间肌麻痹、无力等,及其所致的伸小腿无力。

【针刺方法】

在髂前上棘与髌骨上缘连线的中点,斜刺或直刺 5cm 左右。

【注意事项】

该穴位置较深,有神经及血管,避免损伤。

十四、股内肌肌腹穴位(图 34)

【解剖功能】

股内肌位于股骨的内侧。起自股骨干,通过髌骨,借髌韧带止于胫骨粗隆。由股神经 L_2~L_4 支配。该肌收缩可伸小腿。

【穴位主治】

因脑、脊髓损伤等,引起的股内侧肌麻痹、无力等,及其所致的伸小腿无力。

【针刺方法】

在髌骨内上方 8cm 内侧凸起部,向上斜刺 5cm 左右。

【注意事项】

该穴位在大腿的内侧有较多的神经及血管,避免损伤。

十五、阔筋膜张肌肌腹穴位(图 34)

【解剖功能】

阔筋膜张肌位于大腿的外侧。起自髂前上棘,移行为髂胫束,止于胫骨外侧髁。由臀上神经 L_4~L_5 支配。该肌收缩可紧张髂胫束,屈大腿、伸小腿。

【穴位主治】

因脑、脊髓损伤等,引起的阔筋膜张肌麻痹、无力等,及其所致的髂胫束张力降低,屈大腿、伸小腿无力。

【针刺方法】

在髂前上棘外侧 4cm 处,向下平刺 4cm 左右。

【注意事项】

避免损伤穴位附近血管。

十六、耻骨肌肌腹穴位（图34）

【解剖功能】

耻骨肌位于大腿内侧上部，在股动脉、股静脉，缝匠肌与长收肌交叉点的上面，是一长方形短肌。起自耻骨，止于股骨大转子。由闭孔神经 L_2~L_4 支配。该肌收缩可使大腿内收，稍外旋。

【穴位主治】

因脑、脊髓损伤等，引起的耻骨肌麻痹、无力等，及其所致的大腿内收无力。

【针刺方法】

在腹股沟韧带内 1/3 交界处的下方 3cm 处，向股骨上端内侧直刺 3cm 左右。

【注意事项】

该穴位置较深，附近有丰富的神经及血管，避免损伤。

十七、股薄肌肌腹穴位（图34）

【解剖功能】

股薄肌位于大腿的最内侧，大收肌的外侧，是一较薄而细长的肌肉。起自耻骨下支，止于胫骨粗隆内下方。由闭孔神经 L_2~L_4 支配。该肌收缩可使大腿内收，稍外旋。

【穴位主治】

因脑、脊髓损伤等，引起的股薄肌麻痹、无力等，及其所致的大腿内收无力。

【针刺方法】

在大腿的最内侧，耻骨下支与胫骨粗隆之间，上 1/3 交界处，向下斜刺或平刺 4cm 左右。

【注意事项】

该穴位深面有神经及血管，避免损伤。

十八、长收肌肌腹穴位（图 34）

【解剖功能】

长收肌位于大腿的前内侧，上端在耻骨肌与股薄肌之间。起自耻骨上支，止于股骨粗线。由闭孔神经 $L_2 \sim L_4$ 支配。该肌收缩可使大腿内收，稍外旋。

【穴位主治】

因脑、脊髓损伤等，引起的长收肌麻痹、无力等，及其所致的大腿内收无力。

【针刺方法】

在大腿内侧上 1/4 交界处的内侧 2cm 处，向内下斜刺 4cm 左右。

【注意事项】

避开大隐静脉及股动、静脉。

十九、短收肌肌腹穴位（图 37）

【解剖功能】

短收肌位于大腿的前内侧上端，在长收肌与大收肌之间。起自耻骨下支，止于股骨粗线。由闭孔神经 $L_2 \sim L_4$ 支配。该肌收缩可使大腿内收，稍外旋。

【穴位主治】

因脑、脊髓损伤等，引起的短收肌麻痹、无力等，及其所致的大腿内收无力。

【针刺方法】

在大腿根部，股动、静脉的内侧约 3cm 处，斜刺 4cm 左右。

【注意事项】

避开股动、静脉等大血管。

二十、大收肌肌腹穴位（图 36、图 37）

【解剖功能】

大收肌位于大腿的内后侧，中段在长收肌的后面，股薄肌的深面，是大腿最大的内收肌。起自闭孔下缘、坐骨结节,止于股骨粗线。由闭孔神经 L_2~L_4 支配。该肌收缩可使大腿内收,稍外旋。

【穴位主治】

因脑、脊髓损伤等,引起的大收肌麻痹、无力等,及其所致的大腿内收无力。

【针刺方法】

在大腿内侧上 1/3 交界处,最内侧深面,向内下方斜刺 5cm 左右。

【注意事项】

避开大隐静脉及股深动、静脉。

二十一、股二头肌肌腹穴位(图 35)

【解剖功能】

股二头肌位于股后部的外侧,坐骨神经与后部的皮肤之间。有长、短两个头,长头起自坐骨结节,短头起自股骨粗线,两头会合后,以长腱止于腓骨头。由坐骨神经 L_4~S_2 支配。该肌收缩可伸髋关节,屈膝关节并微旋外。

【穴位主治】

因脑、脊髓损伤等,引起的股二头肌麻痹、无力等,及其所致的伸髋关节、屈膝关节无力。

【针刺方法】

在坐骨结节与腓骨头连线的中点上部,向下斜刺 4cm 左右。

【注意事项】

需避开大腿后面的血管,以免损伤。

二十二、半腱肌肌腹穴位(图 35)

【解剖功能】

半腱肌位于股后部的内侧,股二头肌长头与半膜肌之间,肌腱细长。起自坐骨结节,止于胫骨上端的内侧。由坐骨神经 L_4~S_2 支配。该肌收缩可伸髋关节、屈膝关节,并微旋内。

【穴位主治】

因脑、脊髓损伤等,引起的半腱肌麻痹、无力等,及其所致的伸髋、屈膝关节无力。

【针刺方法】

在大腿后面内侧、正中上 1/3 交界处,向内侧移 2cm 处,向下斜刺 4cm 左右。

【注意事项】

大腿后内侧血管较多,避免损伤。

二十三、半膜肌肌腹穴位(图 35)

【解剖功能】

半膜肌位于股后部的内侧,在半腱肌的深面。上部是扁薄的肌腱,几乎占肌的一半。起自坐骨结节,肌的下端以腱止于胫骨内侧髁的后面。由坐骨神经 L_4~S_2 支配。该肌收缩可伸髋关节、屈膝关节,并微旋内。

【穴位主治】

因脑、脊髓损伤等,引起的半膜肌麻痹、无力等,及其所致的伸髋、屈膝关节无力。

【针刺方法】

在大腿后面内侧、正中上 2/3 交界处,向内侧移 1cm 处,向下斜刺 4cm 左右。

【注意事项】

大腿后内侧血管较多,避免损伤。

第二节　小腿肌肌腹穴位

一、胫骨前肌肌腹穴位(图 38、图 39)

【解剖功能】

胫骨前肌位于小腿骨间膜的前面,胫骨的外侧。起自胫骨外侧面,肌腱

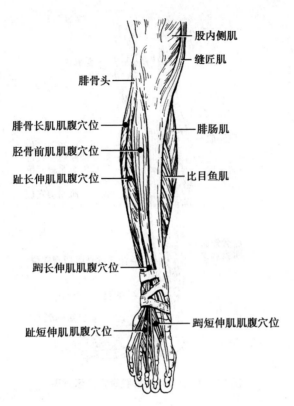

图 38　小腿肌前群肌腹穴位示意图

向下穿行,经伸肌上、下支持带的深面,止于内侧楔骨内侧面和第 1 跖骨底。由腓深神经 L_4~S_1 支配。该肌收缩可使足背屈及内翻。

【穴位主治】

因脑、脊髓损伤等,引起的胫前肌麻痹、无力等,及其所致的足背屈、内翻无力。

【针刺方法】

胫骨前外侧的凸起部,外膝眼下 5~6cm 处,向下平刺或斜刺 4cm 左右。

【注意事项】

穴位附近有较多血管,避免损伤。

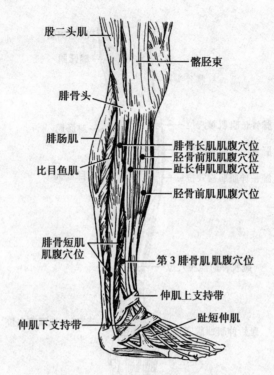

股二头肌

髂胫束

腓骨头

腓肠肌

比目鱼肌

腓骨长肌肌腹穴位
胫骨前肌肌腹穴位
趾长伸肌肌腹穴位

胫骨前肌肌腹穴位

腓骨短肌
肌腹穴位

第3腓骨肌肌腹穴位

伸肌上支持带

伸肌下支持带

趾短伸肌

图 39 小腿肌外侧群肌腹穴位示意图

二、踇长伸肌肌腹穴位 (图 38)

【解剖功能】

踇长伸肌位于小腿下端骨间膜的前面,胫骨的外侧。起自胫、腓骨及骨间膜前面,下行至足背,止于踇趾末节趾骨底。由腓深神经 L_4~S_1 支配。该肌收缩可伸踇趾、助足背屈。

【穴位主治】

因脑、脊髓损伤等,引起的踇长伸肌麻痹、无力等,及其所致的伸踇趾、足背屈无力。

【针刺方法】

在胫骨前外侧与下 1/3 交界处,向下斜刺 3cm 左右。

【注意事项】

避免损伤穴位附近血管。

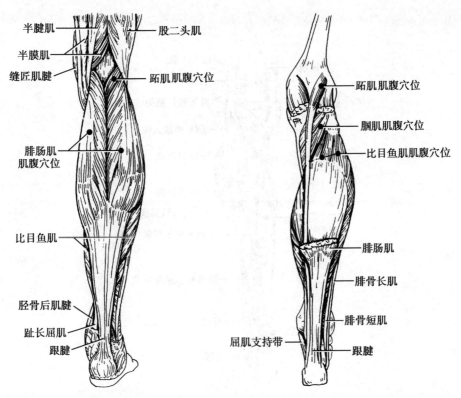

半腱肌

股二头肌

半膜肌

缝匠肌腱

跖肌肌腹穴位

跖肌肌腹穴位

腘肌肌腹穴位

比目鱼肌肌腹穴位

腓肠肌
肌腹穴位

比目鱼肌

腓肠肌

腓骨长肌

胫骨后肌腱

腓骨短肌

趾长屈肌

跟腱

屈肌支持带

跟腱

图 40　小腿肌后群(浅层)肌腹穴位示意图　　图 41　小腿肌后群(中层)肌腹穴位示意图

三、趾长伸肌肌腹穴位(图 38、图 39)

【解剖功能】

趾长伸肌位于胫骨前肌的外侧。起自腓骨前面,胫骨上端和小腿骨间膜,下行,经伸肌上、下支持带的深面至足背分为四个腱到第 2~5 趾,成为趾背腱膜,止于中节、远节趾骨底。由腓深神经 L_4~S_1 支配。该肌收缩可伸第 2~5 趾、助足背屈。

【穴位主治】

因脑、脊髓损伤等,引起的趾长伸肌麻痹、无力等,及其所致的伸第 2~5 趾、足背屈无力。

【针刺方法】

在外膝眼下 5~6cm、外侧 2cm 处,向下平刺或斜刺 3cm 左右。

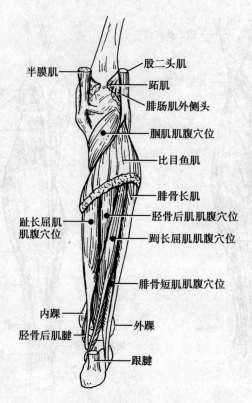

图 42　小腿肌后群（深层）肌腹穴位示意图

【注意事项】

穴位附近的血管，避免损伤。

四、腓肠肌肌腹穴位（图 40）

【解剖功能】

腓肠肌位于小腿的后侧浅层，起自股骨内、外侧髁的后面，内、外侧头会合，约在小腿中点移行为腱性结构；位置较深的一个头是比目鱼肌，其肌束向下移行为肌腱，和腓肠肌腱合成粗大的跟腱，止于跟骨。腓肠肌在行走、跑、跳中提供推动力。由胫神经 L_4~S_2 支配。该肌收缩可屈小腿、提起足跟、固定踝关节，防止身体前倾。

【穴位主治】

因脑、脊髓损伤等，引起的腓肠肌麻痹、无力等，及其所致的屈小腿、提起足跟、固定踝关节无力。

【针刺方法】

在腘横纹中点向下 5cm，内移 2cm 是腓肠肌的内侧头肌腹穴位；外移 2cm 是腓肠肌的外侧头肌腹穴位。向下平刺 3cm 左右。

【注意事项】

穴位深面有丰富的血管，避免损伤。

五、比目鱼肌肌腹穴位（图 41）

【解剖功能】

比目鱼肌位于小腿后侧腓肠肌的深面，起自胫、腓骨近端后面，其肌束向下移行为肌腱，和腓肠肌肌腱合成粗大的跟腱，止于跟骨。比目鱼肌富含慢性、抗疲劳的红肌纤维，主要与站立时小腿与足之间的稳定有关。由胫神经 L_4~S_2 支配。该肌收缩可屈踝关节和膝关节。在站立时，固定踝关节和膝关节，以防止身体向前倾斜。

【穴位主治】

因脑、脊髓损伤等，引起的比目鱼肌麻痹、无力等，及其所致的屈和固定踝关节、膝关节无力（站立不稳）。

【针刺方法】

在腘横纹中点向下 5cm 处，向下斜刺 4cm 左右。

【注意事项】

穴位深面有丰富的血管，避免损伤。

六、腘肌肌腹穴位（图 41、图 42）

【解剖功能】

腘肌位于小腿上端后面的深层，该肌由外上向内下斜位于腘窝底。起自股骨外侧髁的外侧部，止于胫骨比目鱼肌线以上的骨面。由胫神经 L_4~S_1 支配。该肌收缩可屈膝关节并使小腿旋内。

【穴位主治】

因脑、脊髓损伤等,引起的腘肌麻痹、无力等,及其所致的屈膝关节、小腿旋内无力。

【针刺方法】

在腘横纹中点向下 3cm 处,直刺 3cm 左右。

【注意事项】

穴位深面有丰富的血管,避免损伤。

七、趾长屈肌肌腹穴位(图 42)

【解剖功能】

趾长屈肌位于小腿胫骨的后面,胫骨后肌的内侧,起自胫、腓骨近端后面和骨间膜,其肌束向下移行为肌腱,经内踝后方转到足底,然后分为 4 条肌腱,止于第 2~5 趾远节趾骨。由胫神经 L_4~S_3 支配。该肌收缩可屈踝关节及第 2~5 趾。

【穴位主治】

因脑、脊髓损伤等,引起的趾长屈肌麻痹、无力等,及其所致的屈踝关节、屈第 2~5 趾无力。

【针刺方法】

在腘横纹内侧端与足跟连线的上 1/3 交界处,胫骨后面 1cm,直刺 3 cm 左右。

【注意事项】

穴位深面有丰富的血管,避免损伤。

八、胫骨后肌肌腹穴位(图 42)

【解剖功能】

胫骨后肌位于小腿胫骨的后面,趾长屈肌的深面,起自胫、腓骨近端后面和骨间膜,其长腱经内踝后、屈肌支持带深面到足底内侧,止于舟骨粗隆和内侧、中间及外侧楔骨。由胫神经 L_4~S_3 支配。该肌收缩可屈踝关节,使足内翻。

【穴位主治】

因脑、脊髓损伤等,引起的胫骨后肌麻痹、无力等,及其所致的屈踝关节、足内翻无力。

【针刺方法】

俯卧位或侧卧位,在腘横纹中点与足跟连线的上 1/3 交界处,比目鱼肌的深面,直刺 4cm 左右。

【注意事项】

穴位深面有丰富的血管,避免损伤。

九、跻长屈肌肌腹穴位(图 42)

【解剖功能】

跻长屈肌位于小腿腓骨、胫骨后肌与比目鱼肌之间,起自胫、腓骨近端后面和骨间膜,其长腱经内踝后、屈肌支持带深面到足底,然后与趾长屈肌腱交叉,止于跻趾远节趾骨底。由胫神经 $L_4 \sim S_3$ 支配。该肌收缩可屈跻趾、使足跖屈。

【穴位主治】

因脑、脊髓损伤等,引起的跻长屈肌麻痹、无力等,及其所致的屈跻趾、足跖屈无力。

【针刺方法】

在腘横纹正中与足跟连线的中点,向外移 1cm 处,向下斜刺或直刺 3~4cm。

【注意事项】

穴位深面有丰富的血管,避免损伤。

十、腓骨长肌肌腹穴位(图 38、图 39)

【解剖功能】

腓骨长肌位于小腿腓骨的外侧,起自腓骨近端外面,肌腱经外踝后方转向前,通过腓骨肌上、下支持带的深面,腓骨长肌腱绕至足底,斜行向足内侧,止于内侧楔骨和第一趾骨底。由腓浅神经 L_5~S_1 支配。该肌收缩可使足跖屈和外翻。此外,腓骨长肌腱和胫骨前肌腱共同形成"腱环",对维持足横弓、调节足的内翻有重要作用。

【穴位主治】

因脑、脊髓损伤等,引起的腓骨长肌麻痹、无力等,及其所致的足跖屈和外翻无力;是治疗足内翻主要穴位之一。

【针刺方法】

腓骨外侧,腓骨小头下 5cm 处,平刺 3cm 左右。

【注意事项】

穴位附近血管,避免损伤。

十一、腓骨短肌肌腹穴位(图 39)

【解剖功能】

腓骨短肌位于小腿腓骨的外侧,腓骨长肌的深面,起自腓骨近端外面,较长肌的起点低,肌腱经外踝后方转向前,通过腓骨肌上、下支持带的深面,腓骨短肌腱向前绕至足底,止于第 5 趾骨粗隆。由腓浅神经 L_5~S_1 支配。该肌收缩可使足外翻和屈踝关节。

【穴位主治】

因脑、脊髓损伤等,引起的腓骨短肌麻痹、无力等,及其所致的足外翻和屈踝关节无力。

【针刺方法】

腓骨外侧,腓骨小头下 8cm 处,斜刺 3cm 左右。

【注意事项】

穴位附近血管,避免损伤。

第三节　足部肌肌腹穴位

一、踇短伸肌肌腹穴位（图 38）

【解剖功能】

踇短伸肌位于足背的前面,起自跟骨前端的上面和外侧面,止于踇趾近节趾骨底。由腓深神经 L_4~S_1 支配。该肌收缩可伸踇趾。

【穴位主治】

因脑、脊髓损伤等,引起的踇短伸肌麻痹、无力等,及其所致的伸踇趾无力。

【针刺方法】

在足背的前面,跟骨前端的上面与踇趾近节趾骨底的连线上,近端 1/3

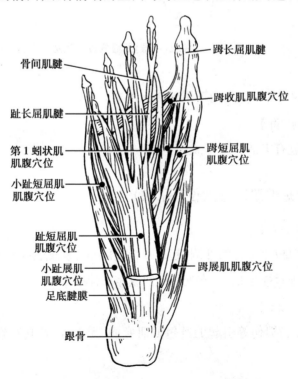

骨间肌腱

趾长屈肌腱

第 1 蚓状肌肌腹穴位

小趾短屈肌肌腹穴位

趾短屈肌肌腹穴位

小趾展肌肌腹穴位

足底腱膜

跟骨

踇长屈肌腱

踇收肌肌腹穴位

踇短屈肌肌腹穴位

踇展肌肌腹穴位

图 43　足底肌(浅层)肌腹穴位示意图

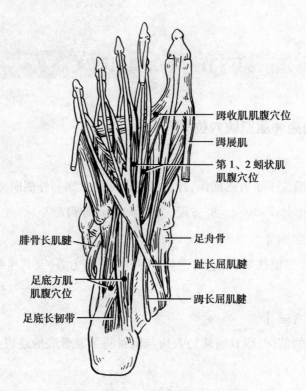

蹈收肌肌腹穴位

蹈展肌

第 1、2 蚓状肌
肌腹穴位

腓骨长肌腱

足舟骨

趾长屈肌腱

足底方肌
肌腹穴位

蹈长屈肌腱

足底长韧带

图 44　足底肌（中层）肌腹穴位示意图

与远端 2/3 的交界处。向内下平刺 2cm 左右。

【注意事项】

穴位附近有丰富的血管，避免损伤。

二、趾短伸肌肌腹穴位（图 38）

【解剖功能】

趾短伸肌位于足背的外侧，起自跟骨上面和外侧面，止于第 2~4 趾近节趾骨底。由腓深神经 L_4~S_1 支配。该肌收缩可伸第 2~4 趾。

【穴位主治】

因脑、脊髓损伤等引起的趾短伸肌麻痹、无力等，及其所致的伸第 2~4趾无力。

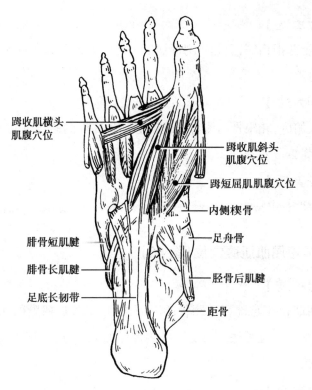

图 45　足底肌（深层）肌腹穴位示意图

【针刺方法】

在外踝关节前外侧与第 3 趾近节趾骨底的连线上，近端 1/3 与远端 2/3 的交界处，为第 3 趾穴位；向内移 0.5cm 为第 2 趾穴位；向外移 0.5cm 为第 4 趾穴位。平刺 2cm 左右。

【注意事项】

穴位附近有丰富的血管，避免损伤。

三、跨展肌肌腹穴位（图 43）

【解剖功能】

跨展肌位于足底的内侧，起自跗骨，止于跨趾近节趾骨底。由腓深神经 $L_5 \sim S_1$ 支配。该肌收缩可外展、内收及屈跨趾。

【穴位主治】

因脑、脊髓损伤等,引起的𧿹展肌麻痹、无力等,及其所致的外展、内收、屈𧿹趾无力。

【针刺方法】

侧卧或俯卧,在跟骨内侧与𧿹趾近节趾骨底外侧的连线上,跟骨前 5cm 处,向前平刺 2cm 左右。

【注意事项】

穴位附近有丰富的血管,避免损伤。

四、𧿹短屈肌肌腹穴位(图 43)

【解剖功能】

𧿹短屈肌位于足部第一跖骨的下面内侧,𧿹长屈肌腱的两侧;起自跗骨,止于𧿹趾近节趾骨底。由足底内侧神经 L_5~S_2 支配。该肌收缩可外展、内收、屈𧿹趾。

【穴位主治】

因脑、脊髓损伤等,引起的𧿹短屈肌麻痹、无力等,及其所致的外展、内收、屈𧿹趾无力。

【针刺方法】

在𧿹趾近节趾骨底外侧与足心前面 2cm 处的连线上,𧿹趾近节趾骨底向近端移 3cm 处,向近端内侧斜刺 2cm 左右。

【注意事项】

穴位附近有丰富的血管,避免损伤。

五、𧿹收肌肌腹穴位(图 43、图 44)

【解剖功能】

𧿹收肌位于足部第 1、2、3 跖骨的下面,起自第 2、3、4 跖骨底面,止于𧿹趾近节趾骨底。由足底内侧神经 S_1~S_2 支配。该肌收缩可内收、屈𧿹趾。

【穴位主治】

因脑、脊髓损伤等,引起的踇收肌麻痹、无力等,及其所致的内收、屈踇趾无力。

【针刺方法】

在踇趾近节趾骨底内侧与足心的连线上,第1、2趾蹼间,向近端直刺2cm左右。

【注意事项】

穴位附近有丰富的血管,避免损伤。

六、小趾展肌肌腹穴位(图43)

【解剖功能】

小趾展肌位于足底外侧,起自跟骨,止于小趾近节趾骨底。由足底外侧神经 S_2~S_3 支配。该肌收缩可屈、外展小趾。

【穴位主治】

因脑、脊髓损伤等,引起的小指展肌麻痹、无力等,及其所致的屈、外展小趾无力。

【针刺方法】

在足跟外侧,向远端移5cm,向小趾平刺2cm左右。

【注意事项】

穴位附近的血管,避免损伤。

七、小趾短屈肌肌腹穴位(图43)

【解剖功能】

小趾短屈肌位于足底外侧,起自跟骨、骰骨、趾长韧带,止于小趾近节趾骨底及第5跖骨。由足底外侧神经 S_1~S_2 支配。该肌收缩可外展、内收、屈小趾。

【穴位主治】

因脑、脊髓损伤等,引起的小趾短屈肌麻痹、无力等,及其所致的外展、内收、屈小趾无力。

【针刺方法】

在第 5 趾骨底近端 2cm 处,向内后斜刺 1.5cm 左右。

【注意事项】

穴位附近的血管,避免损伤。

八、趾短屈肌肌腹穴位(图43)

【解剖功能】

趾短屈肌位于足底中部,起自跟骨结节,止于第 2~5 趾中节趾骨底。由足底内侧神经 L_5~S_1 支配。该肌收缩可屈第 2~5 趾。

【穴位主治】

因脑、脊髓损伤等,引起的趾短屈肌麻痹、无力等,及其所致的屈第 2~5 趾无力。

【针刺方法】

在跟骨前缘中点与第 3 趾骨底连线的中点,向跟骨方向斜刺 1.5cm 左右。

九、足底方肌肌腹穴位(图44)

【解剖功能】

足底方肌位于足底中部,趾短屈肌的深面。起自跟骨结节,止于趾长屈肌腱。由足底外侧神经 S_1~S_2 支配。该肌收缩可屈第 2~5 趾。

【穴位主治】

因脑、脊髓损伤等,引起的足底方肌麻痹、无力等,及其所致的屈第 2~5 趾无力。

【针刺方法】

在跟骨前缘中点与第 3 趾骨底连线的后 1/3 交界处,直刺 2cm 左右。

【注意事项】

穴位附近的血管,避免损伤。

十、蚓状肌肌腹穴位（图 44、图 43）

【解剖功能】

蚓状肌位于足底的前部，第 2~5 跖趾关节稍后，足底腱膜的深面，为 4 块小菱形肌，形如蚯蚓。起自趾长屈肌腱，止于第 2~5 趾骨近节腱膜。由足底内、外侧神经 L_5~S_2 支配。该肌收缩可屈跖趾关节、伸趾关节，并使第 2~5 趾内收。

【穴位主治】

因脑、脊髓损伤等，引起的蚓状肌麻痹、无力等，及其所致的屈跖趾关节、伸趾关节、第 2~5 趾内收无力。

【针刺方法】

在足底的前部，相应的各趾近节跖骨的内侧向近端移 1.5cm，直刺或斜刺约 1.5cm。

【注意事项】

穴位附近的血管，避免损伤。

十一、骨间足底肌肌腹穴位

【解剖功能】

骨间足底肌位于第 3、4、5 趾骨的足底侧，有 3 块。每块肌肉仅与一个趾骨相连。它们分别起自第 3、4、5 趾骨及体的内侧面，止于同一趾的近节趾骨底的内侧和趾背腱膜。由足底外侧神经 S_1、S_2 支配。该肌收缩可使第 5、4、3 趾内收（即向第 2 趾靠拢）。

【穴位主治】

因脑、脊髓损伤等，引起的骨间足底肌麻痹、无力等，及其所致的屈跖趾关节、伸趾间关节、第 2~5 趾内收无力。

【针刺方法】

足底，分别在相应的第 3、4、5 趾近节跖骨底的内侧，向后直刺 2cm 左右。

【注意事项】

穴位附近的血管,避免损伤。

十二、骨间背侧肌肌腹穴位

【解剖功能】

骨间背侧肌位于趾骨间隙中,为 4 块双羽状肌。以两个头起自相邻趾骨的邻接面,二头相合经趾底深横韧带背侧,止于近节趾骨底两侧和趾背腱膜。第一骨间背侧肌抵于第 2 趾的近节趾骨底内侧和趾背腱膜,第 2、3、4 骨间背侧肌分别止于第 2、3、4 趾近节趾骨底外侧和趾背腱膜。由足底外侧神经 S_1、S_2 支配。该肌收缩可屈跖趾关节、伸趾关节,使第 2~4 趾外展。

【穴位主治】

因脑、脊髓损伤等,引起的骨间背侧肌麻痹、无力等,及其所致的屈跖趾关节、伸趾关节、第 2~4 趾外展无力。

【针刺方法】

足底,相应的第 1、2、3、4 各趾近节跖骨底之间,直刺 1.5cm 左右。

【注意事项】

穴位附近有丰富的血管,避免损伤。

神经肌腹

针刺疗法

对常见病症的治疗

第九章

面神经麻痹、眼球运动障碍的治疗

第一节　面神经麻痹的治疗

一、概述

面神经麻痹,俗称面瘫,分为周围性和中枢性。茎乳孔内急性非化脓性的面神经炎,为周围性面瘫;因脑血管意外或颅内病变引起的面神经麻痹称为中枢性面瘫。

(一) 应用解剖

面神经是混合性神经,含有 4 种纤维成分:

1. 特殊内脏运动纤维　起于脑桥被盖部的面神经核,主要支配表情肌的运动。

2. 一般内脏运动纤维　起于脑桥的上泌涎核,是副交感神经节前纤维,换元后纤维分布于泪腺、下颌下腺、舌下腺及鼻、腭的黏膜腺,控制其分泌。

3. 特殊内脏感觉纤维　即味觉纤维。

4. 一般躯体感觉纤维　传导耳部皮肤的躯体感觉和面部

肌的本体感觉。

面神经的颅外分支包括：

1. 颞支　支配枕额肌额腹和眼轮匝肌等。

2. 颧支　支配眼轮匝肌和颧肌。

3. 颊支　分别支配颊肌、口轮匝肌及其他口周围肌。

4. 下颌缘支　分布于下唇诸肌。

5. 颈支　在下颌角附近下行于颈阔肌深面，支配该肌。

(二) 咀嚼运动

咀嚼运动是下颌的上提、下降、前后、侧向运动的复合运动。在咀嚼时，咬肌、颞肌、翼内肌上提下颌，使上下颌磨牙互相咬合。张口运动一般是舌骨上肌群的作用；张大口时，翼外肌收缩，舌骨下肌群同时参与固定舌骨，协助舌骨上肌群的张口运动。下颌骨的前引运动由两侧翼外肌和翼内肌共同作用，使下颌切牙移至上颌切牙之前。颞肌的后部纤维作用相反，使下颌骨后退。下颌骨的侧向运动是一侧翼外肌、翼内肌的共同作用，翼外肌拉颞下颌关节的关节盘及下颌头向前，翼内肌使下颌骨移向对侧，而对侧的下颌骨在原位绕垂直轴轻度旋转。在两侧翼内、翼外肌交替作用下，形成下颌骨的两侧运动，即研磨运动。

(三) 临床表现

大多数为一侧性，双侧性甚少见。周围性面瘫病侧面部表情肌瘫痪。前额皱纹消失，眼裂扩大，鼻唇沟平坦，口角下垂，面部被牵向健侧。面部肌肉运动时，上述体征更为明显。病侧不能做皱眉、闭目、露齿、鼓气和噘嘴等动作。闭目时瘫痪侧眼球转向上内方，露出角膜下的白色巩膜。鼓气和吹口哨时，因患侧不能闭合口唇而漏气。进食时，食物残渣常滞留于病侧的齿颊间隙内，并常有口水自该侧流下。泪囊的外口随下睑而外翻，使泪液不能正常吸收而外溢。部分患者伴有味觉减退、听觉过敏，患侧乳突部疼痛或外耳道鼓膜中出现疱疹，患病侧泪液分泌减少和面部出汗障碍等。

(四) 肌力评定

面部肌肉位置浅表，大多起自颅骨的不同部位，止于面部皮肤，并主要分布在口裂、眼裂和鼻孔的周围，分为环形肌和辐射状肌两种，开大或闭合上述孔裂,牵动面部皮肤显出喜、怒、哀、乐等各种表情,所有涉及的运动都是非常精细的运动。在检查面部肌群时,体位无关紧要,肌力的级别可这样描述:①0级:肌纤维无收缩;②1级:肌纤维有极少收缩迹象;③2级:大部肌纤维有明显收缩,可运动;④3级:能完成某个运动,但克服阻力较困难;⑤4级、5级:完成运动既容易而又能随意控制。此外,在检查咀嚼肌时,可增加抗阻手法。

二、额纹消失、不能抬眉的治疗

【病因病机】

因脑损伤或面神经麻痹时,额纹消失与不能抬眉主要是额肌收缩无力所致。

【肌力检查】

检查方法:让患者抬起眉毛,在前额部形成水平皱纹(惊诧表情)。根据其额纹消失、不能抬眉额肌的肌力,作出0~5级的肌力评定。

【针刺方法】

病变侧额肌(前腹)肌腹的上部由内向外,每间隔1.5cm左右选择内穴或中穴或外穴肌腹穴位。自上向下沿额肌肌腹刺入2cm左右(中枢性面瘫根据病变部位选择一头针穴位)。每次可以选择1~2个穴位,交替治疗;用平刺法,每次电针治疗20分钟,每日一次,10次为一个疗程。

三、眼裂扩大、眼睑不能闭合的治疗

【病因病机】

因脑损伤或面神经麻痹时,眼裂扩大、眼睑不能闭合,主要是患侧眼轮匝肌的眶部肌腹收缩无力所致。

【肌力评定】

检查方法:让患者做闭眼的动作。根据其眼轮匝肌眶部肌腹的肌力,作出0~5级的肌力评定。

【针刺方法】

患侧眼轮匝肌的眶部上、下肌腹两个穴位。自内向外沿眼轮匝肌的眶部肌腹刺入1cm左右。用平刺法,每次电刺激20分钟,每日一次,10次为一个疗程。

【注意事项】

该穴位皮下组织疏松,易出血。在取针后,局部须压迫 5 分钟以上,以防出血(青眼圈)。

四、口角歪斜、不能鼓腮的治疗

【病因病机】

因脑损伤或面神经麻痹时,口角歪斜、不能鼓腮主要是患侧颧肌、笑肌、颊肌、口轮匝肌等收缩无力所致。

【肌力评定】

检查方法:让患者做向上、向外抬起口角外侧(微笑表情);或并拢口唇,向外牵拉口角(自鸣得意表情);或并拢口唇,缩两颊部(吹哨动作),根据患者口角歪斜、不能鼓腮参与肌肉(如颧肌、笑肌、颊肌、口轮匝肌)的肌力,作出 0~5 级的肌力评定。

【针刺方法】

病变侧颧肌、笑肌、颊肌、口轮匝肌肌腹穴位。在颧肌肌腹穴位的外上部进针,沿该肌肌腹向口角外侧刺入 2cm 左右。在笑肌的肌腹由外侧呈水平向口角外侧平刺 2.5cm。颊肌在面部的深面从口角的外侧进针,呈水平平刺,沿该肌肌腹刺入 2~3cm。口轮匝肌肌腹穴位的针刺方法见"口唇不能闭合的治疗"(下述)。均采用平刺法,每次电针治疗 20 分钟,每日一次,10 次为一个疗程。

【注意事项】

避免针刺入口腔。

五、口唇不能闭合的治疗

【病因病机】

因脑损伤或面神经麻痹时,口唇不能闭合(常表现为流口水),主要是患侧口轮匝肌等收缩无力所致。

【肌力评定】

检查方法:让患者做口唇闭合的动作,根据患者口唇不能闭合,口轮匝肌的肌力,作出 0~5 级的肌力评定。

【针刺方法】

患侧口轮匝肌的上部及下部肌腹穴位。在口轮匝肌的肌腹上穴自上口唇的中线外 0.5cm 处进针,沿口轮匝肌的肌腹由内向外刺入 2cm 左右。口轮匝肌下穴针刺法同上穴。均采用平刺法,每次电针治疗 20 分钟,每日一次,10 次为一个疗程。

【注意事项】

避免针刺入口腔。

【病例简介】

张某,男,74 岁,患脑出血(150ml),经针灸等康复治疗 1 年 4 个月,仍遗留左侧口裂关闭不严,伴流口水。2017 年 9 月行左侧口轮匝肌上、下肌腹穴位针刺治疗。方法:针灸针沿口轮匝肌肌腹纤维由外向内各刺入 2cm 左右,电针 20 分钟。治疗当日口唇关闭功能即改善,经 3 次治疗,已不流口水。

六、不能耸鼻的治疗

【病因病机】

因脑损伤或面神经麻痹时,不能耸鼻主要是患侧鼻肌、提上唇肌收缩无力所致。

【肌力评定】

检查方法:请患者做耸鼻的动作,根据其鼻肌、提上唇肌的肌力,作出 0~5 级的肌力评定。

【针刺方法】

在鼻翼的稍上方,靠近鼻根部的凸起部,即鼻肌、提上唇肌肌腹进针,向内上方平刺 1cm 左右。电刺激时显示耸鼻的动作。每次电刺激 20 分钟,每日一次,10 次为一个疗程。

【注意事项】

避免在鼻软骨上针刺。

七、咀嚼无力的治疗

【病因病机】

因脑损伤或面神经麻痹时,咀嚼无力主要是颞肌、咬肌、翼内肌、翼外肌等收缩无力所致。

【肌力评定】

检查方法:让患者做紧紧闭合上、下颌的动作,即咬牙;左侧翼内肌、翼外肌收缩,使下颌向右、前侧方向运动,协助颞肌、咬肌完成与研磨上颌与下颌的动作。根据上颌与下颌的闭合力,对患者颞肌、咬肌、翼内肌、翼外肌的肌力,作出 0~5 级的肌力评定。

【针刺方法】

选择患侧颞肌、咬肌、翼内肌、翼外肌肌腹穴位。在颞肌肌腹部的上部,自前向后每间隔 1.5cm 左右选一个进针穴位,即前、中、后 3 个穴位。每次选 1~2 个穴位,交替进行。咬肌肌腹穴位:在咬合时,颊部凸起部即该肌肌腹,在凸起的下方 0.5cm 处,向上沿该肌肌腹平刺 2cm 左右。翼内肌在咬肌的深面,在咬合动作时,颊部的凸起处斜刺 2cm 左右,以不刺到口腔内为宜。翼外肌在翼内肌上端的外侧,在蝶骨大翼下 1cm 左右进针,向后上方沿翼外肌肌腹斜刺 2cm 左右。每次电针治疗 20 分钟,每日一次,10 次为一个疗程。

【注意事项】

针勿刺入口腔,并注意避免损伤颊部血管。

【病例简介】

王某,女,51 岁,太原市某公司职工。1996 年 9 月因为感受风寒致右侧额纹消失,眼睛不能闭合,口裂不能闭合,鼓腮时漏气,不能耸鼻等。笑时,口、面部歪斜向对侧。在山西省某大医院诊断为"面神经麻痹",经针灸治疗一周,效果不佳,遂来我处就诊求治。

用"神经肌腹针刺疗法"对眼轮匝肌的眶部、颧肌、笑肌、颊肌、口轮匝肌、鼻肌、提上唇肌、咬肌、翼内肌、翼外肌肌腹穴位等进行治疗,每日一次,每次选择 6~8 个穴位,每次行针 20 分钟,每隔 5 分钟捻针一次,经 7 次治疗面部病情、肌力均恢复正常。

第二节 眼球运动障碍的治疗

一、概述

(一) 眼球解剖

眼球是视器的主要部分,近似球形,位于框内。两眼眶各呈四棱锥形,内侧壁几乎平行,外侧壁向后相交成90°角。眼球借筋膜与框壁相连,后部借视神经连于间脑的视交叉。

眼球由眼球壁和眼球的内容物构成。

1. 眼球壁 从外向内依次分为眼球纤维膜、血管膜和视网膜3层。

(1) 眼球的纤维膜:由角膜和巩膜构成,具有支持和保护作用。

(2) 眼球的血管膜:富含有血管和色素细胞,呈棕黑色,具有营养眼球内组织及遮光的作用。由前至后分为虹膜、睫状体和脉络膜3部分。虹膜呈冠状位,是血管膜最前部圆盘形的薄膜,中央有圆形的瞳孔。角膜与晶状体之间的间隙称为眼房。虹膜将眼房分为较大的前房和较小的后房,二者借瞳孔相交通。虹膜内有两种方向的平滑肌纤维,一部分环绕瞳孔周边,称瞳孔括约肌,可缩小瞳孔,由副交感神经支配;另一部分呈放射状排列,称瞳孔开大肌,可开大瞳孔,由交感神经支配。睫状体是血管膜中部最肥厚的部分,位于巩膜与角膜移行部的内面。睫状体内含睫状肌,由副交感神经支配。睫状体具有调节晶状体曲度和产生房水的作用。脉络膜占血管膜的后 2/3,富含有血管及色素。外面与巩膜疏松相连,内面紧贴视网膜的色素层,后方有视神经通过。脉络膜可营养眼球内组织并吸收分散光线。

(3) 视网膜:位于眼球血管膜的内面,自前向后分为 3 部分,即视网膜虹膜部、睫状体部和脉络膜部。虹膜部和睫状体部分别贴附于虹膜和睫状体的内面,薄而无感光作用,故称为视网膜盲部。脉络膜部附于脉络膜内面,范围最大,有感光作用,又称视网膜视部。视部的后部最厚,愈向前愈薄,在视神经的起始处有一境界清楚略呈椭圆形的盘状结构,称视神经盘,又称视神经乳头。视神经盘中央凹陷,称视盘陷凹,有视网膜中央动、静脉穿过,无感光细胞,故称生理性盲点。在视神经盘的颞侧稍偏下方约 3.5mm 处,有一由密集的视锥细胞构成的黄色小区,称黄斑,直径约 1.8~2mm,其中央凹陷称中央凹,此区无血管,为感光最敏锐处。

2. 眼球的内容物   包括房水、晶状体和玻璃体。这些结构透明而无血管,具有屈光作用。其与角膜合称为眼的屈光装置,使所视物体在视网膜上清晰成像。

(1)房水:为无色透明的液体,充填于房内。房水的生理功能是为角膜和晶状体提供营养并维持正常的眼内压。

(2)晶状体:位于虹膜和玻璃体之间,借睫状小带与睫状体相连;呈双凸透镜状,前面曲度较小,后面曲度较大,无色透明、富有弹性,不含血管和神经。晶状体若因疾病或创伤而变浑浊,称为白内障。在临床上,糖尿病患者常并发白内障及视网膜病变。

晶状体是屈光系统的主要装置,其曲度随所视物体的远近不同而改变。若眼轴较长或屈光装置的屈光率过强,则物像落在视网膜之前,称之为近视。反之,若眼轴较短或屈光装置的屈光率过弱,则物像落在视网膜之后,称之为远视。

(3)玻璃体:是无色透明的胶状物质,表面被覆玻璃体膜。它填充于晶状体与视网膜之间,约占眼球内腔的后 4/5。对视网膜起支撑作用,使视网膜与色素上皮紧贴。若支撑作用减弱,易导致视网膜剥离。玻璃体混浊时,可影响视力。

(二)眼球运动

眼球的正常运动,并非单一肌肉的收缩,而是数条肌肉协同作用的结果。如:俯视时,两眼的下直肌和上斜肌同时收缩;仰视时,两眼上直肌和下斜肌同时收缩;侧视时,一侧眼的外直肌和另一只眼的内直肌共同作用;聚视中线时,则是两眼内直肌共同作用的结果。当某一眼肌麻痹时,可出现斜视或复视现象。

二、眼球俯视无力的治疗

【病因病机】

脑组织或动眼神经、滑车神经受损时,眼球俯视无力主要是下直肌、上斜肌等收缩无力所致。

【肌力评定】

检查方法：让患者在目视前方的情况下，眼球向下做俯视的动作。根据患者眼球瞳孔的运动范围，对下直肌、上斜肌作出 0~5 级的肌力评定。

【针刺方法】

选择患侧下直肌肌腹穴位、上斜肌肌腹穴位。下直肌肌腹穴位：在瞳孔的正下方，沿眼眶的内缘刺入 2cm 左右。上斜肌肌腹穴位：在瞳孔的内上角，即上直肌与内直肌之间，沿眼眶的内侧缘直刺 2cm 左右。每次电针治疗10~20 分钟（电刺激以弱刺激为宜），每日一次，10 次为一个疗程。

【注意事项】

针刺时不宜提插，以免损伤血管及眼球。

三、眼球仰视无力的治疗

【病因病机】

脑组织或动眼神经受损时，眼球仰视无力主要是上直肌、下斜肌等收缩无力所致。

【肌力评定】

检查方法：让患者在目视前方的情况下，眼球向上做仰视的动作。根据眼球的瞳孔仰视运动的范围，对患者上直肌、下斜肌的肌力，作出 0~5 级的肌力评定。

【针刺方法】

选择患侧上直肌肌腹穴位、下斜肌肌腹穴位。上直肌肌腹穴位：在瞳孔的正上方，沿眼眶的内缘刺入 2cm 左右。下斜肌肌腹穴位：在瞳孔的外下角，即下直肌与外直肌之间，沿眼眶的内侧缘直刺 2cm 左右。每次电针治疗10~20 分钟（电刺激以弱刺激为宜），每日一次，10 次为一个疗程。

【注意事项】

针刺时不宜提插，以免损伤血管及眼球。

四、眼球向外斜视无力的治疗

【病因病机】

脑组织或展神经受损时,眼球向外斜视无力主要是患侧外直肌等收缩无力所致。

【肌力评定】

检查方法:让患者在目视前方的情况下,患侧眼球做向外斜视的动作。根据患者眼球的瞳孔运动范围,对外直肌的肌力,作出 0~5 级的肌力评定。

【针刺方法】

选择患侧外直肌肌腹穴位。外直肌肌腹穴位:在瞳孔的外侧,沿眼眶的内缘刺入 2cm 左右。每次电针治疗 10~20 分钟(电刺激以弱刺激为宜),每日一次,10 次为一个疗程。

【注意事项】

针刺时不宜提插,以免损伤血管及眼球。

五、眼球向内聚视无力的治疗

【病因病机】

脑组织或动眼神经受损时,眼球向内聚视无力主要是患侧内直肌等收缩无力所致。

【肌力评定】

检查方法:让患者在目视前方的情况下,患侧眼球做向内聚视的动作。根据患者眼球的瞳孔运动范围,对内直肌的肌力,作出 0~5 级的肌力评定。

【针刺方法】

选择患侧内直肌肌腹穴位。内直肌肌腹穴位:在眼睛瞳孔的内侧,沿眼眶的内缘刺入 2cm 左右。每次电针治疗 10~20 分钟(电刺激以弱刺激为宜),每日一次,10 次为一个疗程。

【注意事项】

针刺时不宜提插,以免损伤血管及眼球。

第十章

偏瘫的治疗

第一节 概　　述

　　脑卒中主要指脑血管异常引起的脑梗死、脑出血等,所导致的中枢性偏瘫、失语、吞咽障碍、认知障碍、精神障碍等一组综合征。脑卒中是导致人类死亡的三大疾病之一,在全球,每年使460万人死亡。其中三分之一在工业化国家,其余发生在发展中国家,患病或死亡主要在65岁以上人群。中国是脑卒中死亡率高发地区之一,估计居民现患脑卒中在600万以上,每年新发病130万人左右,近年有增加趋势,在幸存者中约四分之三遗留偏瘫、失语等严重后遗症,部分患者丧失劳动和生活能力,给社会和家庭带来了沉重的负担。因此,提高脑卒中后遗症的治疗效果是非常必要的。

一、脑损伤与临床表现

　　脑卒中的临床表现主要取决于脑组织受损的部位和范围。脑损伤部位与临床表现:

1. 额叶　额叶占大脑半球表面的前 1/3,位于外侧裂上方和中央沟前方,其主要功能与精神、语言和随意运动有关。

病变时症状:卒中部位在额极以精神障碍为主,在中央前回可引起对侧偏瘫或者癫痫发作,在额上回可产生对侧上肢强握等反射,在额中回可出现双眼向病灶侧凝视,在优势半球额下回可产生运动性失语,在内侧面可导致对侧膝关节以下瘫痪。

2. 顶叶　顶叶位于中央沟后、顶枕沟前和外侧裂延线的上方,其主要功能与皮质感觉、复杂劳动和技巧、阅读有关。

病变时症状:中央后回和顶上小叶病变可出现对侧复合感觉障碍、感觉性癫痫;顶下小叶病变非优势半球可产生体象障碍,优势半球则表现为失用、失认、失算、失写、失读等。

3. 颞叶　颞叶位于外侧裂的下方,顶枕沟前方,后面与枕叶相邻,其主要功能与听觉、语言、记忆及精神活动有关。

病变时症状:优势半球颞上回后部损害表现为感觉性失语,优势半球颞中回后部损害表现为命名性失语,优势半球颞侧广泛病变或者双侧颞叶病变可出现精神症状,多为人格改变、情绪异常、记忆力障碍及表情淡漠。

4. 枕叶　枕叶位于顶枕沟和枕前切迹连线的后方,为大脑半球后部的小部分,主要与视觉有关。视觉中枢病变:可出现幻视、视野缺损;双侧视觉中枢病变,可产生皮质盲;优势侧纹状区域病变可致视觉失认;顶枕颞交界区病变,可出现视物变形。

5. 内囊　内囊是宽厚的白质层,位于尾状核、豆状核及丘脑之间,其外侧为豆状核,内侧为丘脑,前内侧为尾状核,由纵行的纤维束组成上下行传导束,向上呈放射状投射到皮质各部。在水平切面上,内囊形成尖端向内的钝角三角形,分为前肢、后肢和膝部。

完全性损害:可出现典型的“三偏”综合征;部分性损害:可出现偏瘫、偏身感觉障碍、偏盲、共济失调,一侧中枢性面、舌瘫或运动性失语中的 1~2 个症状或者更多。

6. 基底节　基底节位于大脑白质深部,主要有尾状核、豆状核、屏状核、杏仁核组成,另外,红核、黑质及丘脑底核也参与基底节系统的组成。基底节与大脑皮质及小脑协同调节随意运动、肌张力和姿势反射与行为的调节,病变主要产生运动异常(运动增多或减少)和肌张力改变。

7. 间脑　间脑位于两侧大脑半球之间,它包括丘脑、上丘脑、下丘脑和底丘脑四部分。间脑卒中后最常见的症状是颅内压升高和丘脑痛。

8. 脑干　脑干上与间脑下与脊髓相连,包括中脑、脑桥和延髓,内部主要由脑干神经核、传导束和脑干网状结构组成。脑干病变大多出现交叉性瘫,即病变侧脑神经周围性瘫和对侧肢体中枢性瘫痪及感觉障碍。

9. 小脑　小脑位于颅后窝、小脑幕下方、脑桥及延髓背侧,以结合臂、脑桥臂和绳状体,分别与中脑、脑桥和延髓相连。小脑的主要功能是维持躯体平衡,控制姿势与步态,调节肌张力和协调随意运动的准确性。发生的病变主要是同侧肢体的共济失调。

二、神经元损伤与瘫痪

1. 上运动神经元与瘫痪　上运动神经元包括额叶中央前回运动区的大锥体细胞及其轴突组成的皮质脊髓束和皮质脑干束。上运动神经元损伤可致中枢性瘫痪。

2. 下运动神经元与瘫痪　下运动神经元包括脊髓前角细胞、脑神经运动核及其发出的神经轴突。它是接受锥体系统、锥体外系统和小脑系统各方面冲动的最后通路,是冲动到达骨骼肌的唯一通路,通过周围神经传递至运动终板,引起肌肉的收缩。下运动神经元损伤:可产生周围性(弛缓性)瘫痪。

3. 锥体外系统与肌张力　锥体外系统是指锥体系统以外的所有躯体运动的神经系统结构,包括纹状体系统和前庭小脑系统。纹状体(尾状核、壳核和苍白球)、红核、黑质及丘脑底核,总称为基底节。调节骨骼肌的随意运动。

4. 小脑与平衡　小脑的主要功能是维持躯体平衡、调节肌张力及协调随意运动。小脑受损后主要出现共济失调与平衡障碍两大类症状。

三、肌力分级标准

通常采用 6 级分级法,各级肌力标准见下表(表 10-1):

表 10-1　MMT 肌力分级标准表

级别	评估	标准	相当于正常肌力的百分比(%)
0	零	无可测知的肌肉收缩	0
1	微缩	有微弱的肌肉收缩,但没有关节活动	10
2	差	在去重力条件下,能完成关节全范围运动	25
3	尚可	能抗重力完成关节全范围运动,不能抗阻力	50
4	良好	能抗重力及轻度阻力完成关节全范围运动	75
5	正常	能抗重力及最大阻力完成关节全范围运动	100

第二节　颈部运动无力的治疗

一、概述

脊柱是人体运动的枢纽,颈部是脊柱的上段,也是运动枢纽的一部分。如果颈部不能伸或不能屈曲,头部的运动必然受到限制,人体的运动是很困难的。此外,颈部的一些肌肉与肩胛骨或肩关节相连;如斜方肌上部,其腱膜起自上项线、枕外隆凸、项韧带等处,止于锁骨外侧 1/3、肩峰和肩胛冈。该肌收缩时,拉肩胛骨向脊柱靠拢,上部纤维收缩提肩胛骨等。肩胛骨的运动与肩关节的运动密切相关。肩胛提肌等均和肩胛骨的运动有关。因此,颈部运动无力的治疗有重要意义。

二、颈前屈无力的治疗

【病因病机】

因脑损伤使胸锁乳突肌、头长肌、颈长肌、斜角肌(前、中、后)肌群、头前直肌失去中枢神经的支配,导致该肌群肌力下降,颈前屈无力。

【肌力评定】

检查方法:患者仰卧,肩部放松,固定胸廓下部,抬头屈颈,能抵抗加在前额部的较大或中等阻力。根据其屈颈肌的肌力,作出 0~5 级的肌力评定。

【针刺方法】

选择病变侧脑损伤的区域(即头针穴位)及对侧胸锁乳突肌、头长肌、颈长肌、斜角肌(前、中、后)、头前直肌肌腹穴位。头针穴位,连接电针治疗机的 个负极;正极连接胸锁乳突肌肌腹穴位。另一组电针治疗,负极连接头长肌肌腹穴位,正极连接斜角肌肌腹穴位进行治疗。头长肌、颈长肌、斜角肌(前、中、后)肌腹、头前直肌肌腹穴位根据肌力恢复情况交替选择;针刺用斜刺法或平刺法,每次电针治疗 20 分钟,每日一次,10 次为一个疗程。

【注意事项】

颈部血管、神经丰富而粗大,尤其避免刺伤血管。

三、颈后伸无力的治疗

【病因病机】

因脑损伤使斜方肌、颈部竖脊肌,多裂肌、头上、下斜肌、头后大、小直肌、肩胛提肌失去中枢神经的支配,导致该肌群肌力下降,颈后伸无力。

【肌力评定】

检查方法:患者俯卧,颈屈曲位,胸廓下方垫一枕头,固定上部胸廓和肩胛骨,患者能抵抗加在枕部的较大或中等阻力,伸展颈椎达全范围。根据其伸颈的肌力,作出 0~5 级的肌力评定。

【针刺方法】

选择病变侧脑损伤的区域穴位及主动肌:斜方肌、颈部竖脊肌肌腹穴位;副动肌:多裂肌、头上、下斜肌、头后大、小直肌、肩胛提肌肌腹穴位。头针穴位,连接电针治疗机的一个负极;正极连接颈部竖脊肌或斜方肌肌腹穴位;另一组电极,负极连接肌腹较小的肌腹穴位,正极连接肌腹较大的肌腹穴位进行治疗。根据其肌力恢复情况交替选择;针刺用斜刺法或直刺法,每次电针治疗 20 分钟,每日一次,10 次为一个疗程。

【注意事项】

颈根部离肺部较近,避免针灸针刺入胸腔,刺伤胸膜及肺脏,有引起气胸的危险;同时注意避开血管。

第三节　躯干运动无力的治疗

一、概述

躯干是人体运动的核心,是支撑人体的基干,也是人体上部和下部各种支撑力的交汇处。脊髓在脊椎的椎管中,也是中枢神经系统的一部分,是大脑与躯体信息联络的桥梁与通路。躯干主要包括脊椎骨及躯干肌,是人体体积的最大部分和中心部分。脊柱是人体形态的基本构架,也是人体运动的轴、枢纽和四肢的根基。躯干肌是维持人体保持直立、各种姿势稳定的基石,并为头颈和四肢运动提供物质基础与动力源。

人体一旦失去躯干肌的支撑,必然处于瘫痪状态。因此,不论是偏瘫或截瘫,躯干肌瘫痪也是必然的,是瘫痪的重要部分。

对瘫痪的治疗,须重视躯干肌瘫痪问题的解决,对偏瘫或截瘫的康复有重要意义。

二、躯干前屈无力的治疗

【病因病机】

因脑损伤致对侧腹直肌,腹内斜肌、腹外斜肌失去中枢神经的支配,导致该肌群肌力下降,躯干前屈无力。

【肌力评定】

检查方法:患者仰卧位,下肢被固定,双上肢置于颈后或体侧,患者能充分屈曲躯干达全范围。根据患者躯干前屈的肌力,作出 0~5 级的肌力评定。

【针刺方法】

选择病变侧脑损伤的区域穴位及对侧主动肌:腹直肌肌腹穴位;副动肌:腹内斜肌、腹外斜肌肌腹穴位等。头针穴位连接电针治疗机的一个负极;正极连接腹直肌肌腹穴位。另一组电针电极,负极连接腹外斜肌肌腹穴位,正极连接腹内斜肌肌腹穴位进行治疗。根据肌力恢复情况交替选择;针刺用斜刺法或平刺法,每次电针治疗 20 分钟,每日一次,10 次为一个疗程。

【注意事项】

消瘦者腹壁较薄,避免针刺入腹腔损伤内脏。

三、躯干旋转(与翻身动作相关)无力的治疗

【病因病机】

因脑损伤致对侧腹外斜肌、背阔肌、竖脊肌、多裂肌、腹直肌等失去了中枢神经的支配,导致该肌群肌力下降,躯干(翻身)旋转无力。

【肌力评定】

检查方法:患者仰卧,双手置颈后,固定下肢,屈曲躯干并旋转胸廓向一侧,然后向另一侧旋转。可给一定阻力,根据患者躯干旋转的肌力,作出 0~5 级的肌力评定。

【针刺方法】

选择病变侧脑损伤区域及对侧主动肌:腹外斜肌肌腹穴位;副动肌:背阔肌、竖脊肌、多裂肌、腹直肌肌腹穴位。头针穴位连接电针治疗机的一个负极;正极连接腹外斜肌肌腹穴位。另一组电针电极,负极连接肌腹较小的肌腹穴位,正极连接肌腹较大的肌腹穴位进行治疗。针刺用斜刺法或平刺法,每次电治疗 20 分钟,每日一次,10 次为一个疗程。

【注意事项】

避免深刺,使针刺入腹腔、胸腔损伤内脏。

四、躯干后伸无力的治疗

【病因病机】

因脑损伤致对侧竖脊肌、腰方肌,半棘肌、多裂肌等失去了中枢神经的支配,导致该肌群肌力下降,躯干后伸无力。

【肌力评定】

检查方法:俯卧位,腹下方垫一个薄枕,固定骨盆,两上肢和肩部离开台面,做伸腰的动作。根据患者伸腰的肌力,作出 0~5 级的肌力评定。

【针刺方法】

选择病变侧脑损伤的区域及对侧主动肌:竖脊肌、腰方肌肌腹穴位。副动肌:半棘肌、多裂肌肌腹穴位等。头针穴位连接电针治疗机的一个负极;正极连接竖脊肌、腰方肌肌腹穴位。另一组电针治疗,负极连接肌腹较小的肌腹穴位,正极连接肌腹较大的肌腹穴位进行治疗。根据肌力恢复情况交替选择肌腹穴位。针刺用斜刺法或平刺法,每次电针治疗20分钟,每日一次,10次为一个疗程。

【注意事项】

避免深刺,使针刺入腹腔、胸腔损伤内脏。

五、上提骨盆无力的治疗

【病因病机】

因脑损伤致对侧躯干腰方肌、腹内斜肌、腹外斜肌、背阔肌失去了中枢神经的支配,导致该肌群肌力下降,上提骨盆无力。

【肌力评定】

检查方法:患者在站立位时使一侧骨盆向上抬高,直到同侧的足完全离地。或患者仰卧,腰椎适当伸展,双手抓住检查台边缘用以固定胸廓,向头的方向提拉一侧骨盆,并可对踝关节处给予阻力。根据骨盆向头侧抬高的肌力,作出 0~5 级的肌力评定。

【针刺方法】

选择病变侧脑损伤的区域穴位及对侧主动肌:腰方肌肌腹穴位;副动

肌:腹内斜肌、腹外斜肌、背阔肌肌腹穴位。头针穴位连接电针治疗机的一个负极;正极连接腰方肌肌腹穴位。另一组电针治疗,负极连接肌腹较小的肌腹穴位,正极连接肌腹较大的肌腹穴位进行治疗。针刺用斜刺法或平刺法,每次电针治疗 20 分钟,每日一次,10 次为一个疗程。

【注意事项】

避免深刺,使针刺入腹腔,损伤内脏。

第四节　上肢运动无力的治疗

一、概述

上肢是人类生活、工作的功能部分,也是实现人的生活与创造能力最重要的"工具"。人的上肢一旦处于瘫痪状态,也就失去了对美好生活、工作的信心与动力。因此,上肢运动功能的康复对提高患者生活的信心与质量有非常重要的意义。

上肢骨骼与关节是上肢的基本构架,肌肉是上肢运动的动力源。上肢运动主要包括肩胸关节、肩锁关节、肩关节、肘关节、腕关节运动等。对于上肢瘫痪,肩胸关节、肩锁关节、肩关节运动障碍的治疗尤其重要。

(一) 肩关节

肩关节由肩胛骨、锁骨、肱骨组成。肩胛骨与胸壁形成肩胸关节,肩胛骨与锁骨形成肩锁关节,肩胛骨的关节盂与肱骨头形成肩肱关节。肩关节盂的位置、朝向对上肢的运动有重要影响。

(二) 肩胛骨的运动

肩胛骨的运动可分为上提、下抑、外旋、内旋、外展及内收等 6 种运动方式。锁骨除在旋转运动时发生在肩锁关节外,大致都随肩胛骨一起运动。向上旋转时,肩胛骨下角较上角更向外前,致关节盂朝上,向下旋转时相反。关节盂朝下正常时肩胛骨与肱骨一起运动,当上臂外展超过 90° 时,肩胛骨必须向上旋转。由于肩胛骨呈三角形,下述肩胛骨各种运动以肩胛骨下角的方向作为标准。

1. 肩胛骨上提　肩胛骨上提即向上耸肩的运动。由斜方肌的上部纤维、肩胛提肌及大小菱形肌作用,前者牵拉肩胛骨外侧角,还有外旋作用。除肩胛提肌起于颈椎横突外,其他三肌起于椎骨棘突及项韧带,均可使肩胛骨内旋。

2. 肩胛骨下抑　肩胛骨下抑的运动,即向下用力垂肩。整个背阔肌(尤其是下部纤维)、前锯肌下部纤维和斜方肌下部纤维可直接提供动力,胸小肌、锁骨下肌起辅助作用。体重本身可以抑低肩胛骨,特别是其外侧角。参与的肌肉,有的附着于肩胛骨,也有的附着于锁骨或肱骨,如胸大肌下部纤维及整个背阔肌(尤其是其下部纤维)作用于肱骨、肩胛骨(后面观),也可使肩胛骨抑低。当引体向上或用双拐支撑时,可防止肩胛骨向上;前锯肌下部纤维(附着于肩胛骨下角);斜方肌下部纤维(附着于肩胛冈)也可使肩胛骨抑低。除上述肌肉外,胸小肌、锁骨下肌亦起到辅助作用。所有这些肌肉主要作用于肩胛下角。除前锯肌外,其他各肌尚同时使肩胛骨内旋。

3. 肩胛骨内收　即双手背后,两手互握时,出现的肩胛骨内收动作。参与者有斜方肌(尤其是中部纤维)、大小菱形肌及背阔肌(尤其是上部纤维),肩胛下肌提供动力。虽然前锯肌与菱形肌在作用上是对抗的,但其共同作用时,可使肩胛脊柱缘贴近胸壁。肩胛提肌起于颈椎横突,不但使肩胛骨向上,还同时向前。菱形肌因附着于椎骨的棘突上,可使肩胛骨向上向后。

4. 肩胛骨外展　即上臂向上举,当上臂与躯干角度大于 90° 时,出现肩胛骨外展。由三角肌后束、冈上肌、前锯肌提供动力,胸大肌、胸小肌起辅助作用。主要为前锯肌,可使肩胛骨脊柱缘紧贴胸壁,协助者尚有胸大肌、胸小肌。胸小肌与前锯肌在旋转肩胛骨运动中虽然作用相反,前者内旋,后者外旋,但如同时作用,则可使肩胛骨外展。

5. 肩胛骨外旋　即双臂向前拥抱时的动作,主要为前锯肌的作用,它牵引肩胛骨下角使内缘更向前。协助前锯肌者尚有斜方肌,其上部纤维能提起肩胛骨外侧角,而下部纤维能牵引肩胛冈基底向下。前锯肌单独作用使肩胛骨外旋,斜方肌单独则不能,但在外旋开始时,它能支持肩胛骨外侧角,仅在上臂外展45°以后,前锯肌开始收缩,因此斜方肌瘫痪时,肩胛骨最初下垂,上臂外展时内旋仅在前锯肌开始作用后,才见抬高并外旋。

6. 肩胛骨内旋　双臂向后扩胸时,出现肩胛骨内旋。由斜方肌(中部和下部肌束)、大小菱形肌、胸大肌、胸小肌、背阔肌、肩胛下肌共同作用。包括附着于肩胛骨脊柱缘的上提肌(肩胛提肌、大小菱形肌),以及附着于肩胛骨和肱骨的下抑肌(胸大肌、胸小肌、背阔肌)。

(三)肩胛胸壁关节的作用

在肩胛胸壁关节的运动中,斜方肌与前锯肌必须完整,斜方肌与前锯肌的上部纤维及肩胛提肌视作一个功能单位。而斜方肌与前锯肌的下部纤维应视作另一个功能单位。上肢前屈时,斜方肌下部纤维松弛,使肩胛骨滑向前面,而在此时,前锯肌下部纤维则起主要作用。斜方肌的中部纤维及菱形肌在上肢外展时可以固定肩胛骨,但在前屈时松弛,可利于肩胛骨在胸壁上的运动。

例如:上臂的外展与前屈,系由于肩肱关节及肩胛胸壁关节的作用。在肩关节最初30°外展和60°前屈时,肩胛骨保持稳定不动,仅肩肱关节运动,但肩关节继续外展前屈时,肩肱关节与肩胛胸壁活动比例为2∶1,即每抬高15°时,其中肩肱关节活动10°,肩胛胸壁关节活动5°。正常情况下肩胛胸壁关节活动60°范围,肩肱关节活动120°范围,二者总和为180°。肩胛骨如固定不动,上臂只能主动抬起至120°;如果丧失肩胛骨活动时,其肩部活动至少减去正常活动的1/3。肌电图观察,在肩关节前屈及外展时,肩胛骨和肱骨的运动同时进行。因此,肩胛骨的作用需要给予重视,也是上肢瘫痪治疗的重要环节。

二、肩胛骨外展无力的治疗

【病因病机】

因脑损伤致对侧三角肌后束、冈上肌、前锯肌、胸大肌等失去了中枢神经的支配,导致该肌群肌力下降,肩胛骨外展无力。

【肌力评定】

检查方法:肩胛骨沿肋骨尽可能向前移动,内侧缘远离脊柱,下角向上移动。患者仰卧(或坐位),肩关节屈曲90°,并轻度外旋,肘关节伸直,检查者握住患者的肩胛骨外缘,向内施加较大或中等阻力,让患者上臂充分外展,向上运动。根据患者肩胛骨向外运动的肌力,作出0~5级的肌力评定。

【针刺方法】

选择病变侧脑损伤的区域穴位及对侧主动肌:三角肌(后部肌束)、冈上肌、前锯肌肌腹穴位;副动肌:胸大肌、斜方肌(上部肌束)、肩胛提肌肌腹穴位。头针穴位连接电针治疗机的一个负极;正极连接三角肌(后部肌束)、冈上肌、肩胛提肌、前锯肌肌腹等穴位,前锯肌有多个起点,可以选多个肌腹穴位,交替治疗。另一组治疗电极,负极连接肌腹较小的肌腹穴位,正极连接肌腹较大的肌腹穴位进行治疗。针刺用平刺法,每次电针治疗20分钟,每日一次,10次为一个疗程。

三、肩胛骨上提无力的治疗

【病因病机】

因脑损伤致对侧斜方肌、肩胛提肌、菱形肌失去了中枢神经的支配,导致该肌群肌力下降,肩胛骨上提无力。

【肌力评定】

检查方法:肩胛骨尽可能向上移,如耸肩。患者坐位,两肩放松垂于体侧,检查者于肩上部向下加较大或中等阻力,让患者尽力使肩向上运动。根据患者肩向上运动的肌力,作出0~5级的肌力评定。

【针刺方法】

选择病变侧脑损伤的区域穴位及对侧主动肌:斜方肌上部、肩胛提肌肌腹穴位;副动肌:菱形肌肌腹穴位。头针穴位连接电针治疗机的一个负极;正极连接斜方肌(上部肌束)、肩胛提肌肌腹穴位,交替治疗。针刺用平刺或斜刺法,每次电针治疗20分钟,每日一次,10次为一个疗程。

四、肩胛骨内收无力的治疗

【病因病机】

因脑损伤致对侧斜方肌(中部肌束)、菱形肌,斜方肌(上部、下部肌束)失去了中枢神经的支配,导致该肌群肌力下降,肩胛骨内收无力。

【肌力评定】

检查方法:肩胛骨沿着胸廓尽可能向后移动,内侧缘向脊柱靠近。俯卧,肩外展90°,并适度外旋,肘适度屈曲,固定胸廓,在肩胛骨外侧角施加较大或中等阻力,让患者水平外展上臂并内收肩胛骨。根据患者肩胛骨内收的肌力,作出0~5级的肌力评定。

【针刺方法】

选择病变侧脑组织损伤的区域穴位及对侧主动肌:斜方肌(中部肌束)、菱形肌肌腹穴位;副动肌:斜方肌肌腹(上部、下部肌束)穴位。头针穴位连接电针治疗机的一个负极;正极连接斜方肌(中部肌束)、菱形肌肌腹穴位,交替治疗。另一组治疗电极,负极连接肌腹较小的肌腹穴位,正极连接肌腹较大的肌腹穴位进行治疗。针刺用平刺或斜刺法,每次电针治疗20分钟,每日一次,10次为一个疗程。

五、肩胛骨下抑无力的治疗

【病因病机】

因脑损伤致对侧背阔肌(尤其是下部纤维)、前锯肌下部纤维、斜方肌(下部肌束)、胸小肌、锁骨下肌失去中枢神经的支配,导致该肌群肌力下降,肩胛骨下抑无力。

【肌力评定】

检查方法:肩胛骨内侧角尽可能向内、向下移动。患者俯卧,头转向对侧,肩关节外展约130°,固定胸廓。在肩胛骨外侧角向上、向外方施加较大或中等阻力,让患者抬上臂。根据患者肩胛骨下抑肌的肌力,作出0~5级的肌力评定。

【针刺方法】

选择病变侧脑损伤的区域穴位及对侧主动肌：背阔肌（尤其是下部纤维）、前锯肌下部纤维和斜方肌（下部肌束）肌腹穴位，副动肌：胸小肌、锁骨下肌肌腹穴位。头针穴位连接电针治疗机的一个负极；正极连接背阔肌下部纤维、前锯肌下部纤维、斜方肌（下部肌束）等肌腹穴位交替治疗。针刺用平刺或斜刺法，每次电针治疗 20 分钟，每日一次，10 次为一个疗程。

六、肩胛骨内旋无力的治疗

【病因病机】

因脑损伤致对侧大小菱形肌、斜方肌（中、下部纤维）、胸大肌、胸小肌、背阔肌，肩胛下肌等失去了中枢神经的支配，导致该肌群肌力下降，肩胛骨内旋无力。

【肌力评定】

检查方法：肩胛骨内收同时肩胛骨下角向内移动。患者俯卧，头转向对侧，固定胸廓。在肩胛骨内侧缘上部向上外方向施加较大或中等阻力，让患者抬上肢并内收肩胛骨（臂向后做扩胸运动）。根据患者肩胛骨内旋肌的肌力，作出 0~5 级的肌力评定。

【针刺方法】

选择病变侧脑损伤的区域穴位及对侧主动肌：斜方肌（中和下部肌束）、背阔肌、肩胛下肌、大小菱形肌肌腹穴位；副动肌：胸大肌、胸小肌肌腹穴位。头针穴位连接电针治疗机的一个负极；正极连接大小菱形肌、背阔肌、斜方肌（中、下部肌束）、肩胛下肌等肌腹穴位，交替治疗。针刺用平刺或斜刺法，每次电针治疗 20 分钟，每日一次，10 次为一个疗程。

七、肩胛骨外旋无力的治疗

【病因病机】

因脑损伤致对侧前锯肌、斜方肌（上部及下部纤维）等失去了中枢神经的支配，导致该肌群肌力下降，肩胛骨外旋无力。

【肌力评定】

检查方法:肩胛骨外旋同时肩胛骨下角向外移动。患者坐位,头转向对侧,固定胸廓。在肩胛骨外侧缘向内上方向施加较大或中等阻力,让患者抬上肢并外旋肩胛骨(臂向前做拥抱运动)。根据患者肩胛骨外旋肌的肌力,作出 0~5 级的肌力评定。

【针刺方法】

选择病变侧脑损伤的区域穴位及对侧主动肌:前锯肌全部肌束肌腹穴位;副动肌:斜方肌(上和下部肌束)肌腹穴位。头针穴位连接电针治疗机的一个负极;正极连接前锯肌(可选多个肌腹穴位)、斜方肌(上、下部肌束)等肌腹穴位,交替治疗。针刺用平刺或斜刺法,每次电针治疗 20 分钟,每日一次,10 次为一个疗程。

八、肩关节屈曲无力的治疗

【病因病机】

因脑损伤致对侧三角肌(前部肌束)、肱肌、肱二头肌、斜方肌、胸大肌、前锯肌失去了中枢神经支配,导致该肌群肌力下降,使肩关节屈曲无力。

【肌力评定】

检查方法:肩关节前屈可达 170°~180°。坐位,上肢肘部适度屈曲以防肩关节外旋和肱二头肌代偿,掌心向下。在肘关节近端加较大或中等阻力,肩关节屈曲达 90°,不伴旋转或水平运动。根据患者肩关节屈肌的肌力,作出 0~5 级的肌力评定。

【针刺方法】

选择病变侧脑损伤的区域穴位及对侧主动肌:三角肌(前部肌束)、肱肌肌腹穴位;副动肌:三角肌(中部肌束)、肱二头肌、斜方肌、胸大肌、前锯肌肌腹穴位。头针穴位连接电针治疗机的一个负极;正极连接三角肌(前部肌束)或肱肌肌腹穴位,交替治疗。另一组治疗电极分别连接三角肌(中部肌束)、肱二头肌、斜方肌、胸大肌、前锯肌肌腹穴位。针刺用平刺或斜刺法,每次电针治疗 20 分钟,每日一次,10 次为一个疗程。

九、肩关节后伸无力的治疗

【病因病机】

因脑损伤致对侧背阔肌、大圆肌、三角肌(后部肌束),小圆肌、肱三头肌(长头)失去了中枢神经的支配,导致该肌群肌力下降,使肩关节后伸无力。

【肌力评定】

检查方法:肩关节后伸 50°~60°。患者俯卧,肩内旋、内收,掌心向上,固定肩胛骨,在肘关节近端加较大或中等阻力,患者后伸肩关节达全范围。根据患者肩关节后伸肌的肌力,作出 0~5 级的肌力评定。

【针刺方法】

选择病变侧脑损伤的区域穴位及对侧主动肌:背阔肌、大圆肌、三角肌(后部肌束)肌腹穴位;副动肌:小圆肌、肱三头肌(长头)肌腹穴位。头针穴位连接电针治疗机的一个负极;正极连接背阔肌、大圆肌、三角肌(后部肌束)肌腹穴位,交替治疗。另一组治疗电极分别连接小圆肌、肱三头肌(长头)肌腹穴位。针刺用平刺或斜刺法,每次电针治疗 20 分钟,每日一次,10 次为一个疗程。

【注意事项】

胸部穴位避免深刺,以防针刺入胸腔,损伤肺脏,引起气胸。

十、肩关节外展无力的治疗

【病因病机】

因脑损伤致对侧三角肌(中部肌束)、冈上肌、三角肌(前、后部肌束)、前锯肌失去了中枢神经的支配,导致该肌群肌力下降,使肩关节外展无力。

【肌力评定】

检查方法:肩关节外展可达 170°~180°。患者坐位,上臂置于体侧,肘稍屈,在肘关节近端加较大或中等阻力,患者外展肩关节达 90°。根据患者肩关节外展肌的肌力,作出 0~5 级的肌力评定。

【针刺方法】

选择病变侧脑损伤的区域穴位及对侧主动肌:三角肌(中部肌束)、冈上肌肌腹穴位;副动肌:三角肌(前、后部肌束)、前锯肌肌腹穴位。头针穴位连接电针治疗机的一个负极;正极连接对侧三角肌(中部肌束)、冈上肌肌腹穴位交替治疗。另一组电极分别连接副动肌:三角肌(前、后部肌束)、前锯肌肌腹穴位。针刺用平刺或斜刺法,每次电针治疗20分钟,每日一次,10次为一个疗程。

【注意事项】

胸部穴位避免深刺,以防针刺入胸腔,损伤肺脏,引起气胸。

十一、肩关节水平后伸无力的治疗

【病因病机】

因脑损伤致对侧三角肌(后部肌束)、冈下肌、小圆肌失去了中枢神经的支配,导致该肌群肌力下降,肩关节水平后伸无力。

【肌力评定】

检查方法:肩关节从外展90°体位开始后伸达30°。患者俯卧,肩关节外展90°,前臂沿床缘自然下垂,固定肩胛骨,在肘关节近端加较大或中等阻力,让患者水平后伸肩关节(使肘伸展,以防肱三头肌代偿)。根据患者肩关节水平后伸肌的肌力,作出0~5级的肌力评定。

【针刺方法】

选择病变侧脑损伤的区域穴位及对侧主动肌:三角肌(后部肌束)肌腹穴位;副动肌:冈下肌、小圆肌肌腹穴位。头针穴位连接电针治疗机的一个负极;正极连接三角肌(后部肌束)肌腹穴位。另一组治疗电极分别连接副动肌:冈下肌、小圆肌肌腹穴位。针刺用平刺或斜刺法,每次电针治疗20分钟,每日一次,10次为一个疗程。

【注意事项】

针刺时注意避开血管。

十二、肩关节水平前屈无力的治疗

【病因病机】

因脑损伤致对侧胸大肌、三角肌前部肌束失去了中枢神经的支配,导致该肌群肌力下降,肩关节水平前屈无力。

【肌力评定】

检查方法:肩关节从外展90°体位时,开始前屈达135°。患者仰卧,肩关节外展90°,固定胸廓。在肘关节近端加较大或中等阻力,让患者水平前屈肩关节达全范围。根据患者肩关节水平前屈肌的肌力,作出0~5级的肌力评定。

【针刺方法】

选择病变侧脑损伤的区域穴位及对侧主动肌:胸大肌肌腹穴位;副动肌:三角肌(前部肌束)肌腹穴位。头针穴位连接电针治疗机的一个负极;正极连接胸大肌肌腹穴位。另一组治疗电极分别连接副动肌:三角肌(前部肌束)肌腹穴位。针刺用平刺或斜刺法,每次电针治疗20分钟,每日一次,10次为一个疗程。

【注意事项】

针刺时注意避开血管。

十三、肩关节外旋无力的治疗

【病因病机】

因脑损伤致对侧冈下肌、小圆肌;三角肌(后部肌束)失去了中枢神经的支配,导致该肌群肌力下降,肩关节外旋无力。

【肌力评定】

检查方法:肩关节尽可能外旋达80°~90°。患者俯卧,肩关节外展90°,上臂置于检查台上,其下置一小枕头,前臂沿床缘下垂,固定肩胛骨。在前臂腕关节近端加较大或中等阻力,让患者向前上移动前臂使肩关节外旋达全范围。根据患者肩关节外旋肌的肌力,作出0~5级的肌力评定。

【针刺方法】

选择病变侧脑损伤的区域穴位及对侧主动肌:冈下肌、小圆肌肌腹穴位;副动肌:三角肌(后部肌束)肌腹穴位。头针穴位连接电针治疗机的一个负极;正极连接冈下肌、小圆肌肌腹穴位。另一组治疗电极分别连接三角肌

（后部肌束）肌腹穴位。针刺用平刺或斜刺法，每次电针治疗 20 分钟，每日一次，10 次为一个疗程。

【注意事项】

针刺时，注意避开血管。

十四、肩关节内旋无力的治疗

【病因病机】

因脑损伤致对侧肩胛下肌、胸大肌、背阔肌、大圆肌、三角肌（前部肌束）失去了中枢神经的支配，导致该肌群肌力下降，肩关节内旋无力。

【肌力评定】

检查方法：使肩关节内旋达全范围。患者俯卧位，肩关节外展 90°，上臂置于检查台上，其下垫一小枕头，前臂沿床缘下垂，固定肩胛骨。在其腕关节近端加较大或中等阻力，让患者向上移动前臂使肩关节内旋达全范围。根据患者肩关节内旋肌的肌力，作出 0~5 级的肌力评定。

【针刺方法】

选择病变侧脑损伤的区域穴位及对侧主动肌：肩胛下肌、胸大肌、背阔肌、大圆肌肌腹穴位；副动肌：三角肌（前部肌束）肌腹穴位。头针穴位连接电针治疗机的一个负极；正极连接肩胛下肌、胸大肌、背阔肌、大圆肌肌腹穴位，交替治疗。另一组治疗电极连接三角肌（前部肌束）肌腹穴位。针刺用平刺或斜刺法，每次电针治疗 20 分钟，每日一次，10 次为一个疗程。

【注意事项】

胸部穴位避免深刺，以防针刺入胸腔，损伤肺脏，引起气胸。

十五、肘关节屈曲无力的治疗

【病因病机】

因脑损伤致对侧肱二头肌、肱肌、肱桡肌、桡侧腕屈肌、尺侧腕屈肌失去了中枢神经的支配，导致该肌群肌力下降，肘关节屈曲无力。

【肌力评定】

检查方法:肘关节尽量屈曲达 145°~155°。患者坐位,上臂置于体侧,检查肱二头肌时前臂旋后位,检查肱肌时前臂旋前位,检查肱桡肌时前臂中立位,固定上臂,但勿在肱二头肌或肱肌处加压。在腕关节近端加较大或中等阻力,让患者屈曲肘部达全范围。根据患者肘关节屈曲肌的肌力,作出 0~5 级的肌力评定。

【针刺方法】

选择病变侧脑损伤的区域穴位及对侧主动肌:肱二头肌、肱肌肌腹穴位;副动肌:肱桡肌、桡侧腕屈肌、尺侧腕屈肌肌腹穴位。头针穴位连接电针治疗机的一个负极;正极连接肱二头肌、肱肌肌腹穴位交替治疗。另一组治疗电极连接肱桡肌、桡侧腕屈肌、尺侧腕屈肌肌腹穴位。针刺用平刺或斜刺法,每次电针治疗 20 分钟,每日一次,10 次为一个疗程。

【注意事项】

针刺时注意避开血管。

十六、肘关节伸展无力的治疗

【病因病机】

因脑损伤致对侧肱三头肌、肘肌、前臂伸展肌群失去了中枢神经的支配,导致该肌群肌力下降,肘关节伸展无力。

【肌力评定】

检查方法:肘关节尽量伸展达 0°。患者仰卧,肩关节屈曲 90°,肘关节屈曲,固定上臂。在腕关节近端加较大或中等阻力,患者伸展肘关节达全范围。根据患者肘关节伸展肌的肌力,作出 0~5 级的肌力评定。

【针刺方法】

选择病变侧脑损伤的区域穴位及对侧主动肌:肱三头肌肌腹穴位;副动肌:肘肌、前臂伸展肌肌腹穴位。头针穴位连接电针治疗机的一个负极;正极连接肱三头肌肌腹穴位;另一组治疗电极连接肘肌、前臂桡侧腕长伸肌、桡侧腕短伸肌、指总伸肌肌腹穴位等。针刺用平刺或斜刺法,每次电针治疗

20 分钟,每日一次,10 次为一个疗程。

【注意事项】

针刺时,注意避开血管。

十七、前臂旋后无力的治疗

【病因病机】

因脑损伤致对侧肱二头肌、旋后肌、肱桡肌失去了中枢神经的支配,导致该肌群肌力下降,前臂旋后无力。

【肌力评定】

检查方法:前臂尽量旋后达 80°~90°。患者坐位,上臂置于体侧,肘屈曲90°,前臂旋前,腕部及手指放松,固定上臂。在桡骨远端背面、尺骨远端前面加较大或中等阻力,让患者前臂旋后达全范围。根据患者前臂旋后肌的肌力,作出 0~5 级的肌力评定。

【针刺方法】

选择病变侧脑组织损伤的区域穴位及对侧主动肌:肱二头肌、旋后肌肌腹穴位;副动肌:肱桡肌肌腹穴位。头针穴位连接电针治疗机的一个负极;正极连接肱二头肌、旋后肌肌腹穴位;另一组治疗电极连接肱桡肌肌腹穴位。针刺用平刺或斜刺法,每次电针治疗 20 分钟,每日一次,10 次为一个疗程。

【注意事项】

针刺时,注意避开血管。

十八、前臂旋前无力的治疗

【病因病机】

因脑损伤致对侧旋前圆肌、旋前方肌、桡侧腕屈肌失去了中枢神经的支配,导致该肌群肌力下降,前臂旋前无力。

【肌力评定】

检查方法:让患者尽力做前臂旋前的动作。患者坐位,上臂置于体侧,肘屈曲 90°,前臂旋后,腕部和手指放松,固定上臂。在桡骨远端掌面、尺骨远端背面加较大或中等阻力,让患者前臂旋前达全范围。根据患者前臂旋前肌的肌力,作出 0~5 级的肌力评定。

【针刺方法】

选择病变侧脑损伤的区域穴位及对侧主动肌:旋前圆肌、旋前方肌肌腹穴位;副动肌:桡侧腕屈肌肌腹穴位。头针穴位连接电针治疗机的一个负极;正极连接旋前圆肌、旋前方肌肌腹穴位;另一组治疗电极连接桡侧腕屈肌肌腹穴位。针刺用平刺或斜刺法,每次电针治疗 20 分钟,每日一次,10 次为一个疗程。

【注意事项】

针刺时,注意避开血管。

十九、腕关节屈曲(掌屈)无力的治疗

【病因病机】

因脑损伤致对侧桡侧腕屈肌、尺侧腕屈肌、掌长肌失去了中枢神经的支配,导致该肌群肌力下降,腕关节屈曲无力。

【肌力评定】

检查方法:腕关节尽量掌屈达 80°~90°。前臂旋后以背面置于台上,手指放松,固定前臂。分别在第二掌骨基底部向伸腕及尺偏方向(查桡侧腕屈肌)和第五掌骨基底部向伸腕及桡偏方向(查尺侧腕屈肌)加较大或中等阻力,患者屈腕达全范围。根据患者腕关节屈曲肌的肌力,作出 0~5 级的肌力评定。

【针刺方法】

选择病变侧脑损伤的区域穴位及对侧主动肌:桡侧腕屈肌、尺侧腕屈肌肌腹穴位;副动肌:掌长肌肌腹穴位。头针穴位连接电针治疗机的一个负极;正极连接桡侧腕屈肌、尺侧腕屈肌肌腹穴位;另一组治疗电极连接掌长肌肌腹穴位。针刺用平刺或斜刺法,每次电针治疗 20 分钟,每日一次,10 次为一个疗程。

【注意事项】

针刺时,注意避开血管。

二十、腕关节伸展（背屈）无力的治疗

【病因病机】

因脑损伤致对侧桡侧腕长伸肌、桡侧腕短伸肌、尺侧腕伸肌失去了中枢神经的支配，导致该肌群肌力下降，腕关节伸展无力。

【肌力评定】

检查方法：患者坐位，腕关节尽量背屈达 75°~85°。前臂旋前位，手放松，固定前臂。分别在第 2、3 掌骨背面向屈腕及尺偏方向（查桡侧腕长、短伸肌）和第 5 掌骨背面向腕屈及桡偏方向（查尺侧腕伸肌）加较大或中等阻力，让患者伸腕达全范围。根据患者腕关节伸展肌的肌力，作出 0~5 级的肌力评定。

【针刺方法】

选择病变侧脑损伤的区域穴位及对侧主动肌：桡侧腕长伸肌、尺侧腕伸肌肌腹穴位；副动肌：桡侧腕短伸肌肌腹穴位。头针穴位连接电针治疗机的一个负极；正极连接桡侧腕长伸肌或尺侧腕伸肌肌腹穴位；另一组治疗电极连接桡侧腕短伸肌肌腹穴位。针刺用平刺或斜刺法，每次电针治疗 20 分钟，每日一次，10 次为一个疗程。

【注意事项】

针刺时，注意避开血管。

二十一、掌指关节屈曲无力的治疗

【病因病机】

因脑损伤致对侧蚓状肌、背侧骨间肌、掌侧骨间肌、小指短屈肌、指浅屈肌、指深屈肌失去了中枢神经的支配，导致该肌群肌力下降，掌指关节屈曲无力。

【肌力评定】

检查方法：掌指关节尽量屈曲达 85°~105°。患者前臂旋后，固定掌骨，在近节指骨的掌面加较大、中等或零阻力，让患者在维持指间关节伸展的情

况下屈曲掌指关节达全范围。根据患者掌指关节屈曲肌的肌力,作出 0~5
级的肌力评定。

【针刺方法】

选择病变侧脑损伤的区域穴位及对侧主动肌:蚓状肌、背侧骨间肌、掌
侧骨间肌肌腹穴位;副动肌:小指短屈肌、指浅屈肌、指深屈肌肌腹穴位。头
针穴位连接电针治疗机的一个负极;正极连接蚓状肌或背侧骨间肌或掌侧
骨间肌肌腹穴位;另一组治疗电极连接小指短屈肌、指浅屈肌、指深屈肌肌
腹穴位。针刺用平刺或斜刺法,每次电针治疗 20 分钟,每日一次,10 次为一
个疗程。

【注意事项】

针刺时,注意避开血管。

二十二、掌指关节伸展无力的治疗

【病因病机】

因脑损伤致对侧指伸肌、示指伸肌、小指伸肌失去了中枢神经的支配,
导致该肌群肌力下降,掌指关节伸展无力。

【肌力评定】

检查方法:掌指关节尽量伸展达 20°~30°。患者前臂旋前,腕关节中立
位,手指自然屈曲,固定掌骨。在近节指骨背侧加较大、中等或零阻力,让患
者在指间关节屈曲的情况下,伸展掌指关节达全范围。根据患者掌指关节
伸展肌的肌力,作出 0~5 级的肌力评定。

【针刺方法】

选择病变侧脑损伤的区域穴位及对侧主动肌:指伸肌、示指伸肌、小指
伸肌肌腹穴位。头针穴位连接电针治疗机的一个负极;正极连接指伸肌肌
腹穴位;另一组治疗电极连接示指伸肌、小指伸肌肌腹穴位。针刺用平刺或
斜刺法,每次电针治疗 20 分钟,每日一次,10 次为一个疗程。

【注意事项】

针刺时,注意避开血管。

二十三、近端指间关节屈曲无力的治疗

【病因病机】

因脑损伤致对侧指浅屈肌失去了中枢神经的支配,导致该肌肌力下降,近端指间关节屈曲无力。

【肌力评定】

检查方法:患者坐位,近端指间关节尽量屈曲达 110°~120°。患者前臂旋后,腕关节中立位,手指伸展,固定近节指骨。在手指中节掌面加较大或中等阻力,让患者屈曲中节指骨达全范围。根据患者近端指间关节屈曲肌的肌力,作出 0~5 级的肌力评定。

【针刺方法】

选择病变侧脑损伤的区域穴位及对侧主动肌:指浅屈肌肌腹穴位。头针穴位连接电针治疗机的一个负极;正极连接指浅屈肌肌腹穴位。针刺用平刺或斜刺法,每次电针治疗 20 分钟,每日一次,10 次为一个疗程。

【注意事项】

针刺时,注意避开血管。

二十四、远端指间关节屈曲无力的治疗

【病因病机】

因脑损伤致对侧指深屈肌失去了中枢神经的支配,导致该肌肌力下降,远端指间关节屈曲无力。

【肌力评定】

检查方法:远端指间关节屈曲达 80°~90°。患者前臂旋后,腕关节呈一中立位,近端指间关节伸展,固定中节指骨。在手指远节掌面加较大或中等阻力,让患者屈曲远节指骨达全范围。根据患者远端指间关节屈曲肌的肌力,作出 0~5 级的肌力评定。

【针刺方法】

选择病变侧脑损伤的区域穴位及对侧主动肌:指深屈肌肌腹穴位。头

针穴位连接电针治疗机的一个负极;正极连接指深屈肌肌腹穴位。针刺用平刺或斜刺法,每次电针治疗 20 分钟,每日一次,10 次为一个疗程。

【注意事项】

针刺时,注意避开血管。

二十五、手指外展无力的治疗

【病因病机】

因脑损伤致对侧骨间背侧肌、小指外展肌失去了中枢神经的支配,导致该肌群肌力下降,手指外展无力。

【肌力评定】

检查方法:患者坐位,以中指为轴,其余手指尽量外展达 20°~25°。患者前臂旋前(俯掌位),手置于桌上,全部手指呈伸展、内收位,固定掌骨。检查第 1 和第 3 骨间背侧肌时,在示指桡侧及中指尺侧加较大或中等阻力,让患者手指外展达全范围。检查第 2 和第 4 骨间背侧肌及小指外展肌时,在环指及小指的尺侧、中指的桡侧加较大或中等阻力,让患者外展手指达全范围。根据患者手指外展肌的肌力,作出 0~5 级的肌力评定。

注:外展:以第 3 指为轴心,远离第 3 指为外展,测量各指端与第 3 指的距离,为各指的外展度。

【针刺方法】

选择病变侧脑损伤的区域穴位及对侧主动肌:1~4 骨间背侧肌、小指外展肌肌腹穴位。头针穴位连接电针治疗机的一个负极;正极连接主动肌:第 1~4 骨间背侧肌、小指外展肌肌腹穴位,交替进行治疗。针刺用平刺或斜刺法,每次电针治疗 20 分钟,每日一次,10 次为一个疗程。

【注意事项】

针刺时,注意避开血管。

二十六、手指内收无力的治疗

【病因病机】

因脑损伤致对侧骨间掌侧肌失去了中枢神经的支配,导致该肌群肌力下降,手指内收无力。

【肌力评定】

检查方法:患者手指从外展位尽量内收达 0°。患者前臂旋前,手指伸展,呈外展指位,在示指近节指骨的桡侧方向和环指及小指的尺侧方向加较大或中等阻力,患者内收手指达全范围。根据患者手指内收肌的肌力,作出 0~5 级的肌力评定。

注:内收:以第 3 指为轴心,靠拢第 3 指为内收,测量其靠拢强度。

【针刺方法】

选择病变侧脑损伤的区域穴位及对侧主动肌:2、4、5 骨间掌侧肌肌腹穴位。头针穴位连接电针治疗机的一个负极;正极连接主动肌:第 2、4、5 骨间掌侧肌肌腹穴位,交替进行治疗。针刺用平刺或斜刺法,每次电针治疗 20 分钟,每日一次,10 次为一个疗程。

【注意事项】

针刺时,注意避开血管。

二十七、拇指掌指关节屈曲无力的治疗

【病因病机】

因脑损伤致对侧拇短屈肌失去了中枢神经的支配,导致该肌肌力下降,拇指掌指关节屈曲无力。

【肌力评定】

检查方法:患者拇指掌指关节尽量屈曲达 60°~70°。患者前臂旋后关节正中位,固定第一掌骨,在拇指近节指骨掌面加较大或中等阻力,患者屈拇指近节指骨达全范围,远节指骨持续放松。根据患者拇指掌指关节屈肌的肌力,作出 0~5 级的肌力评定。

【针刺方法】

选择病变侧脑损伤的区域穴位及对侧主动肌:拇短屈肌肌腹穴位。头针穴位连接电针治疗机的一个负极;正极连接主动肌:拇短屈肌肌腹穴位。针刺用平刺或斜刺法,每次电针治疗 20 分钟,每日一次,10 次为一个疗程。

【注意事项】

针刺时,注意避开血管。

二十八、拇指掌指关节伸展无力的治疗

【病因病机】

因脑损伤致对侧拇短伸肌失去了中枢神经的支配,导致该肌肌力下降,拇指掌指关节伸展无力。

【肌力评定】

检查方法:患者拇指掌指关节从屈曲位尽量伸展达 60°~70°。患者前臂及腕关节呈中立位,固定第一掌骨,在拇指近节指骨背面加较大或中等阻力,患者伸展拇指近节指骨达全范围。根据患者拇指掌指关节伸展肌的肌力,作出 0~5 级的肌力评定。

【针刺方法】

选择病变侧脑损伤的区域穴位及对侧主动肌:拇短伸肌肌腹穴位。头针穴位连接电针治疗机的一个负极;正极连接拇短伸肌肌腹穴位。针刺用平刺或斜刺法,每次电针治疗 20 分钟,每日一次,10 次为一个疗程。

【注意事项】

针刺时,注意避开血管。

二十九、拇指指间关节屈曲无力的治疗

【病因病机】

因脑损伤致对侧拇长屈肌失去了中枢神经的支配,导致该肌肌力下降,拇指指间关节屈曲无力。

【肌力评定】

检查方法：患者拇指指间关节尽量屈曲达 80°~90°。患者前臂旋后(仰掌位)，腕关节呈中立位，固定拇指近节指骨，在拇指远节指骨掌面加较大或中等阻力，患者屈远节指骨达全范围。根据患者拇指指间关节屈肌的肌力，作出 0~5 级的肌力评定。

【针刺方法】

选择病变侧脑损伤的区域穴位及对侧主动肌：拇长屈肌肌腹穴位。头针穴位连接电针治疗机的一个负极；正极连接拇长屈肌肌腹穴位。针刺用平刺或斜刺法，每次电针治疗 20 分钟，每日一次，10 次为一个疗程。

【注意事项】

针刺时，注意避开血管。

三十、拇指指间关节伸展无力的治疗

【病因病机】

因脑损伤致对侧拇长伸肌失去了中枢神经的支配，导致该肌肌力下降，拇指指间关节伸展无力。

【肌力评定】

检查方法：患者拇指指间关节从屈曲位尽量伸展达 0°。患者前臂及腕关节呈中立位，固定拇指近节指骨，在拇指远节指骨背面加较大或中等阻力，患者伸展拇指远节指骨达全范围。根据患者拇指指间关节伸展肌的肌力，作出 0~5 级的肌力评定。

【针刺方法】

选择病变侧脑损伤的区域穴位及对侧主动肌：拇长伸肌肌腹穴位。头针穴位连接电针治疗机的一个负极；正极连接拇长伸肌肌腹穴位。针刺用平刺或斜刺法，每次电针治疗 20 分钟，每日一次，10 次为一个疗程。

【注意事项】

针刺时，注意避开血管。

三十一、拇指外展无力的治疗

【病因病机】

因脑损伤致对侧拇长展肌、拇短展肌、掌长肌失去了中枢神经的支配，导致该肌群肌力下降，拇指外展无力。

【肌力评定】

检查方法：患者拇指尽量外展达 70°~80°。患者前臂旋后，腕关节呈中立位，固定内侧四指掌骨及腕部，在拇指近节指骨的外缘加较大或中等阻力，患者外展拇指达全范围。如果拇长展肌肌力大于拇短展肌，拇指向手的桡侧偏斜，如果拇短展肌肌力强时，拇指可向手的尺侧偏斜。根据患者拇指外展肌的肌力，作出 0~5 级的肌力评定。

【针刺方法】

选择病变侧脑损伤的区域穴位及对侧主动肌：拇长展肌、拇短展肌肌腹穴位；副动肌：掌长肌肌腹穴位。头针穴位连接电针治疗机的一个负极；正极连接拇长展肌肌腹穴位，另一组治疗电极连接拇短展肌、掌长肌肌腹穴位。针刺用平刺或斜刺法，每次电针治疗 20 分钟，每日一次，10 次为一个疗程。

【注意事项】

针刺时，注意避开血管。

三十二、拇指内收无力的治疗

【病因病机】

因脑损伤致对侧拇收肌失去了中枢神经的支配，导致该肌肌力下降，拇指内收无力。

【肌力评定】

检查方法：患者拇指从外展位尽量内收达 0°。患者前臂旋前，腕关节呈中立位，固定内侧四指掌骨。在拇指近端指骨内缘加较大或中等阻力，让患者内收拇指达全范围。根据患者拇收肌的肌力，作出 0~5 级的肌力评定。

【针刺方法】

选择病变侧脑损伤的区域穴位及对侧拇收肌肌腹穴位。头针穴位连接电针治疗机的一个负极;正极连接拇收肌肌腹穴位。针刺用平刺或斜刺法,每次电针治疗 20 分钟,每日一次,10 次为一个疗程。

【注意事项】

针刺时,注意避开血管。

三十三、拇指和小指对掌无力的治疗

【病因病机】

因脑损伤致对侧拇对掌肌、小指对掌肌、拇长展肌、拇短展肌、拇短屈肌失去了中枢神经的支配,导致该肌群肌力下降,拇指和小指对掌无力。

【肌力评定】

检查方法:拇指和小指对掌运动的正常范围:拇指末端指腹可与小指末端指腹充分接触。患者前臂旋后,腕关节呈中立位,在第 1 及第 5 掌骨掌面末端加较大或中等反回旋阻力,患者第 1 及第 5 掌骨向手的中线回旋达全范围。根据患者拇指和小指对掌肌的肌力,作出 0~5 级的肌力评定。

【针刺方法】

选择病变侧脑损伤的区域穴位及对侧主动肌:拇对掌肌、小指对掌肌肌腹穴位;副动肌:拇长展肌、拇短展肌等肌腹穴位。头针穴位连接电针治疗机的一个负极;正极连接拇对掌肌或小指对掌肌肌腹穴位。另一组治疗电极连接拇长展肌、拇短展肌肌腹穴位。针刺用平刺或斜刺法,每次电针治疗20 分钟,每日一次,10 次为一个疗程。

【注意事项】

针刺时,注意避开血管。

【病例简介】

1. 河北宁晋周家庄村人,女,42 岁,1983 年 12 月患脑出血,合并左侧偏瘫。经县医院及本村多位医师针刺治疗 3 月余,患者可以站立、行走,但遗留左上肢不能活动,肩关节屈曲、外展、后伸肌力为 1~2 级,经针刺肩胛提肌、冈上肌、三角肌肌腹穴位 3 次,上肢可以上举过头。患者为了治病,从河北来到山西侯马求治。经对斜方肌、菱形肌、肩胛提肌、胸大肌、前锯肌、三角肌、肱二头肌及前臂屈肌群、前臂伸肌群等肌腹穴位进行电针治疗 2 个疗程,左上肢肌力恢复至 3~5 级,基本功能恢复接近正常,康复返乡。

2. 河北宁晋唐邱镇人,女,75 岁。1995 年 9 月因患脑梗死,合并右侧偏瘫,经在当地治疗一年半后,仍遗留有右侧小指伸、屈运动无力。笔者选择小指伸肌及小指短屈肌肌腹穴位,各针刺一针,电针治疗 20 分钟。起针后,小指的伸屈功能即恢复正常。

第五节 下肢运动无力的治疗

一、概述

下肢是人类生活、工作的基本保障部分,也是实现人的基本生活与工作的基础"工具"。人的下肢一旦处于瘫痪状态,即不能站立与行走,对人的生活、工作有重大影响。因此,下肢运动功能的康复是非常重要的。

下肢骨骼与关节是人体保持直立与行走的基本构架,下肢肌是保持人体直立、行走姿势的动力源。下肢运动主要包括髋关节、膝关节、踝关节屈曲、伸展等运动,这些关节的运动都依赖于下肢肌力的恢复。因此,下肢肌力的恢复在瘫痪的治疗中,占有非常重要的地位。

(一)双脚站立

双脚站立时,身体重心居额状面上,即在双髋轴线上方,第二腰椎稍前方。此时,双髋关节形成两个支点,体重平均分配给两腿,每侧髋关节承受其以上体重的 1/2。

髋关节为球窝关节,骨盆必须在股骨头光滑的球面上保持平衡。其稳定性依赖两侧的内收肌和外展肌来维持。当内收肌和外展肌产生同等力量时,骨盆稳定于立正姿势。当一侧外展肌占优势,另一侧内收肌也占优势时,骨盆即倾向内收肌占优势的一侧,如"稍息"姿势。一侧内收肌或外展肌麻痪,患者能用双脚站立。不过身体左右晃动,侧方调整受到限制,在额面上缺乏稳定性。如一侧的内收肌或外展肌麻痹,身体将倾倒于该侧。

(二)单脚站立

单脚站立,如单肢站立、走路的单腿支持相和跑步的大跨步等。重心偏向支持腿,骨盆亦歪向支持髋,身体必须在负重的股骨头上保持平衡,属于第Ⅰ型杠杆。此时,人的体重重心线外移,通过髋关节内侧恢复力(重心线内移)为外展肌的牵拉,它由大转子作用于髂骨翼外面。为保持骨盆居中水平位,臀中肌、臀小肌和阔筋膜张肌等必须抵消体重的影响。因此,单腿负重时,骨盆的稳定主要靠同侧外展肌维持。

髋关节在额状面的运动与平衡相当于简单的杠杆系统,其支点两侧的力矩相等。根据公式:重力 × 重臂 = 力 × 力臂,作用于髋关节的合力,为体重与外展肌牵力之和。合力的作用很大,约为体重的 2.5~4.0 倍。如某人的体重为 70kg,那么作用于股骨头上的合力约为 200kg。一般为体重的 1.5 倍以上。

单脚站立时,同侧外展肌主要维持骨盆的稳定。当臀中肌、臀小肌麻痹时,如患肢较长时间悬垂,易引起髋关节囊扩张、松弛,股骨头易从髋臼内脱出。患肢站立时出现站侧髂前上棘升高,对侧髂前上棘降低,骨盆朝对侧倾斜。走路时,出现骨盆不稳,患肢着地时,重心移向患侧下肢,身体大幅度摆向患侧,呈跛行,即所谓“臀中肌步态”。

二、髋关节屈曲无力的治疗

髋的屈曲是大腿前面贴近躯干的运动,屈曲范围决定于膝的姿势。膝伸直时,由于腘绳肌紧张,主动屈曲可达 80°,被动屈曲约 120°。膝屈曲时,腘绳肌松弛,主动屈曲可达 120°,被动屈曲可超过 140°。

髋屈肌位于髋关节额状面上屈伸轴的前方,有髂腰肌、股直肌、阔筋膜张肌、缝匠肌,和耻骨肌。其中最强有力的为髂腰肌。该肌收缩可使大腿屈曲、外旋;限制大腿后伸。髂腰肌对形成腰椎前凸起重要作用,它松弛时,腰椎前凸减小;紧张时,腰椎前凸增大。缝匠肌可产生 2kg 的张力,但 9/10 的力消耗于屈曲活动中。股直肌可产生 5kg 的张力,也是双关节肌,行路时,发挥屈髋、伸膝的作用。阔筋膜张肌除作为外展肌稳定骨盆外,还是有力的髋屈肌。

【病因病机】

因脑损伤致对侧腰大肌、髂肌,股直肌、缝匠肌、阔筋膜张肌、耻骨肌、短收肌、长收肌、大收肌失去了中枢神经的支配,导致该肌群肌力下降,髋关节屈曲无力。

【肌力评定】

检查方法:髋关节尽量屈曲达 120°~130°。患者坐位,双侧小腿沿床缘垂下,患者双手抓住床沿以固定躯干,固定骨盆于后倾位。在膝关节近端加较大或中等阻力,患者做屈曲髋关节运动达全范围。根据其髋关节屈肌的肌力,作出 0~5 级的肌力评定。

【针刺方法】

选择病变侧脑损伤的区域穴位及对侧主动肌:腰大肌、髂肌肌腹穴位;副动肌:股直肌、缝匠肌、阔筋膜张肌、耻骨肌、短收肌、长收肌、大收肌肌腹穴位。头针穴位连接电针治疗机的一个负极;正极连接腰大肌、髂肌肌腹穴位。另一组治疗电极连接股直肌、缝匠肌、阔筋膜张肌、耻骨肌、短收肌、长收肌、大收肌肌腹穴位。针刺用斜刺或直刺刺法(如腰大肌、髂肌肌腹穴位),每次电针治疗 20 分钟,每天一次,10 次为一疗程。

【注意事项】

针刺时,注意避开血管。

三、髋关节伸展无力的治疗

髋的伸展是下肢伸于额面后方的运动,主动伸展约 20°,强力伸展约 30°。臀大肌是最有力的伸肌,此肌横断面约 66cm²,收缩距离为 15cm,可产生相当于 38kg 的力。通常走路时,臀大肌不起太大作用,只腘绳肌伸大腿;当跑、跳、上楼或爬山时,臀大肌强力收缩,臀中肌亦协助发挥作用。臀大肌麻痹时,身体向后倾斜,患者常用手托患侧的臀部帮助行走。腘绳肌和大收肌坐骨部亦是髋的有力伸肌,腘绳肌可产生约 22kg 的力,为臀大肌肌力的

2/3。它们可屈膝关节。腘绳肌和股四头肌协同,固定膝于伸直位时,可增强其后伸大腿的作用。股二头肌和半膜肌对髋关节的作用比对膝关节的作用稍大,而半腱肌对两个关节同等重要。腘绳肌受 L_4、L_5 和 S_1~S_3 脊神经前支支配,马尾部肿瘤压迫常引起腘绳肌挛缩或痉挛或紧张。

【病因病机】

因脑损伤致对侧臀大肌、半腱肌、半膜肌、股二头肌(长头)等失去了中枢神经的支配,导致该肌群肌力下降,髋关节伸展无力。

【肌力评定】

检查方法:髋关节尽量伸展达 10°~20°。患者俯卧,固定骨盆。如单纯检查臀大肌肌力,膝关节需屈曲。在膝关节近端加较大或中等阻力,患者伸展髋关节达全范围。根据髋关节伸展肌的肌力,作出 0~5 级的肌力评定。

【针刺方法】

选择病变侧脑损伤的区域穴位及对侧主动肌:臀大肌、半腱肌、半膜肌、股二头肌(长头)肌腹穴位等。头针穴位连接电针治疗机的一个负极;正极连接臀大肌、半腱肌肌腹穴位。另一组治疗电极连接半膜肌、股二头肌(长头)肌腹穴位。针刺用平刺或斜刺法,每次电针治疗 20 分钟,每日一次,10 次为一个疗程。

【注意事项】

针刺时,注意避开血管。

四、髋关节外展无力的治疗

髋的外展是下肢向外离开正中面的运动。范围:0~60°。参与外展的肌肉为臀中肌、臀小肌和阔筋膜张肌,臀大肌上部纤维和梨状肌亦起辅助作用。臀中肌是主要外展肌,其全部纤维参与外展。臀中肌的横断面积为 $40cm^2$,收缩距离是 11cm,可产生 16kg 的力。臀小肌的横断面积为 $15cm^2$,收缩距离是 9cm,可产生 5kg 的力。臀中肌与臀小肌共同收缩可在额面上有效地稳定骨盆。阔筋膜张肌除屈大腿外,还可使大腿外展,肌力相当于 7.6kg,杠杆臂比臀中肌为长。因此,单腿站立时,阔筋膜张肌是重要的稳定者,可防止骨盆倾向对侧。

【病因病机】

因脑损伤致对侧臀中肌、臀小肌、阔筋膜张肌、臀大肌(上部肌束)失去了中枢神经的支配,导致该肌群肌力下降,髋关节外展无力。

【肌力评定】

检查方法:髋关节从中立位尽量外展达 45°。患者侧卧,髋关节轻度过伸,下肢适度屈曲,固定骨盆。在膝关节近端加较大或中等阻力,患者外展髋关节达全范围,不伴外旋。根据患者髋关节外展肌的肌力,作出 0~5 级的肌力评定。

【针刺方法】

选择病变侧脑损伤的区域穴位及对侧主动肌:臀中肌肌腹穴位;副动肌:臀小肌、阔筋膜张肌、臀大肌(上部肌束)肌腹穴位。头针穴位连接电针治疗机的一个负极;正极连接臀中肌肌腹穴位。另一组治疗电极连接臀小肌、阔筋膜张肌、臀大肌(上部肌束)肌腹穴位。针刺用平刺或斜刺法,每次电针治疗 20 分钟,每日一次,10 次为一个疗程。

【注意事项】

针刺时,注意避开血管。

五、髋关节内收无力的治疗

髋的内收是下肢从外展位朝向身体正中的运动,范围 60°~0°。两下肢相贴时,不发生内收。双脚站立时,内收肌主要作用是稳定骨盆:"立正"姿势时,内收肌强力收缩使两腿紧贴;在骑马、滑雪、攀岩、蛙泳等运动中,内收肌起重要作用。

髋内收肌:包括耻骨肌、长收肌、短收肌、大收肌、和股薄肌。此外,臀大肌、股方肌、闭孔内肌、闭孔外肌和腘绳肌也有内收大腿的作用。

大收肌是最强大的内收肌,大收肌可产生 13kg 的力。此肌居髋关节额状轴的后方,还有后伸大腿或使骨盆后倾、髋外旋、内旋的作用。长收肌近似三角形,其内收大腿的力量不低于大收肌;此外,它还有内旋大腿和前屈大腿的作用。

【病因病机】

因脑损伤致对侧大收肌、短收肌、长收肌、耻骨肌、股薄肌失去了中枢神经的支配,导致该肌群肌力下降,髋关节内收无力。

【肌力评定】

检查方法:髋关节尽量内收达 20°~30°。患者侧卧位,被检的下肢置于检查台上,检查者一手托起上方的下肢,使之髋关节呈外展 25°,另一手在被检下肢的膝关节近端加较大或中等阻力,患者内收髋关节达到与上方下肢相接触的范围。根据患者髋关节内收肌的肌力,作出 0~5 级的肌力评定。

【针刺方法】

选择病变侧脑损伤的区域穴位及对侧主动肌:大收肌、短收肌、长收肌、耻骨肌、股薄肌肌腹穴位。头针穴位连接电针治疗机的一个负极;正极连接大收肌、短收肌肌腹穴位。另一组治疗电极连接长收肌、耻骨肌、股薄肌肌腹穴位。针刺用平刺或斜刺法,每次电针治疗 20 分钟,每日一次,10 次为一个疗程。

【注意事项】

针刺时,注意避开血管。

六、髋关节外旋无力的治疗

【病因病机】

因脑损伤致对侧闭孔内肌、闭孔外肌、股方肌、梨状肌、臀大肌、缝匠肌、股二头肌(长头)失去了中枢神经的支配,导致该肌群肌力下降,髋关节外旋无力。

【肌力评定】

检查方法:髋关节尽量外旋达 40°~50°。患者坐位,被检下肢膝下放一衬垫,双下肢沿检查台垂下,双手扶住检查台缘以固定骨盆。检查者一手在膝关节上方施加反向压力以防髋关节外展和屈曲,另一手在踝关节内侧加较大或中等阻力,患者外旋髋关节达全范围。患者不能抬高骨盆、试图屈膝或外展髋关节来辅助髋关节的外旋运动。根据患者髋关节外旋肌的肌力，作出 0~5 级的肌力评定。

【针刺方法】

选择病变侧脑损伤的区域穴位及对侧主动肌：闭孔内肌、闭孔外肌、股方肌、梨状肌、臀大肌肌腹穴位；副动肌：缝匠肌、股二头肌（长头）肌腹穴位。头针穴位连接电针治疗机的一个负极；正极连接闭孔内肌、闭孔外肌、股方肌、梨状肌、臀大肌肌腹穴位。另一组治疗电极连接缝匠肌、股二头肌（长头）肌腹穴位。针刺用平刺或斜刺法，每次电针治疗 20 分钟，每日一次，10 次为一个疗程。

【注意事项】

针刺时，注意避开血管。

七、髋关节内旋无力的治疗

【病因病机】

因脑损伤致对侧臀小肌、阔筋膜张肌；臀中肌、半腱肌、半膜肌失去了中枢神经的支配，导致该肌群肌力下降，髋关节内旋无力。

【肌力评定】

检查方法：髋关节尽量内旋达 35°~45°。患者坐位，被检下肢膝下放一衬垫，双下肢沿检查台缘垂下，双手扶住床缘以固定骨盆，检查者一手在膝关节上方加反向压力以防髋关节内收和屈曲，另一手在踝关节内侧加较大或中等阻力，患者内旋髋关节达全范围。根据其髋关节内旋肌的肌力，作出 0~5 级的肌力评定。

【针刺方法】

选择病变侧脑损伤的区域穴位及对侧主动肌：臀小肌、阔筋膜张肌肌腹穴位；副动肌：臀中肌、半腱肌、半膜肌肌腹穴位。头针穴位连接电针治疗机的一个负极；正极连接臀小肌、阔筋膜张肌肌腹穴位。另一组治疗电极连接臀中肌、半腱肌、半膜肌肌腹穴位。针刺用平刺或斜刺法，每次电针治疗 20 分钟，每日一次，10 次为一个疗程。

【注意事项】

针刺时,注意避开血管。

八、膝关节屈曲无力的治疗

膝屈伸运动轴:膝的伸屈运动系围绕横轴在矢状面进行的,其运动轴不在膝关节线上,而是贯穿两股骨髁的后上方,并且运动轴不是固定的,随屈伸运动而移位。因此,膝关节的枢轴(即横轴)在膝关节线上方,股骨髁中、后 1/3 交界处。此点是关节的中心。

膝的滚动和滑动:一个物体沿一固定横轴进行运动,称转动。当物体转动时,运动轴亦向前运动,则构成滚动。如一物体转动时,其表面许多点与对面静止物体的某一点相接触,则为滑动。股骨髁在胫骨髁上的运动即兼有滚动和滑动两种形式。

膝关节仅有一块良好的伸肌,即股四头肌。肌肉的四个头附着在髌骨上并由此通过髌韧带延续到胫骨结节上,该肌四个头均由股神经支配,这一神经损伤将影响主动的抗重力伸膝。但是,在平地慢慢走路时,股四头肌麻痹时的步态可能接近正常。因为通过其他的肌肉的作用使持重的自然膝伸展保持在伸直位。在走路时,股四头肌麻痹的肢体向前摇摆不足以产生屈膝,肢体将是基本稳定的。

髂胫束的主要部分在膝外侧,通过膝关节中心的稍前方,其伸膝的作用不明显。

屈膝很大程度上由半腱肌、半膜肌、股二头肌、股薄肌和缝匠肌进行。股二头肌的长头仅在膝部半屈时有作用,进一步屈曲变为松弛。腓肠肌、跖肌和腘肌也有屈肌的作用。腘肌的收缩有利于膝部的稳定。

膝部的旋转肌主要有缝匠肌、股薄肌,半腱肌、半膜肌是小腿的内旋肌。附着在腓骨上的股二头肌是小腿唯一明显的外旋肌。

腘绳肌由坐骨神经支配,缝匠肌由股神经支配,股薄肌由闭孔神经支配,腓肠肌、跖肌和腘肌由胫神经支配。股神经的损伤将影响膝部的伸直。坐骨神经的严重损伤还使膝部不能屈曲和旋转,并且小腿及足的肌肉也发生麻痹,这样就导致了连枷样肢体。总之,膝部的运动是由一些肌肉的共同作用完成的。

【病因病机】

因脑损伤致对侧股二头肌、半腱肌、半膜肌、腘肌、缝匠肌、股薄肌、腓肠肌失去了中枢神经的支配,导致该肌群肌力下降,膝关节屈曲无力。

【肌力评定】

检查方法:膝关节尽量屈曲达 135°~145°。患者俯卧位(也可以侧卧位检查),两下肢伸直,检查者一手固定骨盆,另一手握住踝关节上方,分别使小腿呈外旋位(查股二头肌)和内旋位(查半腱肌、半膜肌),并同时加较大或中等阻力,患者屈膝达全范围。根据膝关节屈肌的肌力,作出 0~5 级的肌力评定。

【针刺方法】

选择病变侧脑损伤的区域穴位及对侧主动肌:股二头肌、半腱肌、半膜肌肌腹穴位;副动肌:腘肌、缝匠肌、股薄肌、腓肠肌肌腹穴位。头针穴位连接电针治疗机的一个负极;正极连接股二头肌、半腱肌、半膜肌肌腹穴位。另一组治疗电极连接腘肌、缝匠肌、股薄肌、腓肠肌肌腹穴位。针刺用平刺或斜刺法,每次电针治疗 20 分钟,每日一次,10 次为一个疗程。

【注意事项】

针刺时,注意避开血管。

九、膝关节伸展无力的治疗

【病因病机】

因脑损伤致对侧股四头肌失去了中枢神经的支配,导致该肌群肌力下降,膝关节伸展无力。

【肌力评定】

检查方法:膝关节从屈曲位尽量伸展达 0°。患者坐位,两下肢沿检查台缘垂下,患者双手抓牢台缘以固定躯干。固定大腿,但勿在股四头肌上方加压,另一手在踝关节上方加较大或中等阻力,患者伸展膝关节达全范围。根据膝关节伸展肌的肌力,作出 0~5 级的肌力评定。

【针刺方法】

选择病变侧脑损伤的区域穴位及对侧主动肌:股四头肌肌腹穴位。头针穴位连接电针治疗机的一个负极;正极连接股四头肌(内侧头或外侧头等)肌腹穴位。针刺用平刺或斜刺法,每次电针治疗 20 分钟,每日一次,10 次为一个疗程。

【注意事项】

针刺时,注意避开血管。

【病例简介】

刘某,男,15 岁,山西闻喜东镇中学学生。在 1975 年 4 月,因为儿时患小儿麻痹致右侧大腿股四头肌发育不良,呈萎缩状态,伸膝无力。上体育课跑步时出现跛行,比正常学生速度显著缓慢,影响学生运动形象及体育成绩,要求治疗。用神经肌腹针刺疗法,电针治疗股直肌、骨间肌、股内侧肌、股外侧肌肌腹穴位,每日一次,每次选择 4~6 个穴位,电针治疗 20~30 分钟,10 次一个疗程,经过 3 个疗程的治疗,股四头肌的体积显著增加,右侧大腿周径与健侧大腿周径比较差异不显著,肌力大致正常。跑步姿势、速度近于正常。

十、踝关节跖屈无力的治疗

1. 足部运动轴

(1) 横轴:贯穿两踝,内踝稍下,跗骨窦和外踝前缘,足可以围绕此轴在矢状面上行背屈运动、跖屈运动。

(2) 垂直轴:与小腿长轴一致,在膝屈曲状态下,足在水平面上做内收和外展运动。足尖指向内侧为内收,指向外侧为外展。内收与外展运动不全发生在膝关节,其中一部分发生在距下和距跟舟关节。

(3) 矢状轴:通过中间楔骨和第二趾的长轴,足沿此轴使足底朝其中的胫骨前肌和向内、外,足底朝内下,足底朝外下。

2. 足运动轴与肌肉的关系　通过踝横轴前方的四块肌肉可使足背屈,

踇长伸肌居足矢状轴内侧,除使足背屈外,还可使足内收和旋后。趾长伸肌和腓骨第三肌居足矢状轴外侧,除使足背屈外,还可使足外展和旋前。

通过踝横轴后方的六块肌肉可使足跖屈。其中胫骨后肌、趾长屈肌和踇长屈肌通过足矢状轴内侧,除使足跖屈外,还可使足内收和旋后。腓骨长、短肌通过足矢状轴外侧,除使足跖屈外,还可使足外展和旋前。

踝的背屈肌:位于踝关节横轴前方的肌肉皆为背屈肌(伸肌),有胫骨前肌、踇长伸肌、趾长伸肌和腓骨第三肌。

胫骨前肌和腓骨第三肌对足的作用是直接的。胫骨前肌在站立时是平静的;走路迈步时,足产生背屈和旋后的动作,胫骨前肌最为活跃,当身体后部有超重趋向时,胫骨前肌向前牵引小腿,以帮助身体维持平衡。

趾长伸肌、踇长伸肌通过趾骨作用于足。如果足趾被骨间肌稳定于垂直位,趾长伸肌可屈踝。如果骨间肌麻痹,踝背屈时则伴以趾的爪状变形;同样,踇长、短屈肌和踇展肌使踇趾稳定后,踇长伸肌才能踝背屈。如果这几块肌肉麻痹,踝背屈时,踇趾将出现爪状趾。

踝的跖屈肌:踝的所有跖屈肌皆位于踝关节横轴后方。有小腿三头肌,胫骨后肌、踇长屈肌、趾长屈肌、腓骨长肌和腓骨短肌。

小腿三头肌行于踝关节横轴正后方,是一块原发跖屈肌。它有三个肌腹,腓肠肌有内、外侧头,为双关节肌,兼有屈膝作用;比目鱼肌肌腹很大,起于胫腓骨后面及比目鱼肌腱弓,三肌腹向下会合,成为跟腱,抵于跟结节。膝关节伸展时,腓肠肌是最有效的牵张肌;当膝屈曲时,腓肠肌最大限度松弛。

任何一种伸膝屈踝的运动,如爬山、上楼、跑步等动作,都能促进腓肠肌活动。

【病因病机】

因脑损伤致对侧腓肠肌、比目鱼肌;胫骨后肌、腓骨长肌、腓骨短肌、踇长屈肌、趾长屈肌、跖肌失去了中枢神经的支配,导致该肌群肌力下降,踝关节跖屈无力。

【肌力评定】

检查方法:踝关节尽量跖屈达 45°~55°。患者呈站立位,膝关节伸展,叫患者抬高足跟从地面达跖屈全范围,患者轻松地完成本项运动 4~5 次,而不出现疲劳感,或仅能完成本项运动 2~3 次而出现疲劳感。根据患者踝关节跖屈肌的肌力,作出 0~5 级的肌力评定。

【针刺方法】

选择病变侧脑损伤的区域穴位及对侧主动肌:腓肠肌、比目鱼肌肌腹穴位;副动肌:胫骨后肌、腓骨长肌、腓骨短肌、跗长屈肌、趾长屈肌、跖肌肌腹穴位。头针穴位连接电针治疗机的一个负极;正极连接腓肠肌、比目鱼肌肌腹穴位。另一组治疗电极连接胫骨后肌、腓骨长肌、腓骨短肌、跗长屈肌、趾长屈肌、跖肌肌腹穴位。针刺用平刺或斜刺法,每次电针治疗 20 分钟,每日一次,10 次为一个疗程。

【注意事项】

针刺时,注意避开血管。

十一、踝关节背屈并内翻无力的治疗

【病因病机】

因脑损伤致对侧胫前肌失去了中枢神经的支配,导致该肌群肌力下降,踝关节背屈并内翻无力。

【肌力评定】

检查方法:踝关节尽量背屈达 15°~25°。患者坐位,双侧小腿沿检查台缘垂下,检查者一手在踝关节上方以固定小腿,另一手在足背内侧加较大或中等阻力,患者足背屈、内翻达全范围。根据其踝关节背屈并内翻的肌力,作出 0~5 级的肌力评定。

【针刺方法】

选择病变侧脑损伤的区域穴位及对侧主动肌:胫前肌肌腹穴位。头针穴位连接电针治疗机的一个负极;正极连接胫前肌肌腹穴位。针刺用平刺或斜刺法,每次电针治疗 20 分钟,每日一次,10 次为一个疗程。

【注意事项】

针刺时,注意避开血管。

十二、足内翻无力的治疗

【病因病机】

因脑损伤致对侧胫后肌、趾长屈肌、踇长屈肌、腓肠肌(内侧头)失去了中枢神经的支配,导致该肌群肌力下降,足内翻无力。

【肌力评定】

检查方法:患足尽量内翻达 30°~40°。患者侧卧位,踝关节轻度跖屈位,检查者用手固定小腿,另一手在足前部内缘加较大或中等阻力,患者足内翻达全范围。根据足内翻肌的肌力,作出 0~5 级的肌力评定。

【针刺方法】

选择病变侧脑损伤的区域穴位及对侧主动肌:胫后肌肌腹穴位;副动肌:趾长屈肌、踇长屈肌、腓肠肌肌腹(内侧头)穴位。头针穴位连接电针治疗机的一个负极;正极连接胫后肌肌腹穴位。另一组治疗电极连接趾长屈肌、踇长屈肌、腓肠肌肌腹(内侧头)穴位。针刺用平刺或斜刺法,每次电针治疗 20 分钟,每日一次,10 次为一个疗程。

【注意事项】

针刺时,注意避开血管。

十三、足外翻无力的治疗

【病因病机】

因脑损伤致对侧腓骨长肌、腓骨短肌、趾伸长肌、第三腓骨肌失去了中枢神经的支配,导致该肌群肌力下降,足外翻无力。

【肌力评定】

检查方法:患足尽量外翻达 15°~25°。患者侧卧位或仰卧位,踝关节呈中立位,固定小腿,在足外侧缘加较大或中等阻力,患者下压第一跖骨头的同时足外翻达全范围。根据足外翻肌的肌力,作出 0~5 级的肌力评定。

【针刺方法】

选择病变侧脑损伤的区域穴位及对侧主动肌:腓骨长肌、腓骨短肌肌腹穴位;副动肌:趾伸长肌、第三腓骨肌肌腹穴位。头针穴位连接电针治疗机的一个负极;正极连接腓骨长肌、腓骨短肌肌腹穴位。另一组治疗电极连接趾伸长肌、第三腓骨肌肌腹穴位。针刺用平刺或斜刺法,每次电针治疗20分钟,每日一次,10次为一个疗程。

【注意事项】

针刺时,注意避开血管。

十四、跖趾关节屈曲无力的治疗

【病因病机】

因脑损伤致对侧趾短屈肌、蚓状肌、踇长屈肌、骨间肌、小趾短屈肌、趾长屈肌、趾短屈肌失去了中枢神经的支配,导致该肌群肌力下降,跖趾关节屈曲无力。

【肌力评定】

检查方法:足趾尽量屈曲达35°~45°。患者仰卧,踝关节呈中立位,固定跖骨。在近侧趾跖面加较大或中等阻力,患者在保持趾间关节于伸展位时屈跖趾关节达全范围。根据患者跖趾关节屈肌的肌力,作出0~5级的肌力评定。

【针刺方法】

选择病变侧脑损伤的区域穴位及对侧主动肌:踇趾跖趾关节屈曲是趾短屈肌,外侧四个趾的跖趾关节屈曲是蚓状肌肌腹穴位;副动肌:前者是踇长屈肌;后者是骨间肌、小趾短屈肌、趾长屈肌、趾短屈肌肌腹穴位。头针穴位连接电针治疗机的一个负极;正极连接趾短屈肌、蚓状肌肌腹穴位。另一组治疗电极连接踇长屈肌、骨间肌、小趾短屈肌、趾长屈肌、趾短屈肌肌腹穴位。针刺用平刺或斜刺法,每次电针治疗20分钟,每日一次,10次为一个疗程。

【注意事项】

针刺时,注意避开血管。

十五、趾间关节屈曲无力的治疗

【病因病机】

因脑损伤致对侧蹬长屈肌,趾短屈肌、趾长屈肌失去了中枢神经的支配,导致该肌群肌力下降,趾间关节屈曲无力。

【肌力评定】

检查方法:足趾间关节尽量屈曲达 50°~80°。患者仰卧,踝关节呈中立位,固定近节趾骨和中节趾骨,分别在中节趾骨基底、远节趾骨基底加较大或中等阻力,患者屈足趾达全范围。根据其趾间关节屈肌的肌力,作出 0~5 级的肌力评定。

【针刺方法】

选择病变侧脑损伤的区域穴位及对侧主动肌:蹬趾趾间关节屈曲是蹬长屈肌肌腹穴位,外侧四趾近、远端趾间关节屈曲分别是趾短屈肌、趾长屈肌肌腹穴位。头针穴位连接电针治疗机的一个负极;正极连接蹬长屈肌肌腹穴位。另一组治疗电极连接趾短屈肌、趾长屈肌肌腹穴位。针刺用平刺或斜刺法,每次电针治疗 20 分钟,每日一次,10 次为一个疗程。

【注意事项】

针刺时,注意避开血管。

十六、跖趾关节及蹬趾趾间关节伸展无力的治疗

【病因病机】

因脑损伤致对侧趾长伸肌、趾短伸肌、蹬长伸肌失去了中枢神经的支配,导致该肌群肌力下降,跖趾关节及蹬趾趾间关节伸展无力。

【肌力评定】

检查方法:跖趾关节及蹬趾趾间关节尽量屈曲达 75°~85°。患者仰卧,踝关节呈中立位,固定跖骨或蹬趾的远节趾骨,在近节趾骨、蹬趾远节趾骨背侧加较大或中等阻力,患者跖趾关节和蹬趾趾间关节伸展达全范围。根据跖趾关节及蹬趾趾间关节伸展肌的肌力,作出 0~5 级的肌力评定。

【针刺方法】

选择病变侧脑损伤的区域穴位及对侧主动肌：前者是趾长伸肌、趾短伸肌肌腹穴位，后者是踇长伸肌肌腹穴位。头针穴位连接电针治疗机的一个负极；正极连接踇长伸肌肌腹穴位。另一组治疗电极连接趾长伸肌、趾短伸肌肌腹穴位。针刺用平刺或斜刺法，每次电针治疗 20 分钟，每日一次，10 次为一个疗程。

【注意事项】

针刺时，注意避开血管。

【病例简介】

1. 王某，女，16 岁，学生，山西新绛人。1984 年 11 月因脑血管畸形破裂致颅内血肿，急诊在全身麻醉下进行颅内血肿清除术后，出现右侧躯干、上肢、下肢瘫痪，经用"神经肌腹针刺疗法"电针治疗 3 周，患者肢体的运动、感觉功能完全恢复正常。尤其是右手指不能左右运动时，通过针刺手部的蚓状肌肌腹穴位恢复了右手指左右运动的功能，使患者右手写字的能力恢复至病前，恢复了学业。

2. 刘某，男，82 岁，离休老干部。2004 年 9 月发生急性脑梗死合并右侧肢体瘫痪，不能仰卧坐起、翻身（即躯干运动无力）及右侧上肢、下肢运动障碍，不能行走。经神经内科用输液活血化瘀，营养支持，针灸，按摩、康复训练等治疗半月，效果不显著。采用"神经肌腹针刺疗法"，电针腰神经丛、躯干肌（腹直肌、腹外斜肌、腹内斜肌、斜方肌、冈上肌、冈下肌、胸大肌肌腹穴位等）、上肢（三角肌、肱二头肌、肱桡肌肌腹穴位等）、下肢（股四头肌、内收肌、胫前肌群等）肌腹穴位，每次电针治疗 20 分钟，每日一次，经 3 次治疗躯干，上肢、下肢肌力明显提高；经 14 次治疗，躯干、上肢、下肢屈伸等功能恢复趋于正常，可以自主行走。

3. 患者，女，76 岁，山西朔州市人。2012 年 10 月因脑梗死合并左侧肢体瘫痪，语言尚可，躯干屈曲无力，不能自行坐立；左上肢运动无力，左下肢不能站立、行走。经脑血管病专科医院用输液活血化瘀，营养支持，头针、体针、三针疗法，按摩、康复训练等治疗半月，效果不显著。患者要放弃治疗，要求回家。用"神经肌腹针刺疗法",经针刺腰神经丛、腰大肌、髂腰肌、腹直肌、腹外斜肌、腹内斜肌腹穴位等,及上肢、下肢相关神经肌腹穴位,每日一次,每次电针治疗 20 分钟,10 次一个疗程。经一个疗程治疗,患者躯干、上肢、下肢运动能力基本恢复,可以行走、出院。

4. 张某,男,74 岁,河北廊坊市某国营企业原副厂长。2015 年 10 月 30 日,因高血压控制不佳,突发右脑出血,出血量达 150ml 左右,昏迷 3 个月。合并偏瘫、偏盲、面瘫。经北京某康复医院进行治疗 4 个月,又在廊坊某康复医院治疗一年余,语言、意识基本恢复正常。在他人的帮助下可以坐起、拄拐行走。经检查:颈部活动正常,面部有左侧口裂关闭不佳致流口水;右上肢:肩关节不能活动,肌力 0~1 级,肘关节屈、伸肌力 1 级;躯干屈肌肌力 2 级(在他人帮助下很难坐起),侧屈 1~2 级,左大腿屈曲肌力 2 级,后伸肌力 1 级,小腿伸展肌力 2 级,屈曲 1 级;踝关节背屈 0 级。

2017 年 9 月 7 日,开始用"神经肌腹针刺疗法"进行治疗,对左侧口裂关闭不佳而流口水问题:针刺左侧上、下口轮匝肌肌腹穴位一次,口裂关闭肌力改善,3 次治疗,已不流口水。对肩关节不能运动问题,经电针胸大肌、斜方肌、菱形肌、肩胛提肌、冈上肌、冈下肌、三角肌腹穴位等 3 次,出现肩部运动,20 次(每日 2 次)治疗,可以克服一定阻力做拉锯的动作,连续 100 次,后来达 300 次,肌力 3+ 级。躯干屈肌无力问题,经电针腰大肌、髂腰肌、腹直肌、腹外斜肌穴位等,经 10 天治疗,躯干屈肌肌力 3+ 级,可以在他人帮助下做仰卧起坐 10 个以上。对大腿不能后伸问题,经电针臀大肌、股二头肌、半腱肌、半膜肌腹穴位等 20 次,大腿可以后伸了,肌力 3 级,站立稳,行走有力。

第六节　吞咽障碍的治疗

一、概述

脑卒中后吞咽障碍是指由于与吞咽有关的神经损伤,导致吞咽的一个或多个阶段出现各种症状的一组临床综合征。即假性球麻痹或真性球麻痹，其导致吞咽肌肉麻痹，肌张力增高，咽反射减弱、迟缓，患者出现流口水、构音障碍、进食呛咳、湿性啰音、反复肺部感染、口腔失用等异常表现。吞咽障碍可以使患者误吸食物或者水进入气道，引起吸入性肺炎、呛咳，甚至窒息；而食物、水分摄入不足，可引起营养不良和脱水。

（一）吞咽障碍的分类

1. 吞咽障碍按照病因可分为真性球麻痹和假性球麻痹

（1）真性球麻痹与假性球麻痹的鉴别要点，见下表（表 10-2）：

表 10-2　真性球麻痹与假性球麻痹的鉴别要点表

类别	真性球麻痹	假性球麻痹
病变部位	疑核、舌咽、迷走神经	双侧皮质脑干束
下颌	反射消失	亢进
咽反射	消失	存在
强哭强笑	无	有
舌肌萎缩	常有	无
双侧锥体束征	无	常有

（2）真、假性球麻痹摄食 - 吞咽障碍的临床表现

1）假性球麻痹：摄食 - 吞咽障碍由双侧皮质核束受损引起，在摄食 - 吞咽准备期、口腔期障碍严重，咀嚼、食团形成、移送困难。其症状有：不知进食顺序，重复相同的动作，进食中说话而使误咽危险增加，容易忽略餐桌一侧的食物，舌部和咬肌功能正常却无法吞咽塞入口内的食物。

2）真性球麻痹：由损害脑干延髓吞咽中枢的病灶引起，摄食 - 吞咽障碍主要发生在咽部期，吞咽反射的诱发极其微弱甚至消失。由于喉部抬高不够，且食管入口处扩张状况不好，环状咽肌不够松弛，导致食团在咽部滞留，常发生吞咽后的误咽。

2. 按照吞咽时相分为三期障碍

（1）口腔期：咀嚼无力，食物不能向后推动，从口角流出，或者存于颊肌与牙床之间，或从鼻腔中流出，伴有流涎且不能自控。

（2）咽期：主要是误吸，食物或者水进入气道，患者可出现咳嗽、气短、吞咽后频繁清嗓或者音质改变。

（3）食管期：食管肌的肌力减弱，食物无法下推到胃，形成机械性梗阻；肌张力异常，可引起食管痉挛。

（二）检查方法

1. 反复唾液吞咽测试（RSST）　该方法具体操作如下：被检查者取坐位或半坐位。检查者将手指放在被检查者的喉结及舌骨处，让其尽量快速反复吞咽，喉结及舌骨随着吞咽运动，越过手指，向前上方移动再复位，确认这种上下运动的强度及距离。如30秒以内能空吞咽3次，则认为进食是可能的；如能空吞咽0~1次，说明进食有问题。

2. 饮水测试　具体操作方法如下：让患者在坐位状态下，饮30ml常温水，观察水全部饮完的状况及时间。观察饮水时，有无呛咳情况。评估标准：5秒以内1次饮完为正常；1次饮完，在5秒以上或分2次饮完为可疑；达不到上述标准为异常。

二、口腔期吞咽无力的治疗

【病因病机】

不论是真性球麻痹还是假性球麻痹，引起的口腔期吞咽无力，主要是患侧管理吞咽功能的脑组织受损，致对侧咬肌、颞肌、翼内肌、翼外肌、颊肌、颏肌、降下唇肌、口轮匝肌等收缩无力，所致的吞咽无力，食物不能向后推动，从口角流出，或者存于颊肌与牙床之间，或者从鼻腔中流出，许多患者同时伴有流涎且不能自控。

【肌力评定】

检查方法：让患者做向上、向外抬起口角外侧（微笑表情）；或并拢口唇，向外牵拉口角（自鸣得意表情）；或并拢口唇，缩两颊部（吹哨动作）。颞肌、咬肌与翼内肌肌力检查：让患者做紧紧闭合上、下颌（咬牙）动作；翼内、外肌肌力（左侧）检查：让患者使下颌向右、前侧、向左方向运动。根据患者口腔期吞咽肌的肌力，作出0~5级的肌力评定。

【针刺方法】

选择患侧头针运动区的下部或平衡区及对侧舌肌(主要是舌纵肌、舌横肌、颏舌肌等)、咽上缩肌、咽中缩肌、咽下缩肌、咬肌、翼内肌、翼外肌、颊肌、颏肌、降下唇肌、口轮匝肌肌腹穴位等。头针穴位连接电疗机输出线的负极，正极连接颞肌的前、中、后部肌腹穴位，自前向后每间隔 1.5cm 选一个进针穴位，即前、中、后 3 个穴位。每次选一个穴位，交替进行。另 1~2 组治疗机输出线的正、负极连接上述肌腹穴位进行治疗(参考穴位篇)。多采用平刺法，每次电针治疗 20 分钟，每日一次，10 次为一个疗程。

【注意事项】

针刺时，注意避开血管，避免刺入口腔。

三、咽期吞咽无力的治疗

【病因病机】

不论是真性球麻痹还是假性球麻痹，引起的咽期吞咽无力，主要是患侧管理吞咽功能的脑细胞受损，对侧二腹肌前腹、下颌舌骨肌、颏舌骨肌、舌体肌；肩胛舌骨肌、胸骨舌骨肌、胸骨甲状肌、甲状舌骨肌等收缩无力及喉返神经麻痹致声门关闭不全，引起吞咽困难及误吸，食物或者水进入气道，患者可出现咳嗽、气短、吞咽后频繁清嗓或者音质改变。部分患者没有临床症状，易出现隐匿性误吸。

【肌力评定】

检查方法：被检查者原则上应采取坐位；坐位有困难时用半坐位。检查者将手指放在被检查者的喉结及舌骨处，让其尽量快速反复吞咽，喉结及舌骨随着吞咽运动，越过手指，向前上方移动再复位，确认这种上下运动的强度及距离。根据患者咽期吞咽肌的肌力，作出 0~5 级的肌力评定。

【针刺方法】

选择病变侧焦氏头针运动区的下部或平衡区及对侧主动肌：二腹肌前腹、下颌舌骨肌、颏舌骨肌、舌体肌、咽上缩肌、咽中缩肌肌腹穴位；副动肌：肩胛舌骨肌、胸骨舌骨肌、胸骨甲状肌、甲状舌骨肌肌腹穴位。头针穴位连接电疗机输出线的负极,正极连接二腹肌前腹、下颌舌骨肌、颏舌骨肌、舌体肌肌腹穴位。另 1~2 组治疗机输出线的正、负极分别连接肩胛舌骨肌、胸骨舌骨肌、胸骨甲状肌、甲状舌骨肌肌腹穴位。多采用平刺法或斜刺法,每次电针治疗 20 分钟,每日一次,10 次为一个疗程。

【注意事项】

针刺时,注意避开血管,避免刺入口腔。

四、食管期吞咽无力的治疗

【应用解剖】

食管是一前后扁平的肌性管状器官,是消化管各部最狭窄的部分,总长约 25cm。食管有三个生理性狭窄:第一个狭窄为食管的起始部;第二个狭窄为食管在左主支气管后方与其交叉处;第三个狭窄为食管通过膈肌的食管裂孔处,是食物容易滞留的部位。食管肌的特点:上 1/3 段为骨骼肌,下 1/3 段属于平滑肌,中 1/3 段由骨骼肌和平滑肌混合组成。食管的血液供应丰富,主要来自甲状腺动脉、锁骨下动脉、主动脉弓等。食管的神经支配:食管上部的横纹肌受舌咽神经和迷走神经的支配(迷走神经支配食管全部平滑肌)。在吞咽时,通过上述运动神经元和迷走神经传出纤维,引起食管各段的肌肉发生蠕动。支配食管下括约肌的交感神经,在静息时可促使食管下括约肌收缩,这是通过刺激食管壁内肌间神经丛所致。

吞咽动作的三个时期是按顺序连续发生的,吞咽反射的传入神经包括来自软腭(第 5、9 脑神经)、咽后壁(第 9 脑神经)、会厌(第 10 脑神经)等处脑神经的传入纤维。吞咽的基本中枢位于延髓内,支配舌、喉、咽部肌肉动作的传出纤维在第 5、9、12 脑神经中;支配食管的传出神经是迷走神经。

【病因病机】

不论是真性球麻痹还是假性球麻痹,引起的食管期吞咽无力,主要是患侧管理吞咽功能的脑细胞受损,对侧舌、咽、喉肌及食管横纹肌、平滑肌收缩无力,食物无法被下推到胃,形成机械性梗阻;如果肌张力异常增高,可引起食管痉挛。

【肌力评定】

检查方法:被检查者原则上应采取坐位;坐位有困难时用半坐位。检查者将手指放在被检查者的喉结及舌骨处,让其尽量快速反复吞咽,喉结及舌骨随着吞咽运动,越过手指,向前上方移动再复位,确认这种上下运动的强度及距离。根据患者咽期吞咽肌的肌力,作出 0~5 级的肌力评定。

【针刺方法】

选择病变侧焦氏头针运动区的下部或平衡区及对侧颈部迷走神经、舌咽神经和喉返神经及舌肌、咽上缩肌、咽中缩肌、咽下缩肌、颏肌、降下唇肌肌腹穴位等。头针穴位连接电疗机输出线的负极,正极连接颈部迷走神经、舌咽神经穴位。另 1~2 组治疗机输出线的正负极连接舌咽神经和喉返神经及舌、咽、喉部肌肌腹穴位。舌体的针刺法不能用电针及留针法,以快速针刺法(捻针 5~10 秒即起针)为宜。多采用平刺法或斜刺法,每次电针治疗 20 分钟,每日一次,10 次为一个疗程。必要时可以与下颌部电极刺激技术相结合,安全而无损伤。

【注意事项】

针刺时,注意避开血管,避免刺入口腔。

五、吞咽障碍的训练方法

1. 颈部放松　头部和躯干的过度紧张会妨碍舌部及口腔周围肌肉的运动,降低吞咽控制能力及咳出误咽物的能力。在训练前和进食前放松颈部,可防止误咽。

方法:前后左右放松颈部,或做颈部左右旋转运动以及提肩、沉肩运动,重复此运动。

2. 口腔周围肌肉的运动训练　吞咽障碍患者常常存在口腔周围肌肉无力的问题,无法进行正常的咀嚼,并形成食团。常用的训练方法主要有:

(1) 口唇张合训练:此项训练针对口轮匝肌无力的患者。可以先让患者面对镜子,独立进行紧闭口唇的练习,如果不能完成,治疗师按摩并放松患者口唇周围肌肉,然后帮助患者完成紧闭口唇的训练。当患者可以自己闭拢口唇时,治疗师让患者用口抿住压舌板,然后往外拔,患者尽量使之不被拔出,以此来训练口唇闭锁,这样有助于增强口轮匝肌的肌力。

(2) 下颌开合训练:让患者张口、闭口,不能完成时治疗师辅助患者完成。如果肌肉高度紧张,咬反射残留时,可对高度紧张的肌肉进行冷刺激、按摩和牵伸疗法,使咬肌放松。如果咬肌张力低下,可对咬肌进行振动刺激和轻拍,也可以针刺咬肌肌腹穴位等。

(3) 舌部运动训练:当患者的舌部伸展不充分时,治疗师可用纱布轻轻包住舌尖并用力向外拉,然后让患者往后收缩舌部,使舌部前后运动。拉出动作有困难时,可用勺子凸面压迫舌背以使舌平展,使舌头慢慢一点点地向外伸出。舌尖运动不良时,边用勺子凹面压迫舌部侧前方,边交互进行左右运动训练。舌部能够进行自主运动后,让舌尖向外推压舌板或者脸颊内部。

3. 冰冻柠檬棉棒刺激法　此方法针对吞咽反射减弱或消失的情况。

方法:用冰冻柠檬棉棒刺激软腭、咽后壁及舌后部等部位,应大范围(上下、前后)、长时间刺激,并慢慢移动棉棒前端。左右相同部位交替进行,最好在上、下午各进行 20~30 次。当患者可以经口进食时,在进食前用冰冻柠檬棉棒进行口腔内清洁,既能提高口腔内的敏感度,又能提高对摄食 - 吞咽的注意力,从而减少误咽。如果患者流涎较多,可用冰冻柠檬棉棒或者其他冰冷的东西从外面刺激麻痹侧唾液腺,每次 5~10 分钟,使皮肤稍稍发红即可,1 日 3 次。

4. 发声、构音训练　许多患者吞咽障碍和构音障碍往往并存,通过构音训练可以改善吞咽器官的功能,改善声带运动、鼻咽腔闭锁功能,防止食物从鼻腔流出。常用的方法有:练习发元音,并且尽可能拉长时间;把吸管放入装有水的杯子里,练习吹泡;练习吹蜡烛。

5. 呼吸训练　正常吞咽时,喉头上举使气道封闭,呼吸停止,而吞咽障碍患者有时会在吞咽时吸气,引起误咽。另外,有时由于胸廓过度紧张或呼吸肌肌力低下、咳力减弱,无法完全咳出误咽物,所以吞咽障碍患者训练时需要同时进行呼吸训练。通过训练可以调节呼吸节奏,延长呼气时间,使呼气平稳。常用的呼吸训练方法有:

（1）腹式呼吸：患者仰卧，屈膝，鼻吸气，以口呼气，吸气时给予向上方膈部的阻力；也可在腹部放上 1~2kg 的沙袋。

（2）缩口呼气：缩紧口部，尽最大努力呼气，有助于增大一次换气量，减少呼吸次数和每分钟换气量。

6. 强化声门闭锁法　两手用力推墙壁或桌子，同时发长音"啊……"原理是：正常人当胸廓固定、上肢着力时，两侧声带会有力接触。

7. 咳嗽训练　吞咽障碍患者由于肌力和体力下降，声带麻痹，咳嗽会变得无力，无法咳出误咽的食物。咳嗽训练有强化咳嗽、促进喉部闭锁的效果。

8. 吞咽模式训练　通常情况下，食物通过咽部的瞬间，呼吸无意识地停止，食物进入食管后再呼气。但吞咽障碍的患者，由于咽喉肌的麻痹或者痉挛，不能正确完成呼吸和吞咽的时机以致误咽，因而必须让他们把注意力转向有意识的呼吸。

具体方法：

（1）从鼻腔深吸一口气，然后完全屏住呼吸。

（2）空吞咽，也可以在确认口腔内卫生后用少量水来进行训练，吞咽后立即咳嗽。

第七节　失语症的治疗

一、概述

语言是人类独有的复杂认知和心理活动，是人类最重要的认知功能之一。人类大脑每天加工处理大量信息，其中最重要和最大量的就是语言符号，包括听觉和视觉符号。这些信息在脑内的加工过程与其心理过程如思维、学习和记忆有着不可分割的联系。

偏瘫的语言功能障碍主要表现为失语症和构音障碍。表现为语言的表达和理解能力的障碍，患者能听见声音但是不能辨别和理解。

构音障碍是由于发音器官本身或者支配这些器官的神经病变造成发音异常和构音不清楚,早期常伴有吞咽功能障碍,表现为喝水呛咳、流口水以及吞咽缓慢等。

(一) 解剖与临床

1. 言语器官　主要发声器官:言语的形成,主要是由肺部喷出气体,经气管进入声道,调节成声。声道包括喉、声带、咽、舌、软腭、硬腭、牙、唇。

2. 言语产生原理　呼吸系统产生气流,输送至各部。声带颤动,气流通过声门(声带间的通道)时,其压力的大小即决定声音的强弱。声带的长短和颤动频率影响音调的高低。咽部起着共鸣腔的作用。唇、牙、舌和软腭快速变换位置,改变气流状况,产生了言语中各种元音和辅音。

3. 语言中枢系统　感觉信息在颌面部的声道产生,沿第 5、7、9、10、12 脑神经传入中枢。丘脑是信息传入皮质语言中枢前的主要接收区。

语言区域:颞上回后部(22 区)称为听觉性语言中枢,此区受损伤,则为字聋。顶下小叶的角回上(39 区)称为视觉性语言中枢,若有损伤,则为字盲。额中回后部称为书写中枢,损伤后不能以书写方式表达意见。额下回中部(44 区)称为运动性语言中枢,受损伤后咽喉舌唇肌不瘫痪,但丧失说话能力,严重者仅能说出简单的字。皮质的感觉区、运动区负责控制与言语有关的随意运动。锥体系和锥体外系异常,可导致言语障碍。小脑功能失常可导致言语困难,多为构音障碍性语言困难。

脑卒中后言语障碍根据损害的范围及程度有不同的表现,主要有失语症和构音障碍性失语。

(二) 失语检查

1. 语言检查　主要通过医者与患者的谈话,了解患者对提出问题的回答情况,如提问:你叫什么名字? 住在什么地方? 门牌号是多少? 等等。根据患者回答得是否正确、流利、完善,对语言的复述是否流利、完全,对物体能否命名、是否正确,能否理解、执行口述命令,能否辨认、阅读文字、图画,以及能否书写或抄写姓名、家庭地址等来进行判断。可以按照下列内容进行检查:

(1) 口语表达：包括自发谈话、复述和命名。

(2) 听理解：包括回答是与否、听辨认、执行口头命令。

(3) 阅读：包括视读、听字辨认、朗读词并配画、朗读指令并执行、选词填空。

(4) 书写：包括写姓名和地址、抄写、系列写数、听写、看图写（或短文）。

2. 认知检查　认知是指人类对客观事物认识的过程中，对感觉输入信息的获取、编码、操作、提取和使用的过程，包括知觉、注意、记忆、思维和语言等。脑卒中后认知功能的损害，是阻碍患者肢体功能与日常生活、活动能力改善与提高的主要因素。如记忆力障碍患者因为不能记住每天康复训练的内容，而学习效率低下；执行障碍患者因为丧失主观努力，对周围事物漠不关心、反应迟钝，对能够自己完成的日常动作和康复训练，反应"懒惰"且不愿意练习；定向力障碍患者因为迷路而不能独立上街，等等。可以按照以下几个方面进行检查：

(1) 意识：包括注意力、定向力（时间、地点等）及近记忆力。

(2) 视空间功能：包括临摹和摆方块。

(3) 运用：包括口颊、上肢和复杂动作的能力。

(4) 计算：如加、减、乘、除和四则运算。

二、外侧裂周围失语综合征的治疗

本症包括运动性失语、感觉性失语和传导性失语，多见于脑梗死或者脑出血损害外侧裂周围，共同点是均有复述障碍。

（一）运动性失语症的治疗

【临床表现】

运动性失语又称表达性失语，主要表现为口语理解相对保留，表达障碍明显，说话费力，找词困难等。

【病因病机】

运动性失语多见于脑梗死或脑出血损害大脑外侧裂周围，使患侧管理语言的脑细胞受损，致对侧舌、咽、喉肌运动不协调，口语理解相对保留，表达障碍明显,说话费力等。

【功能检查】

患者以口语表达障碍最突出,轻者仅口语略不正常,偶漏字;严重者可能完全说不出,仅有咕噜声,或仅说"是"或者"不是"。复述不正常,命名困难,朗读困难等。

书写不正常,写字笨拙,有构字障碍。听写有困难;抄写也会有困难。预后视病灶大小不同。一般预后较好,可恢复到很轻的语言障碍,甚至正常。

【针刺方法】

选择病变侧焦氏头针运动区的下部、中部或平衡区及对侧舌咽神经和喉返神经及舌肌、咽下缩肌、咬肌、翼内肌、翼外肌、颊肌、颏肌、降下唇肌、口轮匝肌肌腹穴位等。头针穴位连接电疗机输出电极的负极,正极连接咬肌肌腹穴位。另1~2组治疗机输出电极的正负极分别连接上述肌腹穴位等。舌肌肌腹穴位的针刺法均采用快速针法(不留针)。其他穴位多采用平刺法或斜刺法,每次电针治疗20分钟,每日一次,10次为一个疗程。必要时可以与下颌部电极刺激技术相结合。

【注意事项】

针刺时,注意避开血管,避免刺入口腔。

(二) 感觉性失语症的治疗

感觉性失语与中枢听觉系统的相关性:来自耳蜗毛细胞的电信号沿第八对脑神经传到脑干延髓及其中的蜗神经核。讯号经纤维传送至同侧和对侧核以及上橄榄体(此处首次接收来自双耳的讯号)。传入神经直入中脑膝状体,使丘脑与皮质产生讯号联系。最后讯号终止于颞叶外侧沟下壁的颞横回上,包括41区和42区。听中枢对声音进行最后的分析,翻译并且进行有意义的联系。在上橄榄体以上各结构,尤其在胼胝体,大脑两半球均互有联系。

【临床表现】

感觉性失语又称听觉性失语,主要表现为严重听理解障碍,患者听觉正常,但不能听懂别人和自己的谈话,口语表达语速快、语量多,但是答非所问,没有实质性词句,难以理解。以流利型口语,听理解严重障碍,命名障碍和复述相对好为特征,常伴有严重的失读和失写。其口语表达中常混错语和新语量多,滔滔不绝,却不能达意,信息量低而形成明显空话或奇特性失语。

【病因病机】

感觉性失语多见于脑梗死或脑出血损害大脑外侧裂周围,使患侧听理解语言的脑细胞受损,而出现感觉性失语。

【针刺方法】

选择病变侧焦氏头针运动区的下部、语言3区及平衡区及语言2区,还可以针刺听神经穴位等。头针穴位连接电疗机输出电极的负极,正极连接语言2区或平衡区。另1~2组治疗机输出电极的正负极连接听神经穴位等。多采用平刺法或斜刺法或直刺,每次电针治疗20分钟,每日一次,10次为一个疗程。

【注意事项】

头皮血管丰富,针刺时易出血,注意压迫止血。

(三) 传导性失语症的治疗

【临床表现】

主要是大脑外侧裂与两个语言区之间的联络纤维传导不良或中断所致,患者听理解障碍相对较轻,说话快,有大量的错词,可以自己知道,欲纠正错词反而显得口吃,反应较缓慢。

【病因病机】

传导性失语多见于脑梗死或脑出血损害大脑外侧裂周围受损,使两侧听理解语言中枢传导出现异常,而出现传导性失语。

【功能检查】

传导性失语的主要特征:传导性失语属于中度失语范畴,以自发谈话流利,听理解障碍不严重,而复述不成比例地受损为特点。所谓不成比例是指与听理解障碍不成比例,因为理解障碍比复述障碍明显轻些。患者能够听懂要求复述的内容,但是不能复述。命名、阅读和书写均有不同程度障碍。

【针刺方法】

选择病变侧及健侧大脑语言中枢的相关区域,如:焦氏头针运动区的下部、语言 3 区及平衡区及语言 2 区,还可以针刺听神经穴位等。请参考感觉性失语的治疗。

【注意事项】

头皮血管丰富,针刺时易出血,注意压迫止血。

三、分水岭区失语综合征的治疗

包括经皮质运动性失语、经皮质感觉性失语和经皮质混合性失语。此类型失语具有两个共同特征:一是复述比其他语言功能相对好。二是病变部位在分水岭区,即在大脑中动脉与大脑前动脉分布交界区和大脑中动脉与大脑后动脉分布交界区。

(一) 经皮质运动性失语症的治疗

【临床表现】

经皮质运动性失语能理解他人的言语,但自己只能讲一两个简单的词或者短语,呈非流利性失语,与运动性失语类似,但是失语程度轻,复述功能保留完整。

【病因病机】

经皮质运动性失语多见于脑梗死或脑出血损害大脑优势半球额下回的分水岭区语言中枢,而出现经皮质运动性失语。

【功能检查】

经皮质运动性失语的主要临床特征:其口语表达为非流利型,说话费劲,常以手势帮助说话,有些有构音障碍。复述好的特点,可复述词、数、短语、绕口令等。另外,除了命名障碍外,阅读和书写也有缺陷,其中阅读理解比朗读要好。

【针刺方法】

选择病变侧及健侧大脑皮质语言中枢的相关区域,如焦氏头针皮质运动区的下部,语言 3 区及平衡区,语言 2 区等。头针穴位连接电疗机输出电极的负极,正极连接健侧皮质语言 2 区或平衡区。另 1~2 组治疗机输出电极的正负极与上述穴位交替进行刺激。多采用平刺法或斜刺法,每次电针治疗 20 分钟,每日一次,10 次为一个疗程。

【注意事项】

头皮血管丰富,针刺时易出血,注意压迫止血。

(二) 经皮质感觉性失语症的治疗

【临床表现】

经皮质感觉性失语主要临床特征:经皮质感觉性失语以流利型口语,听理解严重障碍,命名障碍和复述相对好为特征,常伴有严重的失读和失写。

【病因病机】

经皮质感觉性失语多见于脑梗死或脑出血损害大脑皮质分水岭区语言中枢,而出现经皮质感觉性失语。

【功能检查】

主要通过医者与患者的谈话,了解患者对提出问题的回答情况,如提问:你叫什么名字? 住在什么地方? 门牌号是多少? 等等。根据患者回答得是否正确、流利、完善,对语言的复述是否流利、完全,对物体能否命名、是否正确,能否理解、执行口述命令,能否辨认、阅读文字、图画,以及能否书写或抄写姓名、家庭地址等来进行判断。内容见下表(表 10-3):

表 10-3　经皮质感觉性失语特征表

谈话	流利性、错语、模仿言语	命名	有缺陷
口语理解	严重障碍	阅读、朗读	有缺陷
复述	好	书写	有缺陷

【针刺方法】

选择病变侧大脑皮质语言中枢的相关区域,如焦氏头针皮质运动区的下部,语言 3 区及平衡区,语言 2 区等。头针穴位连接电疗机输出电极的负极,正极连接健侧皮质语言 2 区或平衡区。另 1~2 组治疗机输出电极的正负极与上述穴位交替进行刺激。多采用平刺法或斜刺法,每次电针治疗 20 分钟,每日一次,10 次为一个疗程。

【注意事项】

头皮血管丰富,针刺时易出血,注意压迫止血。

(三) 经皮质混合性失语症的治疗

【临床表现】

经皮质混合性失语,主要表现为经皮质运动性失语和经皮质感觉性失语均存在,导致语言功能出现严重障碍,甚至完全丧失,但复述功能相对较好。其临床特征见下表(表 10-4):

表 10-4　经皮质混合性失语特征表

谈话	非流利性伴模仿言语	命名	严重缺陷
口语理解	严重障碍	阅读	朗读缺陷
复述	相对好	理解	书写缺陷

【病因病机】

经皮质混合性失语,多见于大面积脑梗死或较重的脑出血,损害大脑皮质分水岭区语言中枢时,导致语言功能出现严重障碍或完全丧失,甚至简单的复述功能也丧失。

【功能检查】

检查方法同"经皮质感觉性失语"。

【针刺方法】

选择病变侧及健侧大脑皮质语言中枢的相关区域,如焦氏头针皮质运动区的下部,语言 3 区及平衡区,语言 2 区等。头针穴位连接电疗机输出电极的负极,正极连接健侧皮质语言 2 区或平衡区。另 1~2 组治疗机输出电极的正负极与上述穴位交替进行刺激。多采用平刺法或斜刺法,每次电针治疗 20 分钟,每日一次,10 次为一个疗程。

四、构音障碍性失语症的治疗

(一) 概述

脑卒中后构音障碍是指由于神经病变,与言语有关的肌肉痉挛或者麻痹,引起运动不协调所致的言语障碍。特点是语言中枢本身没有问题,由于其他部位病变而造成发音和韵律方面的变化。脑卒中后常见的有痉挛性构音障碍和失调性构音障碍。

构音障碍时,需要对发音器官的功能进行检查,分为客观症状和体征:①倾听患者说话时所发出的声音特征;②观察患者的颜面、双唇、舌、颌、腭、咽、喉部和呼吸等在静态下的情况;③让患者做各种言语肌随意运动以确定其异常情况。

随着科学发展,新的方法不断出现,尤其多种先进的无创性仪器应用于临床,使构音障碍的检查更加全面、细致和方便。目前临床所用的方法有频谱分析、肌电图检查、光纤维腭咽喉内镜检查、电视荧光放射照像术、气体动力学检查,等等。

构音障碍性失语的程度与神经肌肉受损的程度是一致的,言语肌群的运动速度、力量、范围、方向和协调性影响着言语的清晰度。由于神经系统损害的部位和失语的严重程度不同,可分为以下几型进行治疗。

(二) 上运动神经元损害性构音障碍的治疗

【病因病机】

常因脑损伤等致语言中枢受损,引起对侧相关肌肉僵硬或无力,如舌肌、咽下缩肌、咬肌、翼内肌、翼外肌、颊肌、颏肌、降下唇肌、口轮匝肌等;舌较正常小而硬,言语含混不清。常伴有吞咽困难,饮水返呛及情感障碍。

【肌力评定】

检查方法:让患者做伸舌向两侧运动的动作;口角向上、向外抬起,口唇并拢并向外牵拉口角;或并拢口唇,缩两颊部(吹哨动作);让患者做紧紧闭合上、下颌(咬牙动作)的动作。根据患者上述各功能肌的肌力,作出 0~5 级的肌力评定。

【针刺方法】

选择病变侧焦氏头针运动区的下部或平衡区或语言 2 区及对侧舌肌、咽下缩肌、咬肌、翼内肌、翼外肌、颊肌、颏肌、降下唇肌、口轮匝肌肌腹(即口唇的上部及下部)穴位。头针穴位连接电疗机输出线的负极,正极连接颊肌、颏肌、降下唇肌肌腹穴位;另 1~2 组治疗机输出线的正、负极连接上述肌肉腹穴位进行治疗。多采用平刺法,每次电针治疗 20 分钟,每日一次,10 次为一个疗程。

(三)下运动神经元损害性构音障碍的治疗

【病因病机】

由运动性脑神经核的病变和脑神经麻痹引起的构音障碍,均呈弛缓型。如舌肌、咽下缩肌、咬肌、翼内肌、翼外肌、颊肌、颏肌、降下唇肌、口轮匝肌等收缩无力,形成构音障碍。

【肌力评定】

检查方法:让患者做伸舌向两侧运动的动作;口角向上、向外抬起,口唇并拢并向外牵拉口角;或并拢口唇,缩两颊部(吹哨动作);让患者做紧紧闭合上、下颌(咬牙动作)的动作。根据患者上述各功能肌的肌力,作出 0~5 级的肌力评定。

【针刺方法】

选择病变侧焦氏头针运动区的下部或平衡区或语言 2 区,及对侧舌肌、咽下缩肌、咬肌、翼内肌、翼外肌、颊肌、颏肌、降下唇肌、口轮匝肌肌腹(即口唇的上部及下部)穴位。头针穴位连接电疗机输出线的负极,正极连接颊肌、颏肌、降下唇肌肌腹穴位;另 1~2 组治疗机输出线的正、负极连接上述肌腹穴位进行治疗。多采用平刺法,每次电针治疗 20 分钟,每日一次,10 次为一个疗程。

(四)小脑系统损害性构音障碍的治疗

【病因病机】

由于小脑系统损害致构音器官肌肉运动不协调或强迫运动造成,又称共济失调型构音困难。表现为暴发性言语或吟诗状言语。与参与发音器官的舌肌、咽下缩肌、翼内肌、翼外肌、颊肌、颏肌、降下唇肌、口轮匝肌等,不协调或强迫性运动有关。

【肌力评定】

检查方法:让患者做伸舌向两侧运动的动作;口角向上、向外抬起,口唇并拢并向外牵拉口角;或并拢口唇,缩两颊部(吹哨动作);让患者做紧紧闭合上、下颌（咬牙动作）的动作。根据患者上述各功能肌的肌力，作出 0~5 级的肌力评定。

【针刺方法】

选择病变侧焦氏头针运动区的下部或平衡区或语言 2 区，及对侧舌肌、咽下缩肌、咬肌、翼内肌、翼外肌、颊肌、颏肌、降下唇肌、口轮匝肌肌腹（即口唇的上部及下部）穴位。头针穴位连接电疗机输出线的负极，正极连接颊肌、颏肌、降下唇肌肌腹穴位；另 1~2 组治疗机输出线的正、负极连接上述肌腹穴位进行治疗。多采用平刺法，每次电针治疗 20 分钟，每日一次，10 次为一个疗程。

【病例简介】

山西永济市，李女士，62 岁，2002 年 3 月，因急性脑梗死，患右侧偏瘫、完全性失语（属于运动性失语）、伴有吞咽障碍及呛咳。偏瘫在其他医院治疗一月余已经基本康复，但仍遗留运动性失语、伴有吞咽障碍及呛咳。我们对患者用电针刺激舌肌、咽下缩肌、翼内肌、翼外肌、颊肌、颏肌、口轮匝肌肌腹穴位等。咽下缩肌肌腹穴位连接电疗机输出电极的负极，正极连接翼内肌肌腹穴位。另 1~2 组治疗机输出电极的正负极分别连接上述肌腹穴位等。舌体肌肌腹穴位用快速针刺法。针刺穴位多采用平刺法或斜刺法，每次电针治疗 20 分钟，每日一次，10 次为一个疗程。经当天针刺治疗后，即可发出声音，呛咳有减轻。经 5 次治疗，语言恢复正常，呛咳症状消失。

第八节　痉挛性瘫痪的治疗

一、概述

（一）肌张力产生的机制与痉挛性瘫痪

人体要执行准确的随意运动，必须维持正常的肌张力和姿势。牵张反射是产生和维持肌张力的基础反射，人体只有具备合适的肌张力才能维持一定的姿势。牵张反射是指当肌肉被牵拉时引起梭内肌收缩，其传入冲动经后根进入脊髓,激动脊髓前角运动 α 神经元而使梭外肌收缩,肌张力增高。维持肌张力的初级中枢在脊髓,但又受到脊髓以上的中枢调节。脑部多个区域(如大脑皮质、前庭核、基底节、小脑和脑干网状结构等)可分别通过锥体束和前庭脊髓束控制肌张力,二者主要起易化作用;网状脊髓束等牵张反射主要起着抑制作用。从而形成一组随意肌调节的完善反馈系统,使各种随意运动执行自如。正常情况下,这种易化和抑制作用保持着平衡,维持正常的肌张力。脑卒中后,脊髓以上中枢受到不同程度破坏,抑制作用减弱;在脑休克期过后逐渐出现异常肌张力。当偏瘫患者试图随意运动时,异常肌张力出现,致肌肉痉挛,不能按照自己的意愿完成运动,甚至使患肢处于痉挛状态。由于痉挛限制了受累关节的活动或出现疼痛,严重影响了患者的康复与训练。

(二)人体骨骼肌分布特点与痉挛性瘫痪

1. 人体的运动方式与运动力的分布　人体骨骼肌的进化、发育是根据人类生活、劳动需要而分布的。就人体上肢肌肉的分布情况进行分析:肩关节屈肌与伸肌的横截面积、体积、收缩力、肌力分布一般认为应该是相等的,实际上并非如此。如肩关节的运动,其运动方式主要有投掷运动、举重运动等。如在投掷手榴弹或标枪时,肩关节后伸、外展活动将上肢和物体举起,是投掷运动的预备动作,也是被动动作,不需要强大的肌肉与肌力;而肩关节的前屈与内收是主动动作,也是做功之目的动作,是力量、能力大小的体现,需要强大的肌肉与肌力。

2. 人体运动中,肩关节前屈肌与后伸肌肌力的比较

(1)肩关节前屈的肌肉:三角肌(前、中部肌束)、肱肌、肱二头肌、胸大肌、前锯肌等。其肌肉特点(尤其是三角肌、肱二头肌、胸大肌等)为体积巨大、收缩时有显著的肌肉凸起,收缩力也是巨大的。

(2)肩关节后伸的肌肉:背阔肌、大圆肌、三角肌(后部肌束)、小圆肌、肱三头肌(长头)。其肌肉特点为:与前屈肌比较,肌肉体积较小、收缩时肌肉无明显凸起,肌力也小。

两者比较,肩关节屈肌肌肉的横截面积、体积、收缩力,均是伸肌的数倍

（其他关节运动肌的解剖特点也相似，不一一列举；但一般关节屈肌与伸肌的肌力是不平衡的）。

（三）脑、脊髓损伤与痉挛性瘫痪

正常情况下，就上肢而言，虽然肩关节的前屈肌与后伸肌在解剖学上分布是不平衡的，但在中枢神经的支配与调控下，肩关节前屈肌收缩时，后伸肌则舒张；后伸肌收缩时，则前屈肌舒张；肩关节前屈肌与后伸肌的肌力一直保持着协调与平衡状态，能够完成人们想做的事情与工作。当脑组织受损后，外周神经、肌肉失去了中枢神经的支配与调控，在偏瘫或截瘫早期，一般出现迟缓性瘫痪；经过治疗数日或数周以后，受损的脑组织、脊髓、周围神经、肌肉兴奋性等进入恢复期，患侧躯体出现了感觉，肌肉出现了收缩，屈肌与伸肌的收缩力往往是同时恢复。如：肩关节的前屈肌与后伸肌同时收缩，因为肩关节的前屈肌体积大、收缩力强大，处于绝对优势地位；而后伸肌体积小，收缩力弱，处于弱势，被前屈肌的收缩力所同化而失去对抗作用。因而出现肩关节前屈痉挛状态。肘关节、腕关节等也呈现痉挛性屈曲状态，道理亦然。

（四）痉挛性瘫痪的特点与临床表现

1. 痉挛性瘫痪的特点　　头颈部表现为向后上方扭头式抽动等不协调动作；上肢常表现为屈肌张力增高，肩关节内收，肩胛骨后缩，肘关节屈曲，腕关节屈曲，拇指屈曲呈紧握拳状态，拇指内收，紧握于掌心。下肢表现为痉挛性髋关节过伸状态，而显得下肢较长，且屈曲困难的患者行走时，偏瘫侧上肢的协同摆动动作消失，呈内收旋前屈曲姿势，在下肢伸直并外旋举步时将骨盆抬高，为避免足尖拖地而向外旋转，移向前方，故又称为"划圈样步态"，是脑血管病后遗症的一种临床表现。躯干多表现为过度侧转、后仰不协调等姿势。

2. 痉挛程度与临床表现

（1）轻度痉挛：患者不能自主完成全关节活动范围的运动，主动肌与拮抗肌张力受到损伤，选择性动作能力低下，精细动作不灵活或不能完成，但是粗大运动可以正常协调地进行。检查时阻力并不高，通过被动运动可以诱发轻度的牵张反射,在全关节活动的范围后 1/4 处才出现抵抗力。

(2) 中度痉挛:患者只能完成某些粗大运动,且转不同动作时费力,同时伴有不协调动作,主动肌与拮抗肌张力显著不平衡。检查时阻力明显升高,通过被动运动时出现中等强度的牵张反射,在全关节活动范围的后 1/2 处即出现抵抗力。

(3) 重度痉挛:患者不能完成全关节活动范围的被动运动,严重者完全丧失主动动作。检查开始时就出现很强的牵张反射,在全关节活动范围的后 1/4 处,甚至全关节范围出现抵抗力。

二、痉挛性瘫痪的治疗

(一) 针刺"醒脑法"在痉挛性瘫痪中的应用

对患侧脑部病灶的对应区(头针穴位)进行电针治疗,以促进脑功能恢复;提高中枢神经对周围神经、肌肉兴奋性的调控能力对截瘫患者可采用脊髓区域针刺法,促进神经细胞再生。

(二) 神经肌腹针刺疗法对痉挛性瘫痪的治疗

1. 提高拮抗肌的肌力　如肩关节前屈型痉挛,可以通过电针刺激拮抗肌,如背阔肌、大圆肌、肱三头肌等。电针刺激可以增加该肌肉的血流量、体积及收缩力,来对抗痉挛肌的肌力。临床上治疗效果比较明显。如果对痉挛的肌肉或相关的穴位进行针刺治疗,不论是强刺激还是弱刺激,均使神经的兴奋性提高、肌肉收缩力增加,很难缓解骨骼肌的痉挛,并且会加重痉挛的程度。

2. 降低痉挛肌收缩力　如肩关节前屈型痉挛,用小针刀对收缩力过强的胸大肌、三角肌、肱二头肌等肌腹上的条索、结节、硬化的肌纤维进行松解,以降低该肌肉的应激性及肌收缩力,效果也比较明显。

3. 治疗疼痛以降低痉挛肌的应激性　有关资料表明,任何疼痛刺激均可引起屈肌或伸肌的回缩反应,表现为屈肌或伸肌的痉挛。尤其在患者反射活跃、痉挛性较高的情况下,刺激远端部位的某些穴位将加重偏瘫患者的痉挛模式。此外,痉挛性瘫痪病人多伴有肩关节疼痛,多为肩部滑膜炎、软组织纤维化或肩关节半脱位等,在体位变化或被动牵拉患肢时疼痛加重,并引起患肢痉挛程度加重。因此,治疗瘫痪合并的肩关节疼痛是非常必要的。

通过对肩周疼痛采用针刺或电针、局部药物注射、小针刀松解等治疗,使肩关节疼痛得到缓解;对肩关节半脱位采用电针治疗,得到恢复(详见书中有关章节),缓解了疼痛,肌痉挛程度也显著降低。

三者结合,降低了痉挛肌肌张力、应激性及肌收缩力,提高了拮抗肌肌力,在此基础上加强拮抗肌的功能训练,使屈肌与伸肌的肌力趋于平衡,有效降低了痉挛性瘫痪肢体的痉挛程度,提高了针刺疗法对痉挛性瘫痪的治疗效果。

三、瘫痪治疗过程中对肌张力升高的预防

患者一旦出现脑梗死或脑出血,尽早应用针刺疗法,尤其是"神经肌腹针刺疗法"。因其在瘫痪治疗过程中,根据患者的病变、临床检查、运动功能、肌力评定等病症机制选择穴位。医者在辨证施治过程中,抓住病症的主要矛盾并预测其矛盾转化的趋势及程度,在患者肌痉挛出现之前,使人体运动无力的肌肉体积及收缩力得到恢复,既对预防肌张力升高有明显作用,也缩短了疗程。

(一)针刺"醒脑法"的首先应用,以缩短卧床时间

如果患者的意识尚未恢复,则其他方面的康复难以进行,即"醒脑"在此时是主要矛盾。首先用头针穴位对脑细胞进行刺激,即用"醒脑法"促进脑细胞功能恢复,使患者早日清醒,为躯体运动、语言、吞咽等功能恢复提供条件。

(二)治疗躯干运动功能障碍时的肌力平衡与调节

患者意识一旦恢复,躯干运动功能障碍的治疗成为主要矛盾。躯干是人体运动的主干与枢纽,也是各种功能障碍的治疗中,首先需要解决的问题。在躯干运动过程中,躯干的伸肌收缩力占主导地位,其屈肌、旋转肌相对较弱,因此临床患者往往处于仰卧状态,而不能坐起和翻身。在躯干肌瘫痪的治疗中,以针刺腹部肌腹及躯干屈肌穴位为主,以躯干伸肌肌腹穴位为

辅,促进脊柱屈、旋转功能的恢复,调节诸肌肌力的平衡,使病人顺利实现坐起、翻身、躺卧动作,而避免出现伸肌的痉挛,为上、下肢运动功能的恢复奠定基础。

(三) 治疗下肢运动功能障碍时的肌力平衡与调节

躯干运动功能恢复了,人体的站立、行走运动恢复成为主要矛盾。在下肢,髋关节后伸、膝关节屈曲、踝关节跖屈的肌力占主导地位,髋关节屈曲、膝关节伸直、踝关节背屈相对占辅助地位。以针刺髋关节屈肌、膝关节伸直肌、踝关节背屈肌为主,通过针刺髂肌、腰大肌、臀大肌、臀中肌、臀小肌、股四头肌、股二头肌、内收肌群、阔筋膜张肌肌腹穴位等,调节下肢伸肌与屈肌、外展与内收肌力的平衡。为膝、踝关节等功能的恢复奠定基础,对预防下肢肌痉挛有重要意义。

(四) 治疗上肢运动功能障碍时的肌力平衡与调节

人体的坐、卧、翻身、站立、行走问题解决了,上肢运动功能恢复即成为主要矛盾。在上肢运动功能的恢复中,如果治疗、护理不当,常发生肩、肘、腕、掌指关节、指间关节屈曲性痉挛,即手处于紧握拳状态,使其功能降低或完全丧失。在上肢,屈肌肌力占主导地位,伸肌则占辅助地位。治疗中,以针刺伸肌穴位为主,使伸肌与屈肌肌力保持平衡,即可有效地预防上肢痉挛性瘫痪的发生。治疗从肩关节(含肩胸、肩锁关节运动)功能恢复开始,自上而下解决肘关节、腕关节、掌指关节伸无力等。

第十一章

截瘫的治疗

第一节 概 述

脊髓损伤性截瘫常见于交通事故、建筑工程、矿产事故、高处坠落、重物砸伤,以及老年人(颈、腰椎退行性变的基础上)摔倒等。脊髓损伤后出现脊髓出血、水肿、坏死,囊腔形成、退变、胶质化等系列病变。以致神经元损伤或丧失,轴突脱髓鞘,临床表现为不同程度的伤残。给个人、家庭、社会带来很大影响。长期以来,国内外学者对脊髓损伤进行了大量的临床和实验研究,但迄今为止尚没有特异的治疗方法。"神经肌腹针刺疗法"对完全横断性脊髓损伤的治疗,对某一方面的功能有一定调节作用,对不完全横断性脊髓损伤的治疗有明显疗效,但须在脊髓损伤后的早期进行治疗,而且越早越好。

一、应用解剖

(一)脊髓外部结构

脊髓是中枢神经系统的组成部分之一,是脑干向下的延伸,上端在枕骨大孔处与延髓相连(以 C_1 为界),下端至 L_1 下缘形成脊髓圆锥。脊髓全长 42~45cm,自上而下发出 31 对脊神经,包括颈(C)神经 8 对,胸(T)神经 12 对,腰(L)神经 5 对,骶(S)神经 5 对,尾神经 1 对;与此相对应,脊髓也分为 31 个节段。

脊髓呈微扁圆柱形,有颈膨大和腰膨大两个膨大部分,分别发出支配上肢与下肢的神经根,颈膨大相当于 C_5~T_2 节段,腰膨大相当于 L_1~S_2 节段。

脊髓由三层结缔组织被膜包裹,最外层为硬脊膜,硬脊膜与脊椎骨膜间隙为硬膜外腔,其中有静脉丛和脂肪组织,最内层紧贴脊髓表面为软脊膜;硬脊膜与软脊膜间为蛛网膜,蛛网膜与硬脊膜间为硬膜下腔;蛛网膜与软脊膜间为蛛网膜下腔,其间充满脑脊液。

(二) 脊髓内部结构

脊髓在横切面上可见由白质和灰质组成。灰质主要由神经细胞核团和部分胶质细胞组成,呈蝴蝶形或 H 形排列在脊髓中央,中心有中央管;白质主要由上下行传导束及大量的胶质细胞组成,包绕在灰质的外周。

1. 灰质　灰质的 H 形中间部分称为灰质连合,两旁部分为前角和后角,在 C_8~L_2 及 S_2~S_4 节段有侧角。前角细胞为下运动神经元,发出神经纤维组成前根,支配有关肌肉,后角细胞为痛、温觉及部分触觉第 Ⅱ 级神经元,接受脊神经节发出的节后纤维,传递感觉冲动。C_8~L_2 侧角内主要是交感神经细胞,发出纤维经前根,交感神经径路支配和调节内脏、腺体功能,C_8、T_1 侧角发出的交感纤维,一部分沿颈内动脉壁进入颅内,支配同侧瞳孔扩大肌、睑板肌和眼眶肌,另一部分支配同侧面部血管和汗腺。S_2~S_4 侧角为脊髓副交感中枢,发出的纤维支配膀胱、直肠和性腺。

2. 白质　白质分为前索、侧索和后索三部分。主要由上行(感觉)和下行(运动)传导束组成。前索位于前角及前根的内侧;后索位于后正中沟与后角、后根之间,侧索位于前后角之间。下行传导束主要包括皮质脊髓束、红核脊髓束、顶盖脊髓束等;上行传导束主要有脊髓丘脑束、脊髓小脑前后束、薄束、楔束等。皮质脊髓束传递对侧大脑皮质的运动冲动至同侧前角细胞,支配随意运动;脊髓丘脑束传递对侧躯体痛温觉和粗略触觉至大脑皮质;薄束传递同侧下半身的深感觉和精细触觉,楔束在 T_4 以上才出现,传递同侧上半身深感觉和精细触觉;脊髓小脑前后束传递本体感觉至小脑,参与维持同侧躯干与肢体的平衡与协调。

二、临床表现

(一) 脊髓完全横断的临床表现

脊髓完全横断后立即出现脊髓休克,所有运动、感觉及自主功能均出现异常,早期症状(指伤后 2~3 周)与晚期有显著不同。

1. 运动功能 脊髓横断后立即出现的是在损伤平面或以下所有受支配的肌肉(肌节)均出现双侧弛缓性瘫痪。但至晚期转变为痉挛性瘫痪(上运动神经元征)。弛缓性瘫痪系因该节段前角运动神经元或脊神经前根受损所致。晚期痉挛性瘫痪因损伤平面以上从脊髓上抑制影响释放节段性反射。从屈曲性痉挛最终变为伸展性痉挛,前者髋、膝多呈持久性屈曲截瘫,而后者膝、踝保持伸展,呈伸展性截瘫。

一般完全性横断多呈屈曲性截瘫,而不完全性多呈伸展性截瘫。

2. 感觉功能损伤与表现 在横断损伤平面以下,所有感觉均丧失,在损伤平面边缘及以上 1~2 个皮节出现过敏区,患者主诉疼痛及烧灼感。

3. 膀胱功能损伤及表现 伤后及伤后 2~3 周,随意性及反射性排尿功能均丧失,出现尿潴留。持续约 1~8 周,以后可出现反射性膀胱,只要膀胱有一定程度充满,膀胱壁的感受器受到刺激,即可引起逼尿肌反射性收缩而排尿。

4. 直肠功能损伤与表现 开始时如同膀胱亦出现直肠平滑肌麻痹,致大便潴留,以后可出现间断自主性反射性排便。

5. 性功能损伤与表现 伤后及伤后 2~3 周,男性阴茎不能勃起和射精,以后依靠脊髓的自主活动,在外因或内因条件刺激下,可以发生反射性勃起和射精。在女性,将有暂时闭经及月经周期不规律,但仍可以怀孕、生子。

(二) 脊髓不完全横断的临床表现

如脊髓遭受严重损伤,但并未完全横断,开始时亦出现脊髓休克,但当反射活动恢复时则与完全横断者明显不同。脊髓前外侧柱的下行纤维特别是前庭脊髓束及网状脊髓束可能未被累及,因此在脑干及脊髓之间存在一些联系。这些传导束主要加强伸展运动神经元,可出现伸展性肌张力过强。髋、膝关节伸直,足趾轻度向下,称为伸展性截瘫。

三、脊髓损伤程度的分级

美国脊柱损伤学会(ASIA)将脊髓损伤分为以下五级:

1. 完全性　骶段 S_4~S_5 无感觉或运动功能保留。

2. 不完全性　在神经学水平以下直到骶段 S_4~S_5 有感觉功能,但无运动功能。

3. 不完全性　在神经学水平以下仍有运动功能,大部分关键肌的肌力,小于 3 级。

4. 不完全性　在神经学水平以下仍有运动功能,大部分关键肌的肌力等于或大于 3 级。

5. 正常　感觉和运动功能正常。

第二节　截瘫性运动障碍及合并症的治疗

一、截瘫性运动障碍的治疗

首先对截瘫患者躯体、器官功能进行检查并对其各项运动功能进行评估。对截瘫患者上肢、躯干、下肢的运动功能障碍的治疗方法请参考"偏瘫患者运动障碍的治疗方法"。但是,免去头针刺激区穴位的治疗,而是用"神经肌腹针刺疗法"与脊髓区域针刺法相结合,以促进躯体运动功能与脊髓神经的再生、修复。对完全性脊髓横断损伤治疗效果不明显;但是,可提高躯体运动的平衡能力;促进反射性膀胱直肠、功能的建立。对不完全性横断脊髓损伤患者治疗效果较明显,部分患者达到临床基本治愈或痊愈。

二、截瘫合并（含偏瘫）膀胱、直肠功能障碍的治疗

【应用解剖】

膀胱逼尿肌由内、外纵行肌层和中间环行肌层互相交织构成。膀胱的运动神经主要属于副交感神经系统。节前纤维起于第 2~4 骶段脊髓，构成盆腔神经，分布于膀胱。逼尿肌受盆内脏神经的刺激，引起收缩而排尿。交感神经系统的运动纤维起自 T_{11}~L_2，经骶前盆内神经也到达盆腔丛；节后纤维支配射精管及膀胱三角区肌肉。切除交感神经对排尿无影响，但由于膀胱三角区及颈部松弛，不能射精，而使精液逆流入膀胱，感觉纤维抵达 T_9 或稍高，能传递痛觉和膀胱充盈的膨胀感觉。

脊髓有反射性排尿中枢，位于脊髓 S_2~S_4。脑干及大脑的中枢也参与上运动神经元的控制。脊髓横断后，患者仍能反射性排尿及射精。对脊髓双侧前外 1/4 同时切断将立即引起膀胱肌肉弛缓性瘫痪，患者只能进行反射性排尿。

直肠排便的随意下行纤维与排尿者重叠，但稍靠外，以上行感觉纤维与排尿者相同，脊髓横断后，直肠也可进行反射性排便。

【病因病机】

因为脊髓损伤引起膀胱逼尿肌及直肠肌等麻痹、无力，在膀胱内尿液充满的情况下，逼尿肌的收缩力不能大于尿道括约肌的阻力，而产生尿潴留。当直肠内大便充满的情况下，直肠的收缩力不能克服肛门括约肌的阻力，而产生便潴留；尿、便失禁考虑是因为膀胱逼尿肌或直肠肌麻痹时，当尿液在膀胱内充满至一定量，达到一定压力时，尿液自动溢出；或直肠内容物（大便）积存达一定量，达一定压力时，自动排出，而不可控制，形成便失禁。

【针刺方法】

首先对支配膀胱、直肠平滑肌的骶前神经丛进行电针刺激，提高该神经的兴奋性，增强膀胱、直肠平滑肌的收缩力，促进其排尿、排便功能的恢复，为治其本。必要时选择膈神经穴位，腹直肌、腹横肌、腹外斜肌肌腹穴位等进行治疗，以增加腹压，压迫膀胱、直肠，促进排尿、排便，为治其标。每次电

针治疗 20 分钟,每日一次,10 次为一个疗程。

【针刺效果】

对脊髓完全横断损伤大部分患者可较快形成反射性膀胱;不完全性脊髓横断损伤患者治疗效果较好。一般患者治疗 1~2 个疗程见效,病程持久者或病情较重者需 3 个疗程或以上。

【注意事项】

体型消瘦者经皮至脊髓的距离较一般人短,避免深刺,损伤脊髓;在针刺骶前神经丛时,准确掌握针刺深度,避免针灸针刺入盆腔过深,损伤盆腔内脏。

三、截瘫合并性功能障碍的治疗

【解剖功能】

生殖系统包括男性生殖系统和女性生殖系统。二者均由内生殖器和外生殖器两部分构成。内生殖器由生殖腺、生殖管道和附属腺组成,外生殖器则以两性交接的器官为主。

男性内生殖器由生殖腺(睾丸)、附睾、输精管、射精管、男性尿道和精囊、前列腺等组成。睾丸产生精子和分泌男性激素,精子先贮存于附睾内,射精时经尿道等排出体外。高位损伤的男性患者在脊髓损伤之后,会发生阴茎异常勃起,可持续几小时或数天。随后在脊髓休克期全部功能均消失。以后患者性功能的恢复程度取决于损伤水平和损伤程度。有的患者截瘫发生后,在出现排尿、排便障碍同时出现及射精不能及阴茎不能勃起。

大多数完全性或不完全性脊髓损伤的女性患者,都会出现月经周期紊乱,并持续几个月至一年多,但最终会恢复正常。完全性脊髓损伤的女性患者,除生殖器官丧失感觉外,性功能并未受损害,均可怀孕并生下正常的婴儿。

【病因病机】

因为脊髓损伤引起脊髓至生殖器官的传导功能受损,致男性阴茎不能勃起、不能射精,失去生殖能力。有时同时伴有尿、便潴留或失禁。

【功能检查】

球海绵体肌反射:用手指挤压阴茎头或牵拉放置的带气囊导尿管,指肛测定肛门括约肌有无收缩。亦可以用手指触摸阴茎给予刺激,观察是否出现阴茎勃起反应及射精反应,无反应者根据需要给予治疗。

【针刺方法】

首先对支配海绵体及盆部生殖平滑肌的骶前神经丛进行电针刺激,提高该神经的兴奋性,促进海绵体血管扩张,提高生殖平滑肌的收缩力,促使阴茎勃起及射精功能的恢复,此为治其本。必要时选择腹直肌、腹横肌、腹外斜肌肌腹穴位等进行治疗,以增加腹压,协助阴茎勃起及射精。每次电针治疗 20 分钟,每日一次,10 次为一个疗程。

【病例简介】

1. 李某,男,21 岁,战士,河北人。1974 年 5 月,因为一氧化碳中毒昏迷 2 周,而后逐渐清醒。但是,不能自行排尿,持续留置尿管;不能自行排便,需要护士用手掏出达 2 月余(为中枢性排尿、排便障碍)。采用针灸、理疗等方法治疗无效。采用电针刺激骶前神经丛治疗,每次 20 分钟,每天一次,经 3 次治疗,尿管拔除,可以自主排尿;大便亦可自主排出,但是较费力。经 6 次治疗,尿流速、尿次数、排便均恢复正常。

2. 刘某,男,24 岁,山西临县某煤矿工人,1993 年 11 月,因矿车意外致脊柱胸 12、腰 1 处完全断离,远端已插入胸腔。在全麻下进行了脊柱、脊髓复位,脊柱钢板、钢钉内固定等手术。术后截瘫合并尿潴留,持续导尿,保留尿管;便潴留,不能自行排出,需要人工掏出。术后 10 天拆线,伤口愈合。在术后 2 周后,采用针灸针经左右第二骶后孔、穿过第二骶前孔达骶前神经丛,刺入 2 支针灸针,一支接正极,另一支接负极,形成回路与刺激;每日一次,每次电针刺激 20 分钟,刺激强度:以患者可以耐受为宜,10 次为一疗程。经一次治疗有了尿意,并在治疗中大便突然自动大量排出。经过 6 次治疗,建立了反射性膀胱及直肠功能,拔除尿管,自主排便。

3. 陈某,男,26 岁,煤矿工人,山西临县人。1991 年 10 月,因在煤矿井下工作时,出现意外使腰部受伤致腰椎压缩性骨折,合并截瘫、尿潴留、便失禁、性功能障碍等。在全麻下进行脊髓探查、清除椎管内骨片、减压、脊椎复位内固定等手术。术后经抗炎、脱水、康复等治疗 2 个月之久，无显著效果。手后 T_9 以下无痛觉，肌力 0 级。不能翻身、不能移动身体（躯干肌瘫痪）及双下肢瘫痪，肌力均为 0 级；不能自主排尿（逼尿肌麻痹），持续留置尿管，并定时冲洗膀胱。排便不能控制，随移动而排出大便（直肠平滑肌麻痹），同时阴茎不能勃起（性功能障碍）。1992 年 2 月经用功能性电针刺激骶前神经丛，每日一次，每次 20 分钟，10 次一个疗程，20 余次治疗拔除尿管可以自行排尿，排便得到控制，阴茎勃起及射精功能恢复正常。经电针刺激腰神经丛、腰大肌、腹直肌肌腹穴位及下肢肌（股四头肌、内收肌、胫前肌群等）相关肌腹穴位 9 个疗程，躯干、下肢肌力和运动功能大致恢复正常、出院。半年后回到原煤矿工作。单位给送一大镜匾感谢。后来患者多次来医院，身体完全恢复正常，并带来多个患者会诊。

第十二章

常见周围神经损伤的治疗

第一节　颈丛及其主要分支神经损伤的治疗

一、枕小神经损伤的治疗

【病因病机】

颈椎的移位、软组织退变等，可使该神经受到损伤，产生枕后部疼痛、牙痛、耳痛，甚至听力下降。

【针刺方法】

枕小神经穴位，直刺 2cm 左右，连接电疗机输出电极的正极；负极可连接患侧相关神经肌腹穴位。

二、膈神经损伤（含膈肌痉挛）的治疗

【病因病机】

膈神经损伤的主要表现是同侧半膈肌瘫痪，腹式呼吸减弱或消失，使肺脏的通气功能下降，严重者有窒息感。膈神经受刺激时可产生呃逆，严重者影响睡眠及正常生活。

【针刺方法】

膈神经穴位针刺针连接电疗机输出电极的正极,负极可连接患侧腹直肌上部肌腹穴位(即腹直肌上 1/4 交界处),向上斜刺 2.5cm 左右。因低频电刺激对神经的兴奋性作用较明显,膈神经麻痹时用低频,以提高该神经的兴奋性。高频电刺激对神经的兴奋性有一定抑制作用,因此,膈肌痉挛时用高频电刺激治疗为宜。

【病例简介】

1974 年 5 月,有一位参加过长征的老红军,男,58 岁,因膈肌痉挛在山西省晋南某县医院住院治疗一月余,经多种方法治疗效果不明显,晚上常在人工冬眠状态下才能入睡。因此,转到部队医院治疗。笔者采用功能性高频电针刺激膈神经穴位的方法,每日一次,每次 15~20 分钟,经 5 次治疗,膈肌痉挛缓解,康复出院。

第二节　臂丛及其主要分支神经损伤的治疗

一、臂丛损伤的治疗

【全丛损伤与病症】

上肢全部麻痹,上肢伸屈、外展、内收、外旋、内旋均出现严重障碍,甚至伴有胸大肌、冈上肌、冈下肌、背阔肌麻痹。

【上丛损伤与病症】

上丛损伤为 C_5、C_6 高位损害。三角肌、肱二头肌、肱桡肌、指伸肌及拇展肌麻痹。上肢外展及外旋障碍,前臂屈曲困难。感觉障碍限于三角肌区,前臂和手的桡侧。

【下丛损伤与病症】

下丛损伤为 C_8、T_1 水平的损害。小鱼际肌及腕屈肌麻痹,呈"鹰爪手"畸形。尺神经分布区感觉丧失,局部皮肤及指甲营养障碍,可伴有霍纳综合征。

【针刺方法】

臂丛穴位是治疗臂丛损伤最主要穴位。连接电疗机输出电极的正极。负极连接麻痹、无力最显著肌肉之肌腹穴位。

二、肌皮神经损伤的治疗

【损伤与病症】

多因颈椎移位、肱骨骨折、肩关节损伤等,使肌皮神经受损,表现为喙肱肌、肱二头肌及肱肌麻痹。肘屈困难,肱二头肌腱反射消失,前臂外侧感觉障碍。

【针刺方法】

臂丛或肌皮神经穴位连接电疗机输出电极的正极,负极连接患侧喙肱肌或肱二头肌肌腹或肱肌肌腹穴位。

【注意事项】

预防肘关节伸展挛缩,可使用屈肘吊带,并注意强化桡神经支配的肱桡肌功能训练。

三、腋神经损伤的治疗

【损伤与病症】

第5、6颈椎损伤、肱骨外科颈骨折、肩关节脱位或被腋杖压迫,均可造成腋神经损伤致三角肌瘫痪,臂不能外展,肩部、臂外上部感觉障碍,也是脑血管病后遗症——肩关节半脱位的主要因素,有时常伴有疼痛;并可见三角肌萎缩。

【针刺方法】

臂丛或腋神经穴位连接电疗机输出电极的正极。负极可连接患侧三角肌肌腹穴位(根据病症针刺前部肌束或中部肌束或后部肌束)或小圆肌肌腹穴位。

【注意事项】

预防肩关节内收及内旋挛缩。

【病例简介】

么某,男,54 岁,1998 年 11 月因车祸致右侧肱骨外科颈骨折,合并腋神经损伤,引起三角肌、小圆肌萎缩、无力及其肩关节半脱位,经用神经增长因子、按摩、针灸、理疗、外固定(三角巾托前臂固定法)等方法治疗 2 个月之久,效果不显著。经用"神经肌腹针刺疗法"选择臂丛(颈部)穴位、肩胛提肌、三角肌(前、中、后部肌束穴位)、小圆肌肌腹穴位等,每日一次,每次 20 分钟,10 次为一疗程,治疗期间并用三角巾外固定法,以提高和巩固疗效。经过三个疗程的治疗,冈上肌、三角肌、小圆肌等肌力恢复,肩关节脱位得到矫治。

四、桡神经损伤的治疗

【损伤与病症】

桡神经肱三头肌以下损害:表现为伸肘力仍存在,肱桡肌、桡侧腕伸肌、肘后肌及前臂伸肌麻痹;肱桡肌以下损害:部分外旋能力存在;前臂区损害:各伸指肌麻痹;腕骨区损害:只出现手背部感觉障碍。桡神经损害后由于伸腕、伸指肌群麻痹,出现垂腕及指关节屈曲畸形。

【针刺方法】

臂丛或桡神经穴位连接电疗机输出电极的正极。负极可根据损伤的病症连接患侧肱桡肌或桡侧腕伸肌或肘后肌及前臂伸肌伸腕或伸指肌肌腹穴位。

【畸形预防】

需戴托手夹板(Thomas 夹板),使掌指关节保持伸展位;拇指外展夹板以弹簧支架使拇指外展。用医疗体育重点训练伸腕伸指功能。

【病例简介】

张某,男,16 岁,学生,河北人。1975 年 3 月,在植树劳动时用力不当引起右上肢桡神经损伤,表现为右上肢麻木、无力,不能持铲子将物品铲起,不能用筷子夹持食物,拇指与示指夹纸试验阳性,诊断为右侧桡神经损伤。治疗方法:经用"神经肌腹针刺疗法",取臂丛穴位,并与电针治疗仪的正极连接;在右手背部的桡神经窝(桡神经支)为一穴位,与其负极连接。用电针治疗,每日一次,每次15~20分钟;刺激强度:以患者可以耐受为宜。经20次治疗,右上肢麻木、无力症状完全消失;右手拇指、示指夹纸试验阴性;右上肢的肌力与运动功能恢复正常。

五、正中神经损伤的治疗

【损伤与病症】

正中神经损害:可引起前臂内旋及屈肌群麻痹致前臂内旋、腕部屈曲及外旋困难,大鱼际肌麻痹,呈"猿手"畸形,拇指不能对掌,握力低下。掌面桡侧感觉障碍,拇、示指末节尤为明显。不完全麻痹时伴有疼痛。正中神经损伤易发生于前臂和腕部,可形成旋前圆肌综合征或腕管综合征。

【针刺方法】

臂丛或正中神经穴位连接电疗机输出电极的正极。负极可根据损伤的病症表现连接患侧前臂内旋肌、前臂屈肌群、腕部屈肌、大鱼际肌肌腹穴位等。

【畸形预防】

拇伸肌挛缩,矫正"猿手"畸形,进行拮抗肌被动运动训练,并戴对指长夹板,以支撑腕关节。不完全麻痹时使用对指短夹板。体疗训练手指伸屈,抓握练习。

六、尺神经损伤的治疗

【损伤与病症】

尺神经上臂区损害时,可引起尺侧腕屈肌、指深屈肌、小鱼际肌、骨间肌、第3和4蚓状肌、拇内收肌、拇短屈肌内侧头麻痹;前臂损害时,除尺侧腕屈肌、指深屈肌外其余各肌麻痹。尺神经损害时,各指内收、外展困难,小指、环指掌指关节过伸、指间关节屈曲而呈"爪形手"。整个小指和环指的尺侧感觉障碍。尺骨膜反射消失,尺侧屈腕困难。

【针刺方法】

臂丛或尺神经穴位连接电疗机输出电极的正极,负极可根据损伤的病症表现分别、交替连接尺侧腕屈肌、指深屈肌、小鱼际肌、骨间肌肌腹穴位或第 3 和 4 蚓状肌、拇内收肌肌腹穴位等,进行治疗。

【畸形预防】

预防 4、5 指的掌指关节过伸畸形,可用关节折曲板,使掌指关节屈曲到 45°。亦可戴弹簧手夹板,使蚓状肌处于良好位置,屈曲的手指处于伸展状态。体疗做手指分开、并拢练习和手指伸展练习。

【病例简介】

王某,男,54 岁,太原迎泽区郝庄镇人。2007 年 11 月,因左侧前臂内侧皮肤麻木、痛觉减退,整个小指、半个环指痛觉减退,肌张力下降,外展、内收无力 1 月余。太原市多家医院考虑为尺神经损伤。在左侧肘关节的尺神经沟有压痛,局部僵硬。我们考虑此处可能对尺神经有压迫。因此,对尺神经两侧的筋膜在局部麻醉下,用小针刀进行松解一次。并对尺侧腕屈肌、指深屈肌肌腹穴位等进行电针治疗 3 次,左侧前臂内侧皮肤、整个小指、半个环指痛觉恢复;小指、环指外展、内收运动功能恢复正常。

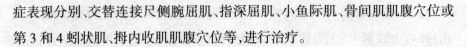

第三节　腰丛及其主要分支神经损伤的治疗

一、股神经损伤的治疗

【损伤与病症】

股神经(L_2~L_4)损害可引起髂腰肌、耻骨肌、缝匠肌、股四头肌及膝关节肌麻痹,出现伸小腿、屈大腿无力,不能上楼梯和坐位站起,膝反射消失,股前及小腿内侧感觉障碍。

【针刺方法】

股神经穴位在腹股沟韧带中点、股动脉稍外侧 0.5cm 左右,连接电疗机输出电极的正极。股神经损伤时,负极可根据损伤的部位及体征连接患侧髂腰肌、耻骨肌、缝匠肌、股四头肌肌腹穴位等。

【注意事项】

股神经周围有丰富的大血管,一定避免损伤。体疗进行伸膝、屈髋练习,以防屈膝挛缩。股四头肌麻痹后代偿功能不好者,可戴大腿矫形器或护膝架。

二、闭孔神经损伤的治疗

【损伤与病症】

闭孔神经损伤可引起闭孔外肌,长、短、大收肌、股薄肌及耻骨肌肌张力、肌力下降,甚至肌肉萎缩。主要表现为大腿内收、外旋无力,支配区麻木。

【针刺方法】

闭孔神经穴位位于大腿内侧两端连线的中点上 5cm,股动脉、股静脉内侧 2cm 左右,长收肌的深面,可采用斜刺法或直刺法,刺入 4cm 左右,连接电针治疗仪的正极;负极根据临床病症,连接长、短、大收肌或股薄肌肌腹穴位等。

第四节 骶丛及其主要分支神经损伤的治疗

一、臀上神经损伤的治疗

【损伤与病症】

当臀上神经受损时,其所支配的臀中肌、臀小肌和阔筋膜张肌产生麻痹、麻木,痉挛、疼痛。使髋关节外展、内旋(臀中肌、臀小肌前部肌束)、旋外(臀中肌、臀小肌后部肌束)无力或运动受限。

【针刺方法】

臀上神经穴位位于髂骨后面梨状肌的上缘外侧,可采用直刺法,刺入 3cm 左右,连接电针治疗仪的正极;负极根据临床表现连接臀中肌、臀小肌和阔筋膜张肌肌腹穴位。

二、臀下神经损伤的治疗

【损伤与病症】

当臀下神经受损时,其所支配的臀大肌产生麻痹、麻木,痉挛、疼痛,使髋关节后伸外旋无力或运动受限。

【针刺方法】

臀下神经穴位位于大腿上端后面梨状肌的下缘,坐骨神经的内侧(环跳穴的内侧1cm左右),可采用直刺法,刺入3cm左右,连接电针治疗仪的正极;负极根据临床表现连接臀中肌、臀小肌肌腹或阔筋膜张肌肌腹穴位。

三、坐骨神经损伤的治疗

【损伤与病症】

坐骨神经(L_{4-5},S_{1-3})损害:损害部位高时,出现半腱肌、半膜肌、股二头肌及腓总神经与胫神经支配肌麻痹,小腿不能屈曲,足及足趾运动完全消失,呈现梨状肌综合征的症状。跟腱及跖反射消失,小腿外侧感觉障碍或出现疼痛。损伤在股以下时,只出现腓总神经和胫神经支配肌的麻痹。

【针刺方法】

坐骨神经在坐骨结节与大转子之间连线的中点,向下至股骨内、外侧髁之间中点连线,此线上2/3段,是其投影位置。可采用斜刺法或直刺法,刺入4cm左右(触及该神经时,下肢会出现异感或放射性触电感),连接电针治疗仪的正极;负极根据临床表现连接半腱肌、半膜肌、股二头肌肌腹穴位等。

四、胫神经损伤的治疗

【损伤与病症】

胫神经(L_4、L_5、S_1~S_3)损伤后主要表现为腓肠肌、腘肌、比目鱼肌、胫骨后肌无力,足不能跖屈,不能以足尖站立,内翻无力,足底皮肤感觉障碍明显。由于小腿前外侧肌群过度牵拉,使足呈背屈、外翻位,出现"钩状足"畸形。趾长屈肌、趾短屈肌、跺长屈肌、跺短屈肌及足底肌麻痹。表现足跖屈,足内收及内翻无力,呈外翻足。

【针刺方法】

胫神经位于股后部股骨内、外侧髁之间中点(向下至内踝后方连线画出胫神经的体表投影)。直刺 3cm 左右(小腿或足部可出现异感),连接电疗机输出线的正极;负极根据临床表现选择腓肠肌、比目鱼肌或腘肌或趾长屈肌或胫骨后肌或长屈肌肌腹穴位等。

【畸形预防】

跟足畸形,可戴小腿矫形器或穿矫正鞋。体疗做足跖屈、足跟提起训练。

五、腓总神经损伤的治疗

【损伤与病症】

腓深神经损害出现胫前肌、趾长伸肌、踇长伸肌及趾短伸肌麻痹,呈"内翻垂足",出现"跨阈步态"。腓浅神经损害时,腓骨长肌及腓骨短肌麻痹。

【针刺方法】

腓总神经穴位位于腓骨小头外下缘,向下斜刺 2cm 左右,连接电针治疗仪的正极;负极根据临床表现连接胫骨前肌或踇长伸肌、趾长伸肌或腓骨长肌、腓骨短肌肌腹穴位等。

【畸形预防】

弓足、内翻足,可戴小腿矫形器或穿矫正鞋。体疗做踝背屈及足趾伸展练习,足跟着地、足尖提起练习。对不能康复病例,可行关节制动术或胫骨后肌前移植术。

【病例简介】

武某,男,18 岁,山西文水人;在 1993 年 9 月下旬,因为长时间(连续数天)蹲着拔鸡毛致右足不能背屈,经山西省某县医院治疗 1 月余无效,前来求医。检查:右胫骨前肌群肌肉萎缩,足背屈无力;肌电图示:腓总神经传导速度异常。考虑为:腓总神经损伤。经用"神经肌腹针刺疗法",选择腓总神经穴位、胫骨前肌、胫骨短肌、腓骨长肌肌腹穴位等治疗 12 次,右足背屈功能恢复正常。

第十三章

瘫痪常见并发症的治疗

不论是偏瘫还是截瘫，一般均出现卧床问题，卧床时间越长，并发症越多，程度也越严重。而且，严重影响患者的康复，甚至危及患者生命。如深Ⅱ°、Ⅲ°压疮在合并感染时，可引起感染性肺炎，甚至感染性休克，是引起死亡的重要原因。因此，对其并发症的治疗，应该给予重视。

第二节　并发症的治疗

一、压疮的治疗

目前，对于较严重的压疮治疗，除手术方法之外，尚无有效的治疗方法。用针刺方法治疗压疮是一个新思路、新方法，值得一试。

【病因病机】

1. 截瘫 颈、胸、腰脊髓完全或不完全横断损伤,致截瘫平面以下失去知觉、运动能力,易发生压疮。

2. 严重的脑血管病,合并重度偏瘫时,患侧肢体失去了中枢神经的支配及调节,形成血循环障碍,致组织缺血、缺氧及营养不良等,易发生压疮。

3. 尿失禁,床单常湿,致受压部位易发生压疮。

4. 此外,老年人、肺部疾患、心脏病、糖尿病、肾脏病、骨折等疾病,尤其合并营养不良、低蛋白血症、贫血的患者更易发生压疮。

【临床表现】

压疮好发于经常受压迫的躯干及肢体骨性凸起部位的皮肤及软组织,例如骶骨部、尾部、大粗隆部、跟骨部、外踝部、肩胛冈等部位,皮下即为骨性突起,其间无其他软组织作衬垫,失去知觉及营养紊乱的皮肤持续受压数小时即可能缺血坏死。

【压疮与危害】

发生压疮后,给患者带来的危害是严重的,必须给予有效的治疗。特大的压疮不但每日丢失大量蛋白,使患者营养每况愈下,甚至消耗成恶病质,并且创面感染、发热有发生菌血症、败血症的危险。压疮感染发生败血症,是截瘫患者死亡的一个主要原因。因此,一旦发生压疮,即应积极治疗。

【病情与治疗】

因压疮的深度而不同。对Ⅰ°与Ⅱ°压疮,只要做好定时翻身,免除受压,保持创面干燥,每日用红外线理疗等,数日即可改善。对浅Ⅱ°者,用消毒敷料或油纱保护创面,亦很快能愈合。

【电针治疗】

对深Ⅱ°、Ⅲ°压疮的范围较小者(直径5cm左右者),做好定时翻身,免除受压,更换敷料,剪除坏死组织;在压疮发红或发紫的皮肤外周选择4~8个局部穴位,采用斜刺法,深刺达压疮的基底部;电针的刺激电极之正极连接躯体近端的穴位,负极连接躯体远端的穴位;每日一次,每次20分钟,10

次一个疗程,一般 3 个疗程左右可愈合;如果病情较重者,治疗时间需延长。电针刺激可以增强神经的敏感性,提高神经对局部组织的支配与调节作用,提高局部组织的免疫性,改善局部血循环及营养状态,促使红肿的炎性组织变为正常组织,从而促进压疮愈合。

【 新技术与手术 】

此外,在压疮创面清创后,采用持续负压吸引法治疗压疮,取得显著效果。如果保守法治疗效果不好时,可考虑外科手术治疗。

Ⅳ°压疮,可深及骨组织,骨皮层被感染发炎甚或坏死者,而且压疮直径巨大,均适于外科手术治疗。

【 压疮预防 】

1. 输送途中的预防　完全性截瘫患者,从发生截瘫之时开始,即需十分注意预防压疮的发生。对脊柱骨折脱位合并截瘫的运输:①缩短途中时间;②在担架上配置海绵垫;③每 2~4 小时应改变体位 1 次,使躯干向左或右各倾斜 20°~30°。

2. 医院中预防　每 2~3 小时翻身 1 次,保持床单平整、干燥,受压部位皮肤清洁,经常按摩。踝跟等部垫以软垫,防止骨突出部位受压等是有效预防压疮的措施。

3. 自动调压多气囊床垫的应用　预防发生压疮。但是,翻身护理仍不能免除。

【 病例简介 】

田某,男,26 岁,山西临汾人,1994 年 5 月;因为腰椎压缩性骨折致脊髓损伤,引起截瘫合并左侧臀后部压疮 2 年余。压疮口径及深度为 5cm×5cm×2.5cm(未露及骨),合并感染,呈白色的肉芽组织,久治不愈。治疗方法:每日对创面进行清洁、碘伏消毒。在创口周边(距口边 1cm 左右),选择 6~8 个穴位为针刺点,针灸针斜刺向压疮的基底部,进针约 4cm。用电针治疗仪的正极连接压疮口内侧针灸针,负极连接压疮口的外侧针灸针,刺激强度以患者可以耐受为宜。每日一次,每次电针治疗 20 分钟,10 次为一疗程。共治疗 3.5 个疗程,感染创面被控制,凹陷的创口长平、愈合,康复回家。

二、肩关节半脱位的治疗

【肩关节稳定的因素】

肩关节盂浅、头大,关节囊松弛,其稳固性主要依靠周围肌腱来维持。肩胛下肌、冈上肌、冈下肌、小圆肌腱分别止于肩关节的前方、上方、后方,腱纤维与关节囊纤维相交织,形成"肌腱袖"。这些肌虽有运动肩关节的功能,但距肩关节很近,作用力量不大。但这些肌肉收缩时,可保持肱骨头与关节盂相接触,从而加强肩关节的稳定性。此外,三角肌将肩关节包裹在其中,对保持肩关节稳定有显著作用。

肩关节半脱位是脑卒中后偏瘫常见的并发症之一,常发生在脑卒中后2~4周。据报道,完全不能运动的肩关节,脑卒中后1个月内肩关节半脱位发病率可高达81%,是治疗中的一个难题。

【病因病机】

当脑组织受损,尤其在脑卒中患者的软瘫期,肩关节的锁定机制被破坏,致对侧稳定肩关节的冈上肌、喙肱韧带、冈下肌、三角肌、肩胛下肌等失去了中枢的支配,使该肌群的肌力下降、肩关节囊和韧带松弛,加之患肢的重力作用,肱骨头从关节盂下滑,从而发生肩关节半脱位。特别是冈上肌、三角肌和冈下肌的后部肌束尤为重要。

【针刺方法】

头部运动区的中部穴位连接电针治疗仪的负极,其正极连接冈上肌肌腹穴位;另一组治疗电极连接三角肌或冈下肌或肩胛下肌肌腹穴位等。

【预防】

在发生偏瘫以后,及早应用悬带缓解受累肩关节承受的重力,使肘部保持在屈曲位,避免因为胳膊重力作用或外界力量而牵拉肩部肌肉和韧带,加重肩关节半脱位及疼痛。

【病例简介】

患者,女性,太原晋机厂职工,56岁,就诊时间2010年12月,脑梗后偏瘫合并右侧肩关节半脱位,经用头针、体针治疗 2 个月无效。采用"神经肌腹针刺疗法",选择冈上肌、冈下肌、三角肌前部、中部、后部肌腹穴位等,每日一次,每次电针治疗 20 分钟,10 次为一疗程;经一疗程治疗,肩关节半脱位得到矫治而愈。

三、肩关节疼痛的治疗

肩关节疼痛是脑卒中后偏瘫常见的并发症之一,发生率很高,常发生在脑卒中后 2~4 周,是治疗中的一个难题。

【解剖功能】

在肩关节的周围,血管和神经位于腋窝内,而肩关节的外侧(三角肌及周围)缺少丰富的血管,是影响血液循环的基础。在肩关节、三角肌的周围是滑囊最多的部位之一,是滑囊炎产生的物质基础。三角肌位于肩部外侧,呈三角形。起自锁骨的外侧段、肩峰和肩胛冈,止于肱骨体外侧的三角肌粗隆,受腋神经支配。

【病因病机】

脑卒中的患者,多为中、老年人,自身的免疫力降低,是肩周炎的多发期;患侧肢体的运动、感觉神经受损,运动能力下降,并失去了对寒冷刺激的保护,促使疼痛的发生。在肩关节、三角肌的周围是滑囊最多的部位之一,寒冷的刺激是诱发滑囊炎重要因素。滑囊炎时,滑囊内滑液增多,使滑囊内压力增高,并产生刺激,而诱发疼痛。

【临床表现】

患者主诉肩部疼痛,活动时疼痛加重,严重者肩关节的任何活动都受到限制。有些患者夜间疼痛加重,影响睡眠。在肩关节三角肌周围、肱二头肌短头的附着点喙突处、肩胛下肌在小结节的止点处、肱二头肌长头经过结节间沟处、小圆肌的止点有明显的压痛点。

【针刺方法】

三角肌周围、肱二头肌短头的附着点喙突处、肩胛下肌在小结节的止点处、肱二头肌长头经过结节间沟处、小圆肌的止点(可以选择条索、结节、压痛点),沿肌纤维、筋膜进行斜刺,局部穴位连接电针治疗仪的负极或正极,用高频疏密波进行治疗,每次治疗 20 分钟,每日一次,10 次为一疗程。在早期(即滑膜炎期)可以对痛点用止痛液(曲安奈德注射液 20~40mg、利多卡因注射液 100mg 加生理盐水至 20ml)进行痛点注射,每一痛点注射 1.5ml 左右,1~2 周注射一次,3 次为一疗程。在晚期(即纤维化期),需要用小针刀对已经硬化的肌纤维、筋膜组织进行松解,在局部麻醉下进行,一周治疗一次,3 次为一疗程。

【预防】

偏瘫发生后肩关节部位注意保暖,以预防疼痛的发生。必要时给予热敷、被动运动和按摩。

【病例简介】

张某,女,53 岁,山西太原万柏林区人。患脑梗死一年余,偏瘫伴有肩部疼痛,肩关节前屈、外展、后伸运动受限 3 月余。经过理疗、康复训练等方法治疗,效果不明显。用电针刺激三角肌前部、中部、后部肌束,肱二头肌内侧头压痛点,从压痛点进针,并沿纤维化的条索刺入 2~3cm。每日选择 4~6 个穴位,每日一次,每次治疗(高频)20 分钟,10 次为一疗程。经过一疗程的治疗,疼痛显著改善。而后在局麻下,用小针刀对硬化、挛缩的肌纤维、筋膜组织进行松解 2 次,使肩关节疼痛基本缓解,肩关节运动功能显著提高。

四、足内翻的治疗

足内翻是脑卒中后偏瘫常见的并发症之一,发生率很高,常发生在脑卒中后 4~6 周。足内翻严重影响患者走路的平衡及运动功能的锻炼与康复。矫治足内翻是非常必要的。

【病因病机】

脑血管意外使脑细胞受损,致对侧腓骨长肌、腓骨短肌失去中枢的支配,致腓骨长肌、腓骨短肌收缩无力。又因为内翻肌群(趾长屈肌、蹈长屈肌、腓肠肌内侧头、胫骨前肌等)肌肉的体积和肌力是外翻肌群的 2 倍以上,在肌力的恢复过程中二者失去平衡,而出现足内翻。

【针刺方法】

头部运动区的上部穴位连接电针治疗仪的负极,其正极连接腓骨长肌、腓骨短肌肌腹穴位。

此外,可以用小针刀对痉挛的胫骨前肌、趾长屈肌、踇长屈肌等肌纤维、条索、结节进行松解,提高疗效。必要时,可将胫骨前肌远端的肌腱自楔骨内侧面和第 1 跖骨底移到该足第 4 或第 5 趾骨底的附近,此为治疗足内翻的有效方法。

【预防方法】

偏瘫以后及早对腓骨长肌、腓骨短肌进行肌力训练,必要时可以穿矫形鞋,给予预防。

【病例简介】

王某,女,56 岁,山西太原人,某工厂职工。2010 年 12 月,患脑梗死 1 年余,偏瘫表现为右下肢屈曲型痉挛性瘫痪。右足在走路时足底不能放平,伴右足内翻畸形,并用矫形鞋治疗。病情分析:胫骨前肌肌张力增高,腓骨长肌、腓骨短肌肌肉萎缩,肌力下降、无力。对胫骨前肌肌张力增高的肌束,在局部麻醉下进行小针刀松解,使胫骨前肌肌张力降低;对腓骨长肌、腓骨短肌进行功能性电针治疗一个疗程,走路时足底已经放平,足内翻基本矫治,可以穿拖鞋走路了。

五、足下垂的治疗

足下垂是脑卒中后偏瘫常见的并发症之一,常发生在脑卒中后 2~4 周,即软瘫期。也是腓总神经损伤的典型表现。足下垂影响患者走路的平衡及运动功能的锻炼与康复。矫治足下垂是非常必要的。

【病因病机】

脑组织损伤,致对侧胫骨前肌、踇长伸肌、趾长伸肌麻痹或收缩无力,而产生"内翻垂足",出现"跨阈步态"。

【针刺方法】

胫骨前肌、踇长伸肌、趾长伸肌由腓深神经支配,因此可选择腓总神经穴位,位于腓骨小头外下缘,向下斜刺 2cm 左右,连接电针治疗仪的正极;负极根据临床表现连接胫骨前肌,或踇长伸肌、趾长伸肌,或腓骨长肌、腓骨短肌肌腹穴位等。

第十四章

常见各科疾病的治疗

第一节　常见消化内科疾病的治疗

一、慢性胃炎

慢性胃炎系指中上腹部饱闷感或疼痛、食欲减退、恶心、呕吐、嗳气、反酸等综合征,反复发作,长期不愈的特征。

【应用解剖】

1. 胃交感神经的节前纤维起于脊髓第 6~10 胸节段,经交感干、内脏神经至腹腔神经丛内腹腔神经节,节后纤维随腹腔干分支至胃壁。交感神经抑制胃的分泌与蠕动,增强幽门括约肌的张力,并使胃的血管收缩。

2. 胃的副交感神经节前纤维来自迷走神经。在胃的前、后壁形成胃前、后丛,进入胃壁,管理胃壁的运动、分泌和感觉,通常促进胃酸与胃蛋白酶的分泌,增强胃的蠕动,提高胃平滑肌张力。

【病因病机】

脊柱相关疾病医学研究认为:慢性胃炎的根本病因不在胃的本身,而是由于软组织损伤和相应胸椎的位移,软组织退变,使控制胃的交感神经受到牵拉和卡压等异常刺激,在胃交感神经异常兴奋时,使胃肠蠕动减弱,血管收缩,胃组织血流减少、缺氧,发生营养、代谢障碍,胃黏膜免疫力降低,胃的炎症,幽门括约肌功能紊乱,致胆汁反流,并损伤胃黏膜等。若脊柱病变引起迷走神经兴奋性降低,使胃酸分泌减少。在胃酸缺乏的情况下,幽门螺杆菌容易在胃内繁殖而引起胃炎。

其次:幽门螺杆菌(HP)感染,不规律饮食,长期饮酒,食入过热、过凉食物,化学因素、免疫因素等。

【临床表现】

慢性胃炎症状的轻重与胃黏膜的病变程度并非一致。大多数患者常无症状或有程度不同的消化不良症状如上腹隐痛、食欲减退、餐后饱胀、反酸等。萎缩性胃炎患者可有贫血、消瘦、舌淡、腹泻等,个别患者伴黏膜糜烂上腹痛较明显,并可有出血。

【诊断要点】

1. 慢性反复发作的中上腹部饱闷感或疼痛、食欲减退、恶心、呕吐、嗳气、反酸等。

2. 药物治疗效果不佳。

3. 胃镜检查和直视下胃黏膜活组织检查有炎症改变。除外胃器质性、占位性病变。

4. 拍摄胸椎 X 线正、侧位片,看相应节段的胸椎棘突及间隙、小关节排列等有无位置移动的变化。

5. 在胸椎 5~12 区域可有棘突偏歪,棘突间距不等宽,棘上韧带剥离感,压痛以及椎旁压痛,或有条索。腰背部酸困、不适,久站、久卧时加重。

6. 部分患者检测呼出气 ^{13}C,"幽门螺杆菌"可出现阳性反应。

【治疗方法】

1. 针刺治疗　根据 X 线检查:胸椎正侧位移位改变及压痛、条索、结节等阳性反应处选择穴位。如：①主穴：胸背部穴位：T_{5-10}棘突间隙及棘突侧面，交感神经穴位等。每次可选 4~6 个穴位。②配穴：颈部穴位：选择颈下交感神经节或迷走神经，可选 1~2 个穴位。③配穴：腹部两侧腹直肌上、中、下部肌腹穴位，腹外、腹内斜肌肌腹穴位，可选 2~4 个穴位。电针治疗：每天一次，选 6~8 个穴位，最多 10 个穴位；每次电针 15~20 分钟；10 次为一个疗程。

2. 针刀治疗　对上述穴位或部位有结节、条索病变的需要用针刀治疗。可以在针刺治疗期间进行，间隔一周治疗一次。

3. 整脊手法治疗　脊柱与内脏有着复杂的联系，第 6~10 胸椎任一稳定结构失去动态平衡，均会导致胃部相应症状的出现。通过整复手法，矫正人体错位、失稳的椎体及关节，使受压的神经恢复正常功能而达到治病目的。脊源性胃病用药物治疗没有去除病因，治疗效果不够理想；而整脊手法可以去除病因，提高对该病的治疗效果。胸椎关节移位、软组织纤维化等引起的慢性胃炎，用胸椎整脊手法，要求定位准确、力度适宜、时机合理。常用方法有：①双拇指触诊法；②单指触诊法；③脊柱的触诊检查法；④脊柱旋转复位法；⑤胸椎膝顶复位法等。目前，国内、国际对脊柱移位等引起的疾病，一般采用定点复位法。在手法整复前需做 10~20 分钟的松解推拿，以放松错位关节周围的肌肉、肌腱和韧带。

4. 对症治疗　对于有胃脘痛甚者，可给予解痉止痛药物，如山莨菪碱等；属虚寒痛者，可用热水袋敷胃脘部，并注意全身保暖，或热敷；反酸嗳气、胃酸分泌高者，可给予质子泵抑制剂奥美拉唑等；腹胀、食积者给予胃蛋白酶合剂或多潘立酮以增强胃蠕动，促进胃排空。

二、胃下垂

【应用解剖】
参考"慢性胃炎"相关部分。

【病因病机】
1. 患者多为无力瘦长体型，腹肌张力减低，腹壁松弛，尤其对饱胃状态的胃重力的支撑力降低。

2. 相应胸椎的位移,使控制胃的交感神经受到牵拉和卡压等异常刺激,在胃交感神经异常兴奋时,使胃肠蠕动减弱,血管收缩,胃壁血流减少,缺氧,营养不足,致胃张力降低等。此外,颈椎移位压迫迷走神经,使其兴奋性降低,致胃张力降低,胃部韧带或平滑肌紧张性降低,胃内容物易于滞留胃内等均可导致本病。

【临床表现】

1. 轻度胃下垂多无症状或症状不明显;重者有胃痛,腹胀,食后加重,厌食、恶心、嗳气,便秘或腹泻。久站及劳累后症状加重。

2. 病久可有心悸、眩晕、血压低等症状,且肌肉松弛无力,腹部膨隆,腹部肌肉张力减弱。

3. 餐后叩诊,胃下极可下移至盆腔,上腹部可扪及明显主动脉搏动,下腹可现振水声。

【诊断要点】

1. 临床症状,药物治疗效果不佳。

2. 胃镜检查和直视下胃黏膜活组织检查无异常改变。

3. 在胸椎 6~10 区域可有棘突偏歪,棘突间距不等宽,压痛以及椎旁压痛或有条索。腰背部酸困、不适,久站、久卧时加重。

胃肠钡餐检查:

1. 胃小弯弧线最低点在髂嵴连线以下。

2. 无张力型胃。

【治疗方法】

可参考"慢性胃炎"。

【病例简介】

患者女,28 岁,河北鸡泽县人。1975 年 11 月,因为腹胀、食欲不振,消瘦 1 年余前来就诊。经 X 线钡餐检查,胃小弯弧线最低点在髂嵴连线以下。诊断为:胃下垂。

针刺治疗:颈部:迷走神经穴位、背部穴位 T_{5-10} 棘突旁开约 3cm,即交感神经节等,以调节内脏神经的功能。每次可选 4~6 个穴位;腹部穴位:两侧腹直肌上、中、下部肌腹穴位,腹外、腹内斜肌肌腹穴位,可选4~6个穴位;电针治疗:每天一次,背部与腹部穴位交替选择;每次电针15~20分钟;10次为一个疗程。经过3个疗程的治疗,腹胀缓解、食欲增加、体重增加,经胃肠钡餐检查:胃小弯弧线最低点在髂嵴连线2cm以上,临床治愈。

三、慢性结肠炎

【应用解剖】

1. 结肠是围绕在小肠周围,介于盲肠和直肠之间的部分。分为升结肠、横结肠、降结肠和乙状结肠。

2. 结肠壁组成　黏膜层:表面光滑,无环状皱襞和绒毛,有很多肠腺的开口。黏膜下层:有较大的血管、淋巴管和黏膜下神经丛。肌层:由内环行、外纵行两层平滑肌组成。在环、纵两肌层间有肠肌丛。浆膜:结肠表面大部分被浆膜覆盖。

3. 结肠神经支配

(1) 升结肠、横结肠

1) 交感神经:起自 T_{6-12} 脊髓侧角,经白交通支→交感干→内脏大、小神经,腰内脏神经,分布于胃、小肠、升结肠、横结肠血管周围的神经丛。兴奋时,蠕动减少,张力降低,分泌减少,括约肌张力增加,血管收缩。抑制时,则相反。

2) 副交感神经:起自迷走神经背核,经迷走神经→食管丛→胃丛→腹腔丛→肠系膜上丛等,分布于这些器官的平滑肌和腺体。兴奋时,促进肠蠕动,增加肠壁张力,增加分泌,减少括约肌张力。

(2) 降结肠至直肠

1) 交感神经:起自 $T_{12}~L_3$ 脊髓侧角,经白交通支→交感干→腰、骶内脏神经→腹主动脉丛→肠系膜下丛等,分布于降结肠至直肠。兴奋时,抑制肠蠕动、肛门内括约肌收缩。

2) 副交感神经:起自 $S_2~S_4$ 脊髓骶副交感核,经第2~4骶神经→盆内脏神经,分布于降结肠、直肠的平滑肌和腺体。兴奋时,促进肠蠕动,促进排便;肛门内括约肌松弛。

【病因病机】

慢性结肠炎的病变,分布在直肠、乙状结肠的病例,可达98%。针刀医学、脊柱病学对其病因、病理的研究,认为其根本原因不在于结肠本身,而在于控制结肠的自主神经功能紊乱,因为结肠的功能活动主要接受脊髓 T_{11}~L_3 段发出的交感神经支配,当自主神经功能紊乱时,引起内脏功能失调,使结肠部的抵抗力下降,此时就会遭受感染或物理化学刺激,反复被侵害,而形成慢性溃疡性结肠炎。

【临床表现】

1. 症状   一般起病缓慢,病情轻重不一,易反复发作。大便量少而黏滞,带脓血,次数增多或便秘,里急后重,有些患者出现便前左下腹痉挛性疼痛、便后疼痛缓解的规律。此外,可见腹胀、嗳气、恶心。重症患者因长期营养丢失及厌食,可有消瘦、乏力。

2. 体征

(1) 左下腹或全腹有压痛,伴有肠鸣音亢进,常可触及硬管状的乙状结肠和降结肠,提示肠壁增厚。

(2) 肛门指检,可有压痛或带出黏液、脓血便。

3. 辅助检查

(1) 血常规检查:贫血属于轻或重度,白细胞计数以中性粒细胞增多为主。

(2) 粪便检查:有黏液及不同量的红、白细胞,在急性发作期涂片可见大量的多核巨噬细胞。

(3) X线检查:钡灌肠检查,肠管边缘模糊,黏膜皱襞失去正常形态;结肠袋消失;铅管状结肠;结肠局部痉挛性狭窄和息肉;还可以见到溃疡引起的锯齿样影像。

(4) 内镜检查:对本病的诊断价值最大,除可确定病变的范围、分布、炎症和溃疡等,还可取活体组织进行病理鉴别诊断。

【诊断要点】

1. 有既往病史或持续、反复发作的腹泻、黏液血便等症状。

2. 手术标本病理、肠黏膜活检组织病理、内镜和 X 线检查。

3. 除外肠道特异性感染如寄生虫病、结核病和肠道肿瘤等。

【治疗方法】

1. 针刺治疗

主穴：T_{11}~L_3 脊柱旁交感神经节穴位，S_2~S_4 副交感神经节穴位。

配穴：腹直肌肌腹穴位中、下段穴位，腹外斜肌、腹内斜肌肌腹穴位等。每次选择 4~8 个穴位，主穴与配穴交替选择，每日一次，每次电针 15~20 分钟，10 次为一疗程。

2. 针刀治疗　对上述穴位或部位有结节、条索病变的需要用针刀治疗。可以在针刺治疗期间进行，间隔一周治疗一次。

3. 整脊手法治疗。

4. 对症治疗

(1) 抗炎、止泻、收敛等药物。

(2) 中药汤剂或保留灌肠等。

四、便秘

便秘是指排便不顺畅的状态，包括粪便干燥排出不畅和粪便不干亦难排出两种情况。一般每周排便少于 2~3 次，可称为便秘。

【应用解剖】

大肠消化管最后的一段，长约 1.5 米，起自右髂窝，终于肛门，分为盲肠、结肠和直肠 3 段。大肠的主要功能是吸收水分，将不消化的残渣以粪便的形式排出体外。

盲肠、降结肠以下肠管的自主神经包括：

1. 副交感神经　其节前纤维起自第 2 至第 4 骶髓的侧角，经第 2、3、4 骶神经和盆内脏神经以及盆神经丛，分布于降结肠、乙状结肠、直肠和膀胱等器官内的神经节，其节后纤维分布于上述各器官。作用为加强结肠和直肠的蠕动，抑制肛门内括约肌收缩。

2. 交感神经　其节前纤维主要发自 L_1、L_2 腰髓侧角，经相应的白交通支,止于肠系膜下神经节或上腹下丛中散在的小神经节。节后纤维经上腹下丛、腹下神经和盆神经丛而分布至降结肠、直肠和膀胱的平滑肌。作用:抑制结肠和直肠的蠕动,使肛门内括约肌收缩。

【病因病机】

1. 排便动力缺乏　排便的动力主要依赖膈肌、腹肌、提肛肌与肠壁平滑肌的收缩力,上述四种肌肉的萎缩、衰弱,均可引起便秘。

2. 肠道所受刺激不足　肠黏膜应激力减弱,肠内容物推进受阻以及排便反射减弱,均可引起便秘。

3. 直肠肛门疾患　盆腔、腹腔肿瘤及腹水的压迫等。

4. 老年人结肠、直肠平滑肌、膈肌、腹部肌等萎缩、无力,肠液分泌减少,影响肠内粪便的排出,从而形成便秘。

5. 腰骶椎失稳或软组织损伤等疾病　由于脊柱小关节错位或增生骨刺,刺激或压迫了交感神经,使分布在肠壁的交感神经兴奋性增加,致副交感神经系统的作用被抑制,胃肠蠕动减弱和分泌减少,产生便秘。

【临床表现】

有的患者表现只有粪便干硬、排便费力。有些患者可有腹胀、恶心、食欲减退等症状。在为便秘患者做体格检查时,常可在其左下腹触及粪块和痉挛的结肠。

【诊断要点】

1. 有便秘史,年龄 65 岁以上。

2. 粪便　坚硬、干燥,48 小时以上排便一次。

3. X 线检查　腹部正面摄影可发现肠道内有粪便潴留,尤其粪便潴留于乙状结肠内时,要考虑结肠的排便异常。

4. 肠镜检查　可观察结肠、直肠内有无狭窄和阻塞。

【治疗方法】

1. 针刺法

主穴:$S_2 \sim S_4$ 副交感神经节穴位。

配穴:L_1、L_2 交感神经节穴位,膈神经穴位、腹直肌、腹内斜肌、腹外斜肌肌腹穴位。

每日针刺一次，治疗 15~20 分钟，10 次为一疗程。

2. 手法　通过整复手法，矫正人体错位、失稳的腰骶椎及关节，使受压神经恢复正常功能而达到治疗目的。目前，国内、国际对脊柱移位等引起的疾病，一般采用定点复位法。在手法整复前需做 10~20 分钟的松解推拿，以放松错位关节周围的肌肉、肌腱和韧带。

第二节　常见脊源性呼吸内科疾病的治疗

一、脊源性慢性支气管炎

慢性支气管炎（简称慢支），是由于感染或非感染因素引起的气管、支气管及其周围组织的慢性非特异性炎症。多在冬季发作，春暖后缓解。若迁延不愈，可并发为肺气肿、慢性肺源性心脏病。

【应用解剖】

肺和支气管受自主神经支配，而呼吸肌则受运动神经支配。

1. 副交感神经　节前纤维发自迷走神经背核，经迷走神经和肺丛而止于气管，支气管和肺内的神经节，其节后纤维分布于支气管的平滑肌和腺体。作用：收缩支气管和分泌黏液。

2. 交感神经　节前纤维发自第 2~6 胸髓侧角，经相应胸神经的白交通支入交感干，上行止于星状神经节及上胸部交感节。节后纤维经肺丛而分布于支气管的平滑肌和血管。作用：支气管扩张，抑制腺体分泌。

3. 呼吸肌的神经支配　T_1~T_{12} 神经前支构成的肋间神经，支配肋间内肌、肋间外肌、肋下肌及胸横肌。另外，膈肌的神经支配源于颈丛的膈神经。

【病因病机】

慢性支气管炎是支气管发生的感染性和非感染性炎症。肺脏、支气管的功能活动是受迷走神经和 T_1~T_5 节段交感神经调控的。脊柱病学、针刀医学认为其原因不在肺脏、支气管本身，而在于其自主神经的功能紊乱。当颈椎、胸椎移位,软组织硬化、退变时,使 T_1~T_5 交感神经节受到卡压或压迫而受损,致交感神经的兴奋性降低,副交感神经的兴奋性占优势,可发生咳嗽、咳痰,甚至哮喘。

【临床表现】

1. 症状　急、慢性呼吸道感染史。常在寒冷季节发病,出现咳嗽、咳痰,尤以晨起为著。随着病情发展,终年咳嗽,秋冬加剧。

2. 体征　在肺底部可听到湿性和干性啰音。喘息型支气管炎可听到哮鸣音,病久可有肺气肿的体征。

触压 T_1~T_5 棘突及棘突旁可见压痛,软组织可见结节、条索。

3. 并发症

(1) 阻塞性肺气肿:为慢性支气管炎最常见的并发症。

(2) 支气管肺炎:慢性支气管炎蔓延至支气管周围肺组织,重者有寒战、发热,咳嗽增剧,痰量增加且呈脓性。

(3) 支气管扩张:炎症反复发作,支气管黏膜充血、水肿、形成溃疡,支气管腔扩张或狭窄等。

【诊断要点】

临床上凡有慢性或反复的咳嗽、咳痰或伴喘息,每年发病至少持续 3 个月,并连续 2 年或以上者,并排除如肺结核、尘肺、支气管哮喘、支气管扩张、肺癌等,诊断即可成立。

1. 血液检查　慢性支气管炎急性发作期或并发肺部感染时,可见白细胞计数及中性粒细胞增多。喘息型者嗜酸性粒细胞可增多。

2. 痰液检查　痰液培养可见肺炎球菌、流感嗜血杆菌、甲型链球菌等。涂片中可见大量中性粒细胞、已破坏的杯状细胞,喘息型者常见较多的嗜酸性粒细胞。

3. 呼吸功能检查　早期常无异常。有小气道阻塞时,最大呼气流速-容积曲线在 75% 和 50% 肺容量时,流量明显降低,闭合容积可增加。发展到气道狭窄或有阻塞时,第 1 秒用力呼气量占用总肺活量的比值减少(<70%),最大通气量减少(预计值的 80%)。

4. X 线检查 单纯型慢性支气管炎,X 线检查正常,或仅见两肺下部纹理增粗,或呈条索状,这是支气管壁纤维组织增生变厚的征象。若合并支气管周围炎,可有斑点阴影重叠其上。

此外,必须摄以 T_3 为中心的胸椎正侧位 X 片,检查 T_1~T_5 胸椎有无旋转移位和前后移位,或脊柱轻度侧弯。

【治疗方法】

1. 针刺治疗

主穴:T_1~T_5 棘突旁开 2.5cm 两侧交感神经节穴位。

配穴:T_1~T_5 棘突间隙及棘突旁两侧交感神经分支穴位,胸骨柄上与气管之间穴位。

每日选择 4~6 个穴位,每日一次,治疗 15~20 分钟,10 次为一疗程。

2. 针刀治疗 对上述穴位或部位有结节、条索病变的需要用针刀治疗。可以在针刺治疗期间进行,间隔一周治疗一次。

3. 手法治疗。

二、脊源性哮喘

哮喘以呼吸急促,喘鸣有声,甚至张口抬肩,难以平卧为特征。发病时细支气管平滑肌痉挛,黏膜充血、水肿和分泌物增加,患者有胸闷、气急、喘鸣、咳嗽和咳痰。因颈或胸椎间关节移位、软组织损伤而导致支气管腔痉挛,引起哮喘即为脊源性支气管哮喘。

【应用解剖】

参考"脊源性慢性支气管炎"。

【病因病机】

哮喘的病因还不十分清楚,大多认为是多基因遗传有关的变态反应性疾病,环境因素对发病也起着重要的作用。

1. 遗传因素 研究资料表明,哮喘患者亲属患病率高于群体患病率,并且亲缘关系与发病率呈正相关;患者有多位点的基因与变态反应性疾病相关,其基因在哮喘的发病中起着重要作用。

2. 促发因素 包括吸入性抗原(如尘螨、花粉、真菌、动物毛屑等)和各种非特异性吸入物品,如二氧化硫、油漆等,食物性抗原(如鱼、虾蟹等);药物:如普萘洛尔;气候变化等可诱发哮喘发作。

3. 变态反应 当变应原进入具有过敏体质的机体后,通过巨噬细胞和T淋巴细胞的传递,可刺激机体的B淋巴细胞合成特异性IgE,并结合于肥大细胞和嗜碱性粒细胞表面的高亲和性的IgE受体。若过敏原再次进入体内,可与肥大细胞和嗜碱性粒细胞表面的IgE交联,从而促发细胞内一系列的反应,使该细胞合成并释放多种活性介质导致平滑肌收缩、黏液分泌增加、血管通透性增高和炎性细胞浸润等。使气道病变加重,而产生哮喘的临床症状。

4. 神经机制 支气管受复杂的自主神经支配。除胆碱能神经、肾上腺素能神经外,还有非肾上腺素能非胆碱能(NANC)神经系统。支气管哮喘与β-肾上腺素能受体功能低下和迷走神经张力亢进有关,当平衡失调时,则可引起支气管平滑肌收缩,致哮喘发作。

5. 脊柱源性病因 由于颈、胸椎外伤、退行性改变造成颈部、胸部交感神经受到直接或间接的压迫,使交感神经分布于肺、支气管的作用受到抑制,而副交感神经的作用增强,使支气管平滑肌痉挛,分泌物增加,膈肌运动减弱,而出现胸闷、气急、咳嗽等症状。

6. 肺通气的病理变化 由于支气管平滑肌痉挛,黏膜肿胀,管腔狭窄,分泌物滞积,导致通气道阻塞,最大通气量和时间肺活量均减低。肺泡充气过度,致肺残气量增高。气道阻力增加、通气/血流比率失调,氧的吸收减少,致动脉血氧饱和度降低。哮喘反复发作时,可演变为阻塞性肺气肿,则出现阻塞性通气功能障碍。持续性哮喘状态可伴有严重缺氧,甚至二氧化碳潴留和呼吸性酸中毒。

【临床表现】

1. 支气管哮喘发作前,常出现咳嗽、胸闷或连续喷嚏等。如不及时治疗,可迅速出现喘息。急性发作时患者有气急、哮鸣、咳嗽、多痰。由于呼气时支气管腔缩小,故呼气困难尤为明显。患者出现端坐位呼吸困难,额部冷汗,痛苦异常。严重者可有唇指发绀。每次发作可历时数小时甚至数日(持续发作)才逐渐缓解。

2. 颈椎下段及胸椎 1~5 棘突旁疼痛、酸困、憋胀等不适,局部压痛、甚至痉挛、僵硬。

【诊断要点】

1. 支气管哮喘的临床症状体征。

2. C_3~C_5、T_1~T_5 棘突偏歪,椎旁有压痛,颈曲消失或反张,颈或胸椎两旁肌肉紧张、僵硬或有结节、条索异常改变。

3. 除外感染性疾病及占位性病变。

【治疗方法】

参考"脊源性慢性支气管炎"。

第三节　常见内分泌科疾病的治疗

一、脊源性糖尿病

糖尿病是一种以糖代谢异常为主要特点,对全身器官功能有着严重影响的慢性疾病,而且治疗效果不满意。目前,用药物(胰岛素)只能控制血糖水平(部分患者用药物控制血糖效果不佳),而不能治愈。

【应用解剖】

胰腺是腹膜外位器官,形细长,横向分布于腹后壁的前面,其左端略向上弯曲,位于 L_1~L_2 高度,可分为头、体、尾 3 部分。

胰是人体内第二个大消化腺,由复泡管状腺细胞组成,产生胰液,属于外分泌腺;胰的内分泌腺是由胰岛细胞组成。

内分泌部散在于腺实质内,为大小不等的细胞团索,叫胰岛;细胞团索网孔间有丰富的毛细血管。人的胰岛细胞有两种:甲细胞约占 20%,分泌胰高血糖素,能促使肝糖元分解,使血糖浓度增高;乙细胞占 75%,分泌胰岛素,可使血中葡萄糖转化为肝糖贮存起来,当体内胰岛素缺乏时,血糖增加,尿中有糖排出,临床上称为糖尿病。

交感神经:起自 T_4~T_{10} 脊髓侧角,经内脏大、小神经→腹腔丛,分布于胰腺、肝胆。兴奋时,抑制腺体分泌。

副交感神经:起自迷走神经背核,经迷走神经→腹腔丛,分布于肝、胆囊、胰腺。兴奋时,加强腺体分泌。

【病因病机】

糖尿病的发生与胰腺的胰岛素分泌相对不足及胰升高血糖素分泌过多有关。全身很多脏器及组织均可发生病理改变,但其病变的性质和程度很不一致,胰腺的病变有 B 细胞的改变,胰岛玻璃样变性,胰岛纤维化及胰岛的淋巴浸润,总的改变是糖、脂肪、蛋白质的合成代谢降低,分解代谢增加。以上是现代医学对该病的认知。

脊柱病学、针刀医学从脊柱力学平衡的角度来看,支配胰、肝、胆的交感神经节前纤维发自第 4~10 胸髓侧角,支配胰脏的交感神经主要由第 7~8 胸神经支配。当胸中段之胸椎解剖位置发生微细的解剖位置改变(错缝)时,即可刺激或压迫椎旁交感神经节,使胰岛的分泌功能失常,导致胰岛素分泌不足或胰高血糖素分泌过多而诱发糖尿病。

【临床表现】

轻度的糖尿病,并无任何症状。典型的自觉症状是"三多",即多饮、多食、多尿;"一少",即体重减少。

1. 多尿　最常见,尿量每天 3000~4000ml,甚至多达 10 000ml 以上。

2. 多饮　口渴喜饮,是因为多尿、大量失水,血浆渗透压上升,引起细胞脱水,刺激口渴中枢,产生口渴多饮。

3. 多食　由于大量尿糖丢失,能量丢失伴以高血糖刺激胰岛素分泌,引起代偿性食欲亢进。

4. 消瘦　因患者体内糖代谢失调,能量利用减少,机体动用贮存的脂肪和组织蛋白来维持正常活动所需,因而使体重减轻、消瘦,即为"一少"。

5. 其他　皮肤瘙痒,以女性阴部瘙痒多见,还可引起四肢疼痛或麻木,视物不清等。因与营养障碍、维生素 B 族缺乏有关。还可有阳痿不育、月经失调、腰背疼痛等症状。

6. 胸背部体征　可有胸背部僵硬、压痛、条索、结节、心慌、心律失常等。

7. 胸椎 X 线片　可显示有异常改变,如胸椎侧弯、棘突偏歪、棘突增厚,钩椎关节增生或其关节间隙不对称,韧带钙化等。

【并发症】

1. 心血管病变　心血管病变是糖尿病患者最为严重的并发症之一,其基本病理为动脉硬化及微血管病变。糖尿病中的心血管病变包括心肌病变、高血压及动脉硬化性心脏病变,统称为糖尿病心脏病。

2. 肾脏病变　肾小球硬化症是和肾小管肾病是糖尿病肾脏病变所特有的病理改变,主要临床表现为蛋白尿、浮肿、肾功能减退,至晚期则出现肾功衰竭。

3. 神经病变　以周围神经病变为主,出现灼痛、麻木、蚁行感、呈袜套及手套状分布,后期常伴发肢体痿软无力及浮肿。

4. 眼病变　包括视网膜病变、白内障、青光眼、屈光改变及虹膜睫状体病变。

5. 感染　糖尿病患者易伴发皮肤感染、结核、泌尿系统感染及胆囊炎、牙周炎等。

【诊断要点】

1. 血糖、尿糖超过正常值。

2. 典型的糖尿病症状和体征。

3. 触诊胸椎常见 T_4~T_{10} 棘突有压痛或棘突偏歪、高隆,有时可触及条索状反应物,并有明显压痛,胸椎两旁背部肌肉僵硬、痉挛等。

4. 除外胰岛素依赖型糖尿病。

【治疗方法】

1. 针刺治疗

主穴:T_4~T_{10} 棘突旁开 2.5cm 交感神经节穴位。

配穴:T_4~T_{10} 棘突间隙及棘突两侧、多裂肌肌腹穴位等。

每日选择 4~6 个穴位,主穴与配穴交替选择,每日一次,每次电针治疗

15~20 分钟,10 次为一疗程。

2. 针刀治疗 对上述穴位或部位有结节、条索病变的需要用针刀治疗。可以在针刺治疗期间进行,间隔一周治疗一次。

3. 手法治疗 脊柱与内脏有着复杂的联系,第 4~10 胸椎任一稳定结构失去动态平衡,均会导致胰腺及上腹内脏相应症状的出现。通过整复手法,矫正人体错位、失稳的椎体及关节,使受压的神经恢复正常功能,可达到治病目的。在手法整复前需做 10~20 分钟的松解推拿,以放松错位关节周围的肌肉、肌腱和韧带。

【病例简介】

张某,女,49 岁,太原市人。2004 年 10 月患者因为血糖异常升高(空腹血糖在 20mmol/L 以上),用药物治疗效果不明显 5 年余,诊断为"2 型糖尿病",而求治。

表现有"三多一少"的症状,伴有心肌供血不足、腰背疼痛等。

触诊:T_5~T_{10} 棘突两侧肿胀、压痛(+++)、棘突旁开 3cm 有一纵行条索,压痛(+++),甚至拒按;右侧胸背部肌筋膜僵硬、高隆等。

胸椎 X 线片显示:胸椎明显侧弯,钩椎关节增生及其关节间隙不对称等。

针刺治疗:主穴 T_4~T_{10} 棘突旁开 2.5cm 交感神经节穴位。配穴:T_4~T_{10} 棘突间隙及棘突两侧、多裂肌肌腹穴位等。

每日选择 6 或 8 个穴位,主穴与配穴交替选择,每日一次,每次电针治疗 15~20 分钟,10 次为一疗程。

针刀治疗:对上述穴位或压痛部位、条索病变处用针刀进行松解。因患者家中有事,而缩短了针刀治疗的间隔时间,在针刺治疗期间,间隔 3~4 天用针刀治疗一次。

用针刀治疗 4 次,针刺 10 次,空腹血糖降为 10mmol/L。

二、中枢性尿崩症(继发性)

尿崩症为下丘脑 - 脑垂体疾病。由于丘脑 - 垂体后叶产生或分泌抗利尿激素（ADH）严重缺乏或部分缺乏（称中枢性尿崩症），对抗利尿激素的作用不敏感（肾性尿崩症）而引起的临床综合征。主要临床表现有尿多、尿比重降低等。

【应用解剖】

脑垂体体积小，重约 0.5g，悬于丘脑下部，位于颅底蝶鞍内，是最重要的内分泌腺。垂体分远侧部、中间部和神经部。远侧部通称垂体前叶，中间部和神经部合称垂体后叶。

垂体前叶最大，细胞排成索、团，彼此连接成网。腺细胞有三种：主细胞（又称嫌色细胞、C 细胞），约占全部细胞的一半，成团存在，是一种未分泌的腺细胞，或者说是其他两种细胞的前身。嗜酸性粒细胞，占前叶腺细胞的 37%左右，胞体较大，呈圆形或卵圆形，分泌生长激素，肢端肥大症的垂体肿瘤内含有大量这种细胞。嗜碱性粒细胞最少，胞体较大，呈球形或多角形，分泌促性腺激素、促甲状腺激素和促肾上腺皮质激素。

垂体中间部：为一薄层，主要含嗜碱性粒细胞和含胶体的细胞。

垂体后叶：有许多神经胶质细胞、无髓神经纤维、毛细血管和棱形垂体细胞。后叶分泌的激素有抗利尿素和催产素。

抗利尿激素是由下丘脑视上核和室旁核合成，沿下丘脑垂体束下达其末梢，贮存于垂体后叶。

在生理情况下，垂体后叶以固定的比例释放抗利尿激素，以保持血浆渗透压的恒定，调节水液代谢。当血浆渗透压升高时，可通过渗透压感受器及容量感受器等调节机制，促使抗利尿激素分泌增加；相反，血浆渗透压降低时，抗利尿激素则分泌减少，以保持内环境的稳定。

【病因病机】

中枢性尿崩症又可分为特发性（原发性）和继发性两大类。特发性尿崩症的病因目前尚不完全清楚，可能与遗传缺陷有关。由于酶的缺乏，以致抗利尿激素（ADH）不能合成和释放所致，其发病率约占尿崩症的 1/3~1/2。继发性尿崩症病因大多清楚，主要的有肿瘤，约占 50%；炎症约占 17%；脑外伤（含手术并发症）约占 10%；另外，血管退行性变而引起下丘脑 - 神经垂体束供血障碍等均可致继发性尿崩症。肾性尿崩症大多是由遗传缺陷致病的，少数是由后天性的肾脏疾病引起。

【实验室检查】

1. 尿量　正常人尿量每日小于 2000ml；尿崩症患者每日尿量超过 3000ml，50% 患者达 4000~8000ml，最高甚至达 40 000ml。

2. 尿比重　正常尿比重通常在 1.005~1.010 之间，尿崩症患者尿比重多在 1.001~1.005 之间。

3. 垂体后叶功能检查

(1) 禁饮试验：尿崩症患者，则尿量不减，尿比重与尿渗透压不升，体重下降。

(2) 高渗盐水 - 垂体后叶素试验：正常人与精神性多饮者，在输注高渗盐水 (2.5% 氯化钠溶液，每分钟 0.25ml/kg，45 分钟内滴注完毕) 后，尿量明显减少，尿比重与尿渗透压升高；尿崩症在输注后无反应，尿比重与尿渗透压下降；注射血管加压素后，仍无反应者为肾性尿崩症。

【临床表现】

尿崩症以烦渴狂饮、尿频、量多为主要特征，病程久者可伴见形体消瘦、疲乏无力、食欲不振、皮肤干燥、毛发枯黄、头晕目眩、失眠多梦、耳鸣耳聋、腰膝酸痛、肢体麻木、心悸气短、大便秘结，或五心烦热，男子阳痿遗精，女子月经不调，甚者神昏谵语、昏睡不醒等。

【诊断要点】

1. 狂饮、尿频、量多。

2. 尿比重降低。

3. 病史　继发性多有明确的病因；原发性多与遗传有关。

【治疗方法】

针刺治疗：

主穴：颅底窝穴位：在乳突与下颌角之间凹陷中，向前上方斜刺 3cm 左右，到达颅底蝶鞍窝的下外方 (注意：附近有颈内动、静脉，勿刺过深，避免损伤)，左右两个穴位。同时进行电针治疗 15~20 分钟，可以间接刺激脑垂体，使抗利尿激素分泌增加,从而治疗中枢性尿崩症。

　　配穴:两侧颞肌肌腹穴位(耳尖上部);左侧睛明穴与右侧风池穴或右侧睛明穴与左侧风池穴,同时电针治疗。

　　每日选择 2~6 个穴位,主穴与配穴交替选择,每日一次,每次治疗 15~20 分钟,10 次为一疗程。

　　【病例简介】

　　李某,男,29 岁,山西孝义市人。1993 年 11 月因为外伤性颅底骨折,致狂饮、多尿(每日尿量达 8000ml 以上)半年余,伴精神萎靡不振,疲乏无力。卧床休息,无法劳动;每日都忙于喝米汤与排尿中,来太原求治。

　　诊断:外伤性(继发性)尿崩症。

　　针刺治疗:本人采用针刺两侧颅底窝穴位,每日一次,用间断波,频率:每分钟 40~60 次,每次电针 20 分钟。首次治疗即见效,经 7 次治疗,狂饮症状消失,饮食恢复正常;尿量、尿次数恢复正常,而治愈返乡。

　　资料:马瑞寅认为:垂体位于蝶鞍中,蝶鞍深处颅凹中,要用针刺来影响它,深刺睛明穴,可到蝶鞍前面,刺激后可有促使脑垂体后叶抗利尿激素分泌的作用。

第四节　常见妇科相关疾病的治疗

一、脊源性痛经

　　本病指凡在经期前后或行经期出现下腹疼痛或其他不适,影响工作及生活者(并排除生殖器官有器质性病变者)。

　　【应用解剖】

　　女性生殖器官的神经支配与调节:

　　交感神经:起自 T_{12}~L_2 脊髓侧角,经白交通支→交感干→腹下丛→盆丛→子宫、阴道丛等,分布于子宫、阴道等。兴奋时,血管收缩,妊娠子宫收缩,非妊娠子宫舒张。

副交感神经:起自 S_2~S_4 脊髓骶部副交感核,经骶神经→盆内脏神经→腹下丛→盆丛→子宫、阴道丛等。分布于子宫壁血管,兴奋时,舒张血管。

【病因病机】

1. 精神因素　妇女经期可出现下腹坠胀不适,偶尔也有痉挛性疼痛,是正常现象。某些患者,对月经表现为过度的焦虑、紧张和恐惧而出现痛经。

2. 体质因素　妇女在亚健康情况下,可发生痛经,例如:贫血或其他慢性疾病常伴有痛经。在增强体质后,痛经可以缓解或消失。

3. 子宫痉挛性收缩　一般认为痛经是由于子宫平滑肌痉挛性收缩导致子宫缺血所致。如子宫颈口或子宫颈管狭窄、子宫过度倾屈都可使经血流通不畅,致经血潴留,刺激子宫收缩而引起痛经。子宫发育不良时,子宫肌肉与纤维组织比例失调,产生不协调收缩引起痛经。也可因子宫内膜整块脱落,刺激子宫,使子宫呈异常收缩,引起痛经。

4. 脊源性因素　由于腰部软组织损伤、筋膜纤维化引起腰段脊椎移位、刺激,卡压了支配生殖器官的交感神经,使交感神经的兴奋性增高,引起子宫血管收缩,致子宫缺血引发子宫痉挛性收缩,产生痛经。

【临床表现】

下腹疼痛是痛经的主要症状,疼痛常于经前数小时开始,逐渐或迅速加剧,呈阵发性绞痛,持续时间长短不一,多于 2~3 日后缓解,严重者疼痛可放射到外阴、肛门、腰骶部,并伴有恶心、呕吐、烦躁、四肢厥冷、面色苍白等全身症状。

【诊断要点】

1. 与月经周期密切相关的周期性腹痛。

2. 典型的腰、骶椎病临床症状体征,如腰椎生理曲度消失、变直,棘突偏歪、椎旁软组织压痛、条索、结节,腰椎活动受限等。

3. 除外其他器质性妇科疾病,如子宫内膜异位症、卵巢肿瘤等。

【治疗方法】

1. 针刺治疗

主穴:T_{12}、L_1、L_2 脊椎两侧,旁开 3cm(双侧 6 个穴位)交感神经穴位;

S_2~S_4 副交感神经穴位。

配穴：T_{12}、L_1、L_2 棘突间隙、棘突两侧软组织之压痛点及腹直肌下段,腹外斜肌、腹内斜肌肌腹下部穴位。

每日选择 4~6 个穴位,主穴与配穴交替选择,每日一次,每次治疗 15~20 分钟,10 次为一疗程。

2. 针刀治疗　对上述部位的条索、结节进行松解。

必要时对虚寒型体质患者,加用中药行调理,效果更好。

【病例简介】

刘某,女,26 岁,工人,已婚。初诊日期 2012 年 11 月 21 日。患者 15 岁月经初潮,初次月经后曾停经 3 个月,后逐渐增多,每次经行腰腹酸痛,其后逐年加重,经来时出冷汗,疲倦乏力发凉,月经量多,色鲜红,每次经期因腰、腹痛剧需要卧床数日。曾服中西药治疗无效。妇科检查未见异常。诊断为原发性痛经。

用上述针刺方法:首次针刺治疗中痛经即缓解。后继续针刺治疗 6 次,痛经未出现。

二、脊源性月经失调

妇女月经的周期、排量、颜色、性质上的异常及月经周期紊乱,经期延长或缩短,月经量增多或减少,甚至闭经者为月经失调。

【应用解剖】

同"脊源性痛经"。

【病因病机】

1. 颈椎移位、失稳,可引起椎动脉、基底动脉血流减少,引起垂体、肾上腺、甲状腺营养失常,雌激素分泌失调,发生排卵功能障碍而产生闭经及不孕。

2. 腰部软组织损伤、纤维化引起脊柱力学平衡失调,致支配生殖器官的交感神经、副交感神经受到刺激或压迫,致子宫血流减少,而产生月经失调及不孕,此因素较多见。

【临床表现】

月经不调主要表现为月经周期、经色、经量等不规律的变化,并可伴有头昏、腰酸、小腹胀痛、心烦易怒、畏寒喜暖等。

1. 月经先期　月经周期提前7天以上,甚至半月余一行,连续2次以上。

2. 月经后期　月经周期超过35天,连续2个月经周期以上。

3. 月经先后无定期　月经周期或前或后,均逾7天以上,并连续2个月经周期以上。

4. 月经过多　若气不摄血,则经来量多,色淡红,质清稀,伴面色苍白,气短懒言,乏力等。

5. 月经过少　月经量少或点滴即净,色淡无块,或伴头晕眼花,心悸怔忡等。

6. 患者常伴有腰痛等表现。可表现为头晕,耳鸣,腰酸背痛,双下肢无力,心慌,气短,烦躁,小腹胀满,失眠多梦等。

【诊断要点】

1. 典型的月经失调临床表现。

2. X线片示有腰椎生理曲度消失、侧弯等;伴椎旁软组织压痛、棘突偏歪,在相应棘突偏歪处棘上韧带压痛,棘突旁有压痛性结节或条索状反应物。

3. 除外相关的器质性妇科疾患如:卵巢肿瘤、垂体肿瘤等。

【治疗方法】

1. 针刺治疗

主穴:T_{12}、L_1、L_2 脊椎两侧,旁开3cm(双侧6个穴位)交感神经穴位;$S_2 \sim S_4$ 副交感神经穴位。

配穴:T_{12}、L_1、L_2 棘突间隙、棘突两侧软组织之压痛点及腹直肌下段,腹外斜肌、腹内斜肌肌腹下部穴位。

每日选择4~6个穴位,主穴与配穴交替选择,每日一次,每次治疗15~20分钟,10次为一疗程。

2. 针刀治疗　对上述部位的条索、结节进行松解。

必要时对虚寒型体质患者,加用中药调理,效果更好。

三、脊源性不孕症

育龄期的妇女,婚后 3 年以上未避孕而不怀孕者,称为不孕。由脊柱疾病引起不孕或月经不调,称为脊源性不孕症。

【病因病机】

参考"脊源性月经失调"。

【临床表现】

1. 在腰椎旁 3~6cm 处出现软组织压痛、条索、结节等,致腰椎移位与失稳,致脊柱旁交感神经受到刺激,引起卵巢分泌功能失调,致排卵异常而不孕。部分患者可伴有精神紧张、焦虑,月经稀少、紊乱,或周期不规则,甚至闭经。

2. 骶部后面触诊,可见到软组织压痛,多有肌筋膜纤维化、条索、结节等,致骶骨前副交感神经受到刺激,使子宫、卵巢缺血、缺氧,功能失常而不孕。

【检查】

1. 卵巢功能测定　基础体温测定,子宫颈黏液涂片、阴道细胞学检查等,以了解卵巢有无排卵和黄体功能状况。

2. 输卵管通畅试验　输卵管通液通气术和输卵管碘油造影术,排除输卵管堵塞引起的不孕。

3. 腹腔镜　直接观察输卵管、卵巢粘连、子宫内膜异位症,盆腔结核、卵巢肿瘤等,还可观察到有无排卵。

4. X 线检查　腰椎正侧位片,了解腰椎有无侧弯、棘突偏歪、移位等;骨盆正位或 CT 片,了解骶髂关节、关节间隙等情况。

【诊断要点】

1. 夫妇同居 3 年或以上,性生活正常,未避孕而未妊娠。

2. 男方常规检查精液正常,女方无先天性生理缺陷。

3. 腰椎、骶部触诊,检查符合脊柱平衡失调改变。

【治疗方法】

请参考"脊源性月经失调"。

【病例简介】

朱某,女,39岁,山西离石市人。2013年4月因为腰痛、伴有不孕症13年来求治。腰骶部触诊:腰肌紧张(++)、压痛(+++),伴有肌筋膜纤维化、条索、结节(++)等。X线检查:腰椎正侧位片示腰椎稍向左侧弯、棘突偏歪、移位等。针刺治疗:选择T_{12}、L_1~L_3脊椎两侧,旁开3cm交感神经节穴位及棘突两侧软组织之压痛点、结节。每次选择6个穴位左右,每日一次,每次治疗20分钟,共针刺5次。对上述穴位及压痛点,局麻下行针刀治疗2次,腰痛缓解。半月后怀孕,而后顺产一健康女婴。

四、乳少

产后乳汁分泌甚少或全无,称为乳少,亦称"缺乳"、"乳汁不足"。

【应用解剖】

1. 女性乳房位于第3~6肋的前面,其2/3在胸大肌表面,1/3在前锯肌和腹直肌鞘上部表面。乳房由15~20个乳腺叶和脂肪组织构成。乳腺叶被纤维隔分开,纤维隔连于乳房皮肤与胸壁深筋膜之间,称为乳房悬韧带。每一乳腺叶有一输乳管开口于乳头。

2. 乳房的血管神经　动脉来源于胸廓内动脉穿支、胸外侧动脉的乳腺外侧支和第3~7肋间动脉的穿支;神经由第2~6肋间神经外侧皮支和前皮支、锁骨上神经和胸前神经分布于乳房的皮肤;交感神经随胸外侧动脉和肋间动脉分支达于腺组织和腺血管的平滑肌、皮肤。

【病因病机】

1. 体虚者　分娩失血、产后心情不畅、营养不良等,致乳汁分泌不足。

2. 体胖,营养良好者:高蛋白、高脂肪、高碳水化合物、高维生素饮食,致高脂血症、高黏血症、高血压等,因为血浆渗透压升高,使乳汁分泌发生困难。

【临床表现】

1. 体弱者,食少、消化不良、体瘦、乏力等。

2. 体胖者,头晕、头昏、血压高,精神紧张等。

3. 乳房胀痛、不适等。

【诊断要点】

1. 根据生产史,乳房胀痛、不适等。

2. 乳汁分泌不足。

【治疗方法】

1. 针灸治疗

主穴:第 3~7 胸椎棘突两侧旁开 2cm 处(交感神经节穴位)。

配穴:乳房上穴位(乳房上缘),乳房内穴位(乳房内侧缘),乳房下穴位(即乳房下缘),乳房外穴(乳房外缘)。每日取 4~6 个穴位,每日一次,每次治疗 20 分钟,10 为一疗程。

2. 饮食疗法　对营养不良者,补充营养,并纠正不当哺乳方法。对营养正常者,在生产初期饮食宜清淡,鼓励产妇尽量多饮小米汤,以米汤代水。此法,可以降低血浆渗透压,利于乳汁分泌,并有利于预防阻塞性乳腺炎。当乳汁分泌量正常后,即可增加鸡、鸭、鱼、蛋、奶等高蛋白的摄入量。

【病例简介】

患者女,26 岁,河北省宁晋县人。1977 年 5 月因产后 1 月余乳汁分泌不足,用服中药等方法治疗,效果不明显来求治。

针灸治疗:取乳房上穴位(乳房上缘),乳房内穴位(乳房内侧缘),乳房下穴位。每日取 4~6 个穴位,每日一次,每次治疗 20 分钟,10 为一疗程。

经一疗程针刺治疗,乳汁分泌恢复正常。

第五节　常见五官科疾病的治疗

一、颈性视力下降与失明

颈性视力下降与失明是一段时间内视力极度下降甚至全盲,眼科检查无特殊病理性改变的慢性眼部疾病。

【应用解剖】

1. 交感神经　起自 T_1、T_2 脊髓侧角,经白交通干至交感干、颈上交感神经节等,分布于睫状神经节、眼球等。兴奋时,瞳孔开大,血管收缩。

2. 副交感神经　起自动眼神经副核,经动眼神经至睫状神经节等,分布于瞳孔括约肌、睫状肌等。兴奋时,瞳孔缩小,睫状肌收缩。

3. 颈上神经节　是颈部最大的神经节,呈梭形,位于第 1~3 颈椎的外侧、横突前方,颈内动脉的后方。分布至面部、眼球、口腔、鼻腔、腮腺等处。参与瞳孔、泪腺、面部血管、汗腺、鼻腭黏膜、腮腺等交感性调节。

【病因病机】

视力下降与失明:一过性视力丧失是指视力丧失在 24 小时以内自行恢复正常。常见于视乳头水肿、一过性缺血发作、椎 - 基底动脉供血不足、视网膜中央动脉痉挛等。另外,视网膜中央静脉阻塞、缺血性视神经病变、青光眼、血压突然变化、中枢神经系统病变等也可致一过性视力丧失。视网膜动、静脉阻塞、缺血性视神经病变、玻璃体积血、视网膜脱离等突然视力下降并伴有眼疼。急性闭角型青光眼、角膜炎症及水肿等,视力下降不伴有眼疼。逐渐视力下降不伴有眼疼:常见于白内障、屈光不正、开角型青光眼、慢性视网膜疾病等。

脊柱病学、针刀医学认为,人体的椎动脉穿行于上六位颈椎的横突孔内,供血枕叶视中枢和脑干。颈上交感神经节发出的节后纤维分布于眼部和颈动脉,调节眼循环和瞳孔扩大肌、眼睑肌。外伤、劳损等各种原因导致颈后部的椎枕肌(头上斜肌、头下斜肌、头后大直肌和头后小直肌)、项韧带、棘间韧带等慢性劳损,形成瘢痕、粘连、结节、条索等,引起颈椎和附属结构移位,挛缩导致寰枢关节的轻度移位,使椎动脉对于枕叶视中枢和脑干的供血出现障碍。颈上交感神经节压迫与刺激,使椎动脉出现痉挛或狭窄,视器官血供减少,导致视力下降、甚至全盲。

【临床表现】

1. 眼部无任何器质性改变,表现为单纯性视力下降甚至全盲。

2. 体格检查　颈部后群肌肉、软组织紧张,有结节、条索;触诊第一颈椎横突双侧位置不对称。

3. 颈椎 X 线片　寰椎、枢椎有明显移位或伴颈椎曲度、间盘厚度、棘突排列等异常改变。

【诊断要点】

1. 临床表现。

2. 颈椎 X 线片　寰、枢椎有移位并排除其他致盲疾病。

3. 诊断　颈性视力下降与失明。

【治疗方法】

1. 针刺治疗

主穴：枕外粗隆穴位、第二棘突穴位，两侧头后小直肌、头后大直肌穴位、头上斜肌肌腹穴位。

配穴：颈上神经节穴位，位于颈椎第二、三棘突旁开 2cm 左右，横突内侧的前面。眼周穴位，头针视区穴位等。

每日选择 4~6 个穴位，每日一次，每次电针治疗 15~20 分钟，10 次为一疗程。

2. 针刀治疗　对上述穴位，或部位有结节、条索病变的需要用针刀进行松解。可以在针刺治疗期间进行，一周治疗一次。

3. 手法治疗。

【病例简介】

患者张某，女，52 岁，河北宁晋周家庄人，于 2005 年 11 月 2 日就诊。主诉：颈部不适、视物模糊、视力下降近 10 年，加重半月。经过眼科医院检查未发现器质性病变。查体：颈椎生理弯曲存在，颈椎 C_1~C_5 横突有压痛，横突后方肌肉紧张，棘上、棘突旁压痛。

颈椎 X 线片示：①颈椎退行性改变；②寰、枢椎侧方移位。

诊断：颈性视力减退。

针刺穴位：枕骨下项线与第二颈椎棘突之间穴位，第二、三颈椎棘突间穴位，第二颈椎棘突穴位，C_1~C_5 棘突旁开 2cm 左右（多有条索或结节），在条索线上，每侧选 3~4 个穴位；每日针一次，行针 10~20 分钟共针刺 6 次。

对颈椎后部结节、条索经针刀松解一次,并手法旋转复位一次,术后视力即恢复大致正常,再治疗 2 次,以巩固疗效,随访 5 年未复发。

二、颈性眩晕

眩晕是人体空间定向障碍产生的一种运动错觉,有周围景物旋转感的称真性眩晕,只感头昏眼花,或头重脚轻,站立不稳的称假性眩晕。因颈椎间盘、钩椎关节、软组织病变刺激或压迫椎动脉,使脑供血不足而出现的眩晕称颈性眩晕。

【应用解剖】

1. 椎动脉　椎动脉起于锁骨下动脉,垂直向上,穿过 C_6~C_1 横突孔,至寰枢椎时迂曲度较大,因而易受到牵拉和压迫。当颈椎发生退行性变,椎间隙变窄,以致颈椎的高度减低,横突孔变小,而椎动脉的长度不变,使椎动脉迂曲加重而易于受到压迫和刺激。因刺激、压迫椎动脉,引起脑缺血,致颈性眩晕。

2. 钩椎关节　钩椎关节的血供来自椎动脉发出的一个根动脉的后支。在钩椎关节囊壁内分布有丰富的交感神经,主要支配后纵韧带及钩椎关节囊壁。钩椎关节增生时,刺激邻近的交感神经,引起血管收缩。

3. 椎间盘　颈部活动范围大,颈椎间盘的退变较胸、腰椎间盘大,其稳定性也较差,尤其 C_4 和 C_5 椎间盘,位于颈曲的顶点,其后是颈脊髓的颈膨大部分,椎间盘退变容易造成脊髓、血管及神经根的刺激压迫。

4. 软组织　颈部周围的肌肉、筋膜、肌腱、血管等随年龄的增加,出现退变;即软组织弹性降低,纤维化、硬化、钙化、甚至骨化,是引起颈椎病的重要原因。

【病因病机】

椎动脉起于锁骨下动脉,垂直向上,穿 C_6~C_1 横突孔,至寰椎时纡曲度较大,有 4 个近 90° 弯曲,头转动时可牵张而狭窄,影响通过其中的血流量,自枕骨大孔上方绕至延髓前方偏内侧上行,汇成椎 - 基底动脉。当寰枢关节解剖位置发生改变,可牵拉、压迫椎动脉,引起椎动脉发生痉挛、扭曲;导致椎 -

基底动脉供血不足而发生眩晕。

在颈椎退变造成的椎间隙狭窄的条件下,间盘的纤维环受损、肌肉、韧带和关节囊松弛,使颈椎稳定性降低,在颈椎有旋转移位时,可以使椎间孔扭曲,钩突挤压椎动脉的内侧、关节突关节的上关节突从后方压迫椎动脉和神经根。当颈椎后伸活动时,由于椎体间的移位,关节突的增生,横突孔变小,导致椎动脉的血流剧减,引起眩晕。

在颈椎间盘退变时,钩椎关节和关节突关节应力增大,可以出现创伤性反应,关节错位、增生、骨赘,钩椎关节直接压迫椎动脉,或使关节囊、后纵韧带以及椎动脉周围等部位的交感神经受到激惹,引起椎 - 基底动脉痉挛而发病。

【临床表现】

1. 眩晕　为首发症状,多数在改变体位或回头转颈时诱发,表现为旋转感、倾斜感、头重脚轻等,同时伴有复视、耳鸣、耳聋、恶心、呕吐等症状,严重时,突然晕倒。

2. 头痛　呈发作性出现,持续数分钟或数小时、数日,表现为偏头痛、后头痛或头部发麻。

3. 颈痛　多见于枕下区一侧,以第2颈椎棘突偏向一侧较常见。

4. 眼部症状　视力减退、复视、幻视等。

5. 听觉障碍　耳鸣、听力减退甚至耳聋。

6. 其他表现　记忆力下降、失眠多梦等。

7. X线检查　颈椎开口位片:寰齿间隙及寰枢关节间隙左右不对称,齿状突轴线至枢椎外侧缘距离不相等。钩椎关节骨质增生。侧位片:寰枢前间隙之距≥3mm,寰椎后弓呈仰、倾式移位。颈椎生理曲线变直或反张,颈椎前后缘有骨质增生,椎间隙变窄等。

【诊断要点】

1. 眩晕为主症,可伴有耳鸣、耳聋、恶心呕吐、头痛、颈痛等症状。

2. 颈左右转动明显受限、疼痛、斜颈。

3. 触诊　第2颈椎棘突偏歪,棘突旁压痛。第2~6颈椎关节左右不对称;

第 3~7 颈椎棘突偏歪,棘突旁压痛。肩胛提肌(肩胛内上角处)有条索,第 1、2 颈椎横突后方有条索或结节。

4. 影像学检查 颈椎病改变。

5. 手法实施矫正寰枢关节移位及颈椎异常移位后,眩晕即显著减轻,即说明眩晕为颈源性的眩晕。

【治疗方法】

1. 针刺法

主穴:颈上神经节穴位,枕骨与 C_2 棘突间(项韧带)穴位、头后小直肌穴位、头后大直肌肌腹穴位、头夹肌穴位、颈夹肌肌腹穴位。

配穴:颈下神经节穴位,C_2~C_6 棘突旁开 2cm 左右,两侧的竖脊肌、斜方肌肌腹、肩胛提肌肌腹穴位(肩胛骨内上角)。必要时也可以选择头针穴位,取双侧晕听区。

每日选择 4~6 个穴位,每日一次,每次治疗 15~20 分钟,10 次为一疗程。

2. 针刀治疗 对上述穴位或部位有硬化、结节、条索病变的需要用针刀进行松解。可以在针刺治疗期间进行,一周治疗一次。

3. 手法治疗。

【病例简介】

张某,女,46 岁,山西三针医院针灸科主任。2010 年 11 月因为头晕无法工作 2 天。经针刺颈上神经节穴位,枕骨与 C_2 棘突间隙及 C_2 棘突、双侧头后小直肌、头后大直肌、头夹肌、颈夹肌肌腹穴位等一次,起针后头晕即停止,并投入临床工作,随访 3 年无复发。

三、颈性变应性鼻炎

变应性鼻炎是以鼻痒、打喷嚏、流清涕等为主要症状的疾病。可伴结膜、上腭及外耳道等处的瘙痒。其发病期与周围环境改变有关系。多数以春秋冬季易发病。

【应用解剖】

鼻包括外鼻、鼻腔和鼻旁窦三部分。

1. 交感神经　节前纤维来自脊髓 T_1、T_2 节段灰质侧角的交感神经中枢，经前根、白交通支、相应节段交感干神经节及颈交感干上行至颈上神经节，在此交换神经元，与面神经发出的岩大神经合成翼管神经，到达翼腭神经节。交感神经在节内不交换神经元，节后纤维分布于鼻腔黏膜。

2. 副交感神经　节前纤维来自脑桥的上涎核，走行于面神经内，分布至口腔顶黏膜内的腺体，支配腺体分泌。在翼腭管走行中发出分支，随鼻后下神经入鼻腔，分布于中鼻道、下鼻甲及下鼻道黏膜内腺体。兴奋时，分泌增多。

3. 颈上神经节　是颈部最大神经节，呈梭形，位于第 1~3 颈椎外侧，横突前方，颈内动脉的后方。分布至面部、眼球、口腔、鼻腔、腮腺等处。参与瞳孔、泪腺、面部血管、汗腺、鼻腭黏膜、腮腺等交感性调节。

【病因病机】

除精神因素外，还有以下几个方面。

1. 变应性体质　如支气管哮喘、荨麻疹等交替发作，多有家族史，可能与遗传有关。

2. 变应原接触

(1) 吸入物：如尘埃、花粉、真菌、动物皮毛、化学粉末等。

(2) 食物：如鱼虾、牛奶、鸡蛋等；药物：如水杨酸、磺胺类和抗生素等。

(3) 细菌及其毒素。

(4) 注射物：如血清、青霉素、链霉素等。

(5) 接触物：如油漆、皮毛、氨水等致敏原。

3. 其他因素　如冷热温度变化、阳光或紫外线的刺激等。

4. 脊柱病学、针刀医学认为颈部的韧带、筋膜、关节囊等软组织纤维化、硬化、挛缩、形成结节或条索，引起颈椎、椎弓、小关节移位，致颈椎不稳，从而压迫或刺激了颈部的交感神经节，使颈部、肩背部血管收缩，血循环不良（局部温度降低），导致所支配的鼻部器官功能发生异常，出现变应性鼻炎的表现。

【临床表现】

发病时鼻痒、连续打喷嚏、流大量水样性清涕，有时尚伴有眼结膜、上腭部甚至外耳道部的奇痒等为本病的临床特征。由于鼻黏膜的肿胀，患者常有鼻塞和嗅觉减退现象。症状通常早、晚加重,日间及运动后好转。如并发鼻窦炎后可有发热、面颊部胀痛、乏力等症状。

【实验室检查】

患者对相应的抗原皮肤试验常呈阳性速发型反应(反应常在 10~15 分钟内发生)。在体外用放射性过敏原吸附试验(RAST)或酶联免疫吸附测定(ELISA)以及自患者血清内能检出特异性 IgE 的存在。本症患者中仅30%~40% 有总 IgE 的升高。

【诊断要点】

1. 根据症状、体征和实验室检查,作出诊断。本病需与常年变应性鼻炎、嗜酸性粒细胞增多性非变应性鼻炎、血管运动性鼻炎相鉴别。

2. 常年变应性鼻炎有个人及家族史,是由 I 型变态反应所引起,鼻痒和喷嚏的症状较重,鼻分泌物量较多,或鼻涕倒流。

3. 触诊。颈肌紧张,C_1 横突不对称,或 C_2~C_4 棘突偏歪,或 C_2~C_4 后关节肥大、压痛,或头颈部活动受限。

4. X 线检查

(1) 开口位片寰椎双侧的侧块、寰齿侧间隙及寰枢关节间隙左右不对称,枢椎棘突偏歪。侧位片见寰椎呈仰、倾式或旋转式错位。

(2) C_2~C_4 棘突偏歪,椎体后缘连线中断或反张、成角、双边征、双突征,斜位片显示椎间孔变形缩小。

【治疗方法】

1. 针刺治疗

主穴:颈上神经节穴位,枕骨结节下方的项韧带,头后小直肌、头后大直肌肌腹穴位,第二颈椎棘突及棘突旁结节或条索。

配穴:皱眉肌肌腹穴位、鼻肌肌腹穴位(支配鼻的末梢神经)。

每日选择4~6个穴位,每日一次,每次电针治疗 15~20 分钟,10次为一疗程。

2. 针刀治疗

(1) 对上述穴位或部位有结节、条索病变的需要用针刀治疗。

(2) 针刀由一侧鼻孔进入,沿鼻腔内侧壁刺穿黏膜,紧贴鼻中隔软骨做黏膜下纵疏横剥 2~3 刀,范围 5mm。

(3) 针刀由一侧鼻孔进入,沿鼻腔外侧壁刺入中鼻甲,紧贴中鼻甲骨质表面做黏膜下纵疏横剥 2~3 刀,范围 5mm。

【病例简介】

戴某,女,25 岁,山西方山县人。2015 年 2 月,因为鼻痒、连续打喷嚏、流大量水样性清涕、鼻塞和嗅觉减退现象等反复发作的临床特征前来就诊。触诊:颈肌紧张,C_2~C_4 棘突偏歪、棘突两侧压痛,头颈部活动受限。X 线片:正位片见 C_3~C_4 棘突偏歪,伴有上位颈椎移位。侧位片见颈椎曲度变直、C_3~C_5 棘突双边征,小关节增生;斜位片显示椎间孔变形缩小等。考虑为颈源性变应性鼻炎。

治疗:颈上神经节、头后小直肌、头后大直肌肌腹穴位,第二、三、四颈椎棘突及棘突旁 2cm 穴位。行针刺治疗,每次选择 6 个穴位左右,每日一次,每次电针治疗 15~20 分钟,治疗 3 次。对上述穴位有结节、条索病变的部位,在局麻下行针刀松解一次,上述症状缓解。

四、慢性扁桃体炎

慢性扁桃体炎是腭扁桃体隐窝及其实质的慢性炎症。为常见病,发病以儿童多发。

【应用解剖】

1. 腭扁桃体是由淋巴组织与上皮紧密联结构成的淋巴上皮器官,呈扁卵圆形,长约 20~25mm、宽 15mm、厚 10mm。腭扁桃体由结缔组织包绕,覆盖扁桃体的深面形成隔。扁桃体发炎感染侵入此间隙即形成扁桃体周围脓肿。反复发炎、扁桃体囊增厚可与咽肌紧密黏着。

2. 神经支配 咽的神经主要通过咽丛而来,由舌咽神经的咽支、迷走神经咽支及从颈上神经节来的交感神经组成。咽的感觉神经主要是舌咽神经,分布于咽鼓管咽口平面以下大部分咽壁。咽的下份由迷走神经喉上支分布。咽的运动神经,除舌咽神经咽支支配茎突咽肌外,其余咽肌均由副神经的延髓根加入迷走神经来支配。

【病因病机】

慢性扁桃体炎是由急性炎症反复发作或因隐窝引流不畅,窝内细菌、病毒滋生感染而演变为慢性炎症。

1. 由于反复急性发作,免疫反应下降,形成慢性病变。

2. 出现自身变态反应。聚集于扁桃体隐窝内的微生物(抗原)长期与扁桃体接触,可引起复合的变态反应,其病理变化主要在隐窝。隐窝黏膜受损、上皮增厚或形成小溃疡,上皮细胞、渗出物、白细胞、细菌等混合而成干酪样物,向隐窝口排出;溃疡愈合,形成瘢痕,若开口受阻,则隐窝扩张成小囊肿或小脓肿。

3. 由于颈部的软组织纤维化,形成条索、结节,使肌张力升高、力平衡失调,致颈椎失稳,支配腭部、咽部的交感神经(颈上交感神经节)受到压迫或刺激,使腭部、咽部(含扁桃体)血流减少、免疫力下降,导致细菌的入侵,而引发扁桃体炎。

【临床表现】

1. 症状 有急性发作病史,有时有咽干、发痒、异物感、刺激性咳嗽、口臭等症状。如扁桃体过度肥大,出现呼吸、吞咽或言语共鸣的障碍。由于经常咽下炎性分泌物,刺激胃肠,或隐窝内细菌、毒素等被吸收引起全身反应,导致消化不良、头痛、乏力、低热等。

2. 检查 扁桃体和腭舌弓呈慢性充血,隐窝口可见黄、白色干酪样点状物。多属增生者,扁桃体肥大;患者下颌角淋巴结肿大。

3. 并发症 受扁桃体隐窝内细菌和毒素的影响,发生变态反应及并发症,如风湿性关节炎、心脏病、肾炎、病毒性脑膜炎、长期低热等。因此,慢性扁桃体炎常被视为全身感染"病灶"之一。

【实验室检查】

测定血沉、抗链球菌溶血素"O"、血清黏蛋白、心电图等有助于诊断。

【诊断要点】

根据病史、结合局部检查,患者有反复急性发作病史,为本病诊断的主要依据。

1. 扁桃体角化症　常易误诊为慢性扁桃体炎。角化症为扁桃体隐窝口上皮过度角化所致,而出现白色角化物,触之坚硬,不能擦去。

2. 扁桃体肿瘤　一侧扁桃体迅速增大或肿大而又溃疡,均应考虑肿瘤的可能,必要时行活检确诊。

【治疗方法】

1. 针刺治疗

主穴:颈上神经节穴位,枕骨结节下方的项韧带,头后小直肌、头后大直肌肌腹穴位,第二颈椎棘突及棘突旁结节或条索。

配穴:舌神经、舌咽神经、喉返神经穴位。

每日选择 4~6 个穴位,每日一次,每次电针治疗 15~20 分钟,10 次为一疗程。对预防发作有显著作用。

2. 火针治疗　对扁桃体炎症反复发作,局部有感染病灶时,用火针在扁桃体病灶局部针刺 3~4 个穴位,脓液立即流出,即减轻疼痛,控制感染,效果显著。

3. 针刀治疗　颈部有结节、条索病变的需要用针刀治疗;或用"T"形上段颈椎松解法。

五、颈源性咽炎

颈源性咽炎是指由于颈椎及小关节移位、软组织纤维化、退行性病变而引起的咽部不适、分泌物多、疼痛等综合征。

【应用解剖】

神经支配:咽的神经主要通过咽丛而来,由舌咽神经的咽支、迷走神经咽支及从颈上节来的交感神经组成。咽的感觉神经主要是舌咽神经,分布于咽鼓管咽口平面以下大部分咽壁。咽的下份由迷走神经喉上支分布。咽的运动神经,除舌咽神经咽支支配茎突咽肌外,其余咽肌均由副神经的延髓根加入迷走神经来支配。

【病因病机】

1. 当颈部软组织纤维化,肌张力升高、劳损造成颈椎失稳,小关节移位,可直接、间接刺激或压迫颈上交感神经节,使其兴奋性升高,导致咽部缺血、缺氧、免疫力下降,细菌、病毒易于入侵,引起咽炎。

2. 颈椎与咽后壁只有一层膜之隔,颈椎曲度改变或椎体前缘骨质增生,可直接或间接刺激咽部而引起症状。

3. 咽部炎症时,黏膜充血,黏膜下结缔组织及淋巴组织增生。咽壁各肌亦有肥厚变化,悬雍垂呈水肿下垂,并导致咽部不适等。

【临床表现】

1. 咽部

(1) 症状体征:咽部不适,咽部分泌物增多稠厚,故患者常有刺激性咳嗽。咽部疼痛、异物感。说话久,咽部不适加重。

(2) 检查:咽部充血、咽后壁增生淋巴颗粒,扁桃体也有充血。

2. 颈椎病

(1) 症状体征:颈部不适、疼痛、头晕,心慌,视力下降等。

(2) 触诊:颈后或椎旁肌群紧张,棘上韧带、棘突旁压痛及有条索或结节。

3. 慢性咽炎　对于颈性慢性咽炎,须排除慢性鼻炎、鼻窦炎、口腔疾患等。若在颈椎病症状缓解或消失后,慢性咽炎也随之缓解消失,即可诊断为颈性慢性咽炎。

【诊断要点】

1. 慢性咽炎病史。

2. 颈椎病的临床表现。

3. 药物治疗效果欠佳,且反复发作。

4. 通过颈椎的治疗,咽炎可获得较稳定疗效。

【治疗方法】

1. 针灸治疗

主穴:颈上神经节穴位,枕骨结节下方的项韧带,头后小直肌、头后大直肌肌腹穴位,第二颈椎棘突及棘突旁结节或条索。$T_1 \sim T_3$ 棘突旁交感神经节穴位。

配穴:舌神经、舌咽神经、喉返神经穴位。

每日选择 4~6 个穴位,每日一次,每次电针治疗 15~20 分钟,10 次为一疗程。对预防发作有显著作用。

2. 针刀治疗　颈部、胸背部穴位有结节、条索病变的,需要用针刀对其进行松解。

【病例简介】

患者,女,38 岁,教师。咽干、咳嗽、咽部异物感 2 个月。伴颈部僵硬、疼痛不适,颈部肌张力升高,间断头晕 3 个月。

诊断为慢性咽炎;其中一家医院拟诊为颈椎病。

口服银黄冲剂、金嗓子喉宝等无效果。患者自述咽部有异物梗塞其间,咽不下,咳不出,头略仰伸或侧旋头颈,方能缓解症状;颈椎触诊:有颈肌紧张,C_2、C_3 椎旁压痛。颈椎正、侧位 X 线片示:颈椎曲度消失呈后凸反张。喉镜检查见咽黏膜慢性充血,咽后壁淋巴滤泡增生。诊断:颈源性咽炎。采用颈部穴位针刺法治疗一个疗程,并用颈椎旋转复位法纠正偏歪移位,辅以颈部按摩,缓解颈肌痉挛,咽部异物感明显减轻,直至消失。1 年后随访,疗效较好。

第六节　常见肛肠疾病的治疗

一、痔疮

痔是一种常见病,随年龄增长而发病率增高,是齿线两侧直肠上、下静脉丛曲张而成的静脉团块。

【应用解剖】

男性盆腔内,前有膀胱、尿道等;中部为输精管壶腹和精囊;后方为直肠;女性前方有膀胱和尿道,中部有子宫和阴道等,后方为直肠。

肛区又称为肛门三角,有肛管和坐骨直肠窝。

1. 肛管　长约 4cm,上续直肠,向后下绕尾骨尖终于肛门。肛门位于尾骨尖下方约 4cm 处,肛门周围皮肤形成辐射状皱褶。肛管周围由两部分肛门括约肌组成：

(1) 肛门内括约肌：为肛管壁内环行肌层增厚形成，属不随意肌，有协助排便的作用。

(2) 肛门外括约肌：为环绕肛门内括约肌周围的横纹肌。按其纤维的位置又可分为：①皮下部位于肛管下端的皮下，肌束呈环行；②浅部在皮下部之上，肌束围绕肛门内括约肌下部；③深部肌束呈厚的环行带，围绕肛门内括约肌上部。

2. 坐骨直肠窝　位于肛管两侧。内侧壁为肛门外括约肌等，外侧壁为坐骨结节等。

3. 直肠后间隙　位于骶骨与直肠之间，其中分布有直肠上、下静脉、骶中动静脉和骶外侧动静脉、骶丛、盆丛及其分支等。

4. 会阴的血管神经与支配　阴部神经由第2、3、4骶神经前支构成。阴部内动脉和阴部神经相伴而行，距坐骨结节下缘约 3~4cm，于窝内发出肛门动脉，滋养直肠下部；发出肛门神经，支配肛门周围皮肤和肛门外括约肌，控制排便。

【病因病机】

1. 痔疮　是由于久坐、久卧致肛周血液循环减慢，静脉回流不畅，而形成静脉团块，即痔疮。

2. 肛门是直肠下端的延续，接受腰部交感神经、骶前副交感神经丛的支配与调节。由于腰、骶部软组织劳损、纤维化、挛缩、肌张力升高，引起腰椎、骶椎、骶髂关节移位，使支配肛门、直肠的交感神经、副交感神经受到刺激或压迫，致分布于肛门、直肠的血管舒缩功能失常，形成静脉淤滞，而发生痔疮。

【临床表现】

1. 排便时出血　内痔或混合痔最常见的症状是血便。其特点为便时无痛、血色鲜红，且为间歇性，一般出血量小，有时可呈喷射状，出血量大时可致患者严重贫血。由于便秘、粪便干硬、次数增多、饮酒及进食刺激性食物可引发出血。

2. 痔块脱出　内痔或混合痔到第 2、3 期,可脱出肛门外。痔块脱出会影响运动。

3. 疼痛　单纯性内痔无疼痛感,而外痔和混合痔则有疼痛感。痔常因感染或血栓形成,或脱出后嵌顿引起水肿、感染和坏死,而出现疼痛症状。局部疼痛是血栓性外痔的特点。

4. 瘙痒　由于痔块脱出及括约肌松弛,黏液流出肛门外而刺激周围皮肤,引起瘙痒甚至皮肤湿疹。

【诊断要点】

1. 内痔是肛管血管垫的支持结构、血管丛及动静脉吻合支发生的病理性改变。

2. 外痔是直肠下静脉属支在齿状线远侧表皮下静脉丛的病理性扩张和血栓形成。

3. 混合痔是内痔通过丰富的静脉丛吻合支和相应部位的外痔静脉丛相互融合。

4. 内痔的主要临床表现是出血和脱出,可伴发血栓、绞窄、嵌顿以及排便困难。

【治疗方法】

1. 针刺治疗

主穴:两侧 L_3、L_4、L_4、L_5 棘突间旁开 3cm 穴位,即腰部交感神经节穴位。两侧 S_2、S_3、S_3、S_4 骶前孔的副交感神经穴位。

配穴:肛周穴位:①肛门后穴位:尾骨与肛门之间,肛门后方 3cm,沿尾骨前方刺入 2.5cm 左右。②肛门侧方穴位:肛门旁开 3cm;直刺 2.5cm 左右。③肛门前穴位:肛门前 3cm,肛门括约肌的外侧;直刺 2.5cm 左右。避免刺伤肠壁。

注意:在针刺肛周穴位前,必须先排出大便,对预防刺伤肠管有重要意义。单用配穴效果也不错。

每日选择 4~6 个穴位,主穴与配穴交替应用;每日一次,每次电针治疗 15~20 分钟,10 次为一疗程。

2. 针刀治疗　腰骶部穴位有结节、条索病变的患者,需要用针刀进行松解。必要时用针刀在痔核基底部行纵行通透剥离,痔核会自行枯萎、脱落。

【病例简介】

患者男性,55 岁,山西省太原市人。2007 年 3 月因为痔疮发作,局部肿胀、剧烈疼痛,医院要求手术治疗。检查所见:痔块局部红肿、僵硬、伴有痔块脱出,为混合痔。

针刺治疗:选择肛周穴位,①肛门后穴位:尾骨与肛门之间,肛门后方 3cm,沿尾骨前方刺入 2.5cm 左右。②肛门侧方穴位:肛门旁开 3cm;直刺 2.5cm 左右。③肛门前穴位:肛门前 3cm,肛门括约肌的外侧;直刺 2.5cm 左右。

注意:在针刺肛周穴位前,必须先排出大便,对预防刺伤肠管、感染有重要意义。

每日治疗一次,每次选择 4 个穴位,每次行针 30 分钟,每隔 5~10 分钟捻针一次,经治疗 6 次,痔核水肿消退,痔核缩小、复位,疼痛消除,临床治愈。随访 10 年,无复发。

二、肛裂

肛裂是肛管上皮的破裂,在齿线与肛缘间形成梭形溃疡。特点是肛管括约肌痉挛,疼痛及便血,裂口久不愈合,逐渐演变成慢性溃疡,可继发前哨痔、息肉、肛周脓肿及肛瘘。

【应用解剖】

同"痔疮"。

【临床表现】

肛门裂初起时,仅在肛管皮肤上形成一个小的裂隙,裂口表浅,颜色鲜红。继之发展,可以裂到皮下组织,甚或一直裂到肛门括约肌。

1. 疼痛　疼痛的轻重,和肛门裂的大小、深浅,患病时间长短以及因为个人的敏感性不同而有所不同。经常因为排便,而引起阵发性疼痛。

2. 出血　只在排便以后,有几滴鲜血滴出,或者在粪便上、便纸上染有少许血液,有时血与黏液混杂在一起。

3. 便秘　患者因为恐惧排便时的疼痛不敢大小便而致便秘,又因为便秘使得肛门裂加重,从而形成恶性循环。

4. 瘙痒　因为肛门裂有分泌物,刺激肛门部皮肤所致。

【诊断要点】

1. 大便时阵发性肛门疼痛。

2. 大便时出血。

3. 可伴有便秘。

【治疗方法】

1. 针刺治疗

主穴:肛门后穴、肛门两侧穴位。

配穴:自肛裂的两端,向肛裂的基底部各针刺一针,深度穿过硬化筋膜即可。

每日选择2~4个穴位,主穴与配穴联合应用;隔日一次,每次电针治疗15~20分钟,10次为一疗程。针刺治疗后,不正常的炎性、瘢痕组织,即恢复正常。

注意:在针刺肛周穴位前,必须先排出大便,对预防刺伤肠管及感染有重要意义。

2. 针刀治疗　对局部病变、瘢痕较重的患者,可以用直径0.4~0.6mm的针刀,按上述穴位进行松解。①针刀体表定位:距肛裂下方1cm。②针刀操作:在定点进针刀,刀口线方向和直肠纵轴平行,针刀体和皮肤呈90°,针刀经皮肤、皮下组织,当刀下有韧性感时提插切割3刀,范围1cm。术毕,拔出针刀,局部压迫止血3分钟后,创可贴覆盖,术毕。

3. 术后药物治疗　每天用1:5000高锰酸钾液坐浴3次。大便后再坐浴1次。

4. 注意事项　针刀操作在局部粘连和瘢痕组织中进行,不能穿过肠壁,进入肛管,以免引起局部感染。

第七节　常见皮肤科疾病的治疗

一、鸡眼

鸡眼是发生于足部的局限性圆锥状角质增生性损害。

【病因病机】

长久的站立或行走的人较易发生,长期的摩擦和受压是重要的发病诱因,由于机械性刺激而致局部角质过度增生。

【临床表现】

鸡眼的数目不定,损害为豌豆大小,微黄,圆锥形角质增生,其底部向外略高于皮面,所以患者行路时发生受损部位疼痛或灼痛。长期的步行和足畸形者疼痛加重。

【诊断要点】

1. 鸡眼特征性改变。

2. 局部压痛。

3. 行走时疼痛加重。

【治疗方法】

1. 针刺方法

主穴:鸡眼处。

方法:局部皮肤消毒,用毫针在鸡眼中心刺一针,然后在鸡眼周围刺 3~4 针,针尖斜向鸡眼圆锥根尖处,深度 1cm 左右,留针 20~30 分钟,行针期间施强刺激 3~4 次,起针后用手挤压针眼周围,挤出少量血液,隔日 1 次,5 次 1 疗程。一般治疗一疗程,鸡眼局部组织的硬化变软,自行恢复正常。

2. 针刀治疗　病久、较重者可用下法治疗:用直径 0.4~0.6mm 针刀,常规消毒,在局部麻醉下,用针刀在鸡眼中心刺一刀,然后在鸡眼周围刺 3 刀,刀尖斜向鸡眼圆锥根尖处,深度 1cm 左右,拔出针刀后用力压迫刀口片刻,以减少出血,而后创可贴覆盖。一周 1 次,3 次 1 疗程。一般治疗一疗程,鸡眼局部组织的硬化变软,自行恢复正常。

【病例简介】

患者女,33 岁,山西太原人。右足掌部疼痛 2 个月,用"鸡眼贴"治疗,效果不佳。检查:右足局部见局限性圆锥状角质增生性损害,呈显著的"鸡眼"特征。诊断为右足鸡眼。

针刺方法:取鸡眼中心及外周穴位。局部用碘伏消毒,用毫针在鸡眼中心刺一针,然后在鸡眼周围刺 3 针,针尖斜向鸡眼圆锥根尖处,深度 1cm 左右,留针 20 分钟,行针期间捻针 3~4 次,起针后用手挤压针眼周围,挤出少量血液,隔日 1 次,经 4 次治疗,鸡眼局部组织的硬化变软,恢复正常,疼痛消失。

二、神经性皮炎

神经性皮炎又名慢性苔藓,是以阵发性局部皮肤瘙痒和皮肤肥厚,呈苔藓样变化特征的慢性炎症性皮肤病。

【应用解剖】

皮肤覆盖在身体表面,保护体内组织和器官免受外界各种刺激和损害;可以排汗、分泌皮脂、散热、保温,具有调节体温和排泄废物的功能;同时,皮肤可以感受痛、触、压、温、冷等刺激,是一个重要的感觉器官。

1. 皮肤由表皮、真皮和皮下组织三部分组成。

2. 皮肤的神经有两种:一种是交感神经,分布于皮肤和肌血管。兴奋时,皮肤和肌血管收缩(胆碱能纤维使血管舒张),汗腺分泌,竖毛。另一种是感觉神经,形成各种感觉末梢,如感知痛觉、触觉、冷觉、温觉、压觉等。

【病因病机】

1. 一般认为系大脑皮质兴奋和抑制失调所致。另外胃肠道功能障碍、内分泌异常及感染性病灶的致敏反应,都可能成为发病因素。

2. 局部化纤织物的刺激、摩擦,其他原因致瘙痒的搔抓,日晒,多汗,饮酒等其他物理性,机械性的刺激均可促发本病或使病情加重。

【临床表现】

1. 神经性皮炎多见于青年或中年。常发于颈侧,背部,腘窝,腹内侧,肘部,会阴,阴囊等部位。

2. 初发时局部先有瘙痒,由于搔抓或摩擦等机械性刺激,局部皮损迅速出现苔藓化,典型的皮损多为粟粒大小的正常皮色或淡红色,褐黄色扁平丘疹。表面多有少量鳞屑。多数丘疹密集成片,形成钱币至掌心大小,呈圆形或多角形。

【诊断要点】

1. 在易发部位,时常反复发作性局部瘙痒。

2. 皮肤特征 患处皮肤干燥,浸润肥厚,嵴沟明显,表面可有抓伤,血痂及轻度色素沉着,阵发性剧烈瘙痒。

【治疗方法】

1. 针刺治疗

主穴:按照交感神经所支配的区域,选择穴位。如:病灶在颈根部,选择 C_5~T_1,T_1~T_2 棘突间隙旁开 2.5cm 处(交感神经节穴位)。

配穴:病灶局部穴位:以病灶为中心,在病灶的外周,选择 3~6 个穴位,向病灶中心平刺。

每日选择 4~6 个穴位,主穴与配穴交替应用;每日一次,每次电针治疗 15~20 分钟,10 次为一疗程。

2. 针刀治疗 对上述穴位或部位有软组织纤维化、结节、条索病变的需要用针刀治疗。用直径 0.4~0.6mm 的 4 号针刀为宜,在针刺治疗期间,间隔一周治疗一次。针刺、针刀治疗对改善皮肤局部营养作用显著。局部血流增加,免疫力提高,对疾病的恢复有显著意义。

【病例简介】

患者男,52 岁,山西大同市人。1977 年 1 月患者因颈后部左侧有一 3.5cm × 3.5cm 皮损,呈现苔藓化,为粟粒状的淡红色扁平丘疹,并有少量鳞屑,反复发作性局部瘙痒半年余。多家医院诊断为神经性皮炎。

针刺治疗:以病灶为中心,在病灶的外周 0.5cm 处,选择 4~6 个穴位,向中心平刺 2cm 左右。每日一次，每次治疗 20 分钟。经 7 次治疗皮肤恢复正常。

三、脊源性荨麻疹

荨麻疹是由于变态反应或其他原因引起的皮肤、黏膜小血管扩张及渗透性增加而出现的一种局限性水肿反应。临床表现为大小不等的风团，骤然发生，迅速消退，不留痕迹，伴有剧烈瘙痒。发病无年龄及季节特征。

【应用解剖】

皮肤的神经有两种：一种是交感神经，分布于皮肤和肌血管。兴奋时，皮肤和肌血管收缩（胆碱能纤维使血管舒张），汗腺分泌，竖毛；另一种是感觉神经，形成各种感觉末梢，如感知痛觉、触觉、冷觉、温觉、压觉等。

【病因病机】

脊柱是人体的支柱，脊柱肌是脊柱保持正常姿势与活动的重要保障。脊柱肌即骶棘肌是人体最长肌，也是最易劳损、损伤的肌肉。常因脊柱肌周围的软组织损伤、劳损、变性、纤维化、硬化、挛缩、钙化、骨化等，使脊柱平衡失调，沿颈椎、胸椎、腰椎侧方的交感神经受到刺激、压迫等，致交感神经兴奋性增高，血管收缩，血流减少，皮肤营养减少，免疫力下降，从而对各种不良（食物、药物、感染、疾病等）刺激产生过敏反应。

传统荨麻疹的发病机制有两类：一种是变态反应，主要由 I 型变态反应引起，其过程是 IgE 抗体吸附于肥大细胞与中性粒细胞上，当再次接触抗原后，便在这些细胞表面发生抗原抗体反应，使它们脱颗粒而产生一系列化学介质（组胺、5- 羟色胺、缓激肽、前列腺素、肝素及慢性反应物质等），从而引起毛细血管扩张，通透性增加导致血清蛋白和液体外渗而形成风团。输血引起的荨麻疹为 II 型变态反应，为 IgG 或 IgM 与抗原在红细胞上起反应，激活补体系统导致血管内溶血时，可使肥大细胞释放组胺而诱发风团。血清病型荨麻疹为 III 型变态反应，往往抗原偏多，抗原抗体复合物沉积于血管壁，在补体参与下损伤肥大细胞而释出组胺及多种生物活性物质。另一种是非变态反应型，某些生物的、化学的及物理因素可直接作用于肥大细胞与嗜碱性粒细胞,使其释放颗粒而发病,皮肤胆碱能神经末梢兴奋性增强,大量释放乙酰胆碱,可直接作用于毛细血管而发病。另外饮酒、发热、受冷、运动、情绪紧张可直接作用于小血管,通过内源性激素的改变,而作用于肥大细胞,释放过敏性介质而发病。月经、妊娠、绝经期的荨麻疹则与内分泌有关。少数患者的荨麻疹与遗传有关。

【临床表现】

常先有皮肤瘙痒,随后出现大小不等、形状不一的风团,呈鲜红,淡红或苍白色,有的可出现人工性荨麻疹,风团相互融合成片,由于真皮乳头水肿,使风团表面毛囊口向下凹陷而呈橘皮状,风团可持续数分钟至数小时,多于1~2天内自然消退。风团重者亦可累及黏膜,如:呼吸道黏膜受累时表现为哮喘,喉头水肿;严重者可有胸闷窒息感,胃肠道受累时,有恶心、呕吐,可剧烈腹痛、腹泻,个别患者可见面色苍白,心率加快,脉搏细弱,血压下降,呼吸短促等休克状态。若反复出现风团,持续数月至数年之久者,可称为慢性荨麻疹。另外可根据临床表现和诱发因素的不同分型:如日光性荨麻疹、寒冷性荨麻疹、胆碱能性荨麻疹、血管性水肿等。

【诊断要点】

1. 急性荨麻疹发病急,病程短,一般数天至3周痊愈。通常先有皮肤瘙痒,迅速出现水肿性扁平隆起的皮肤损害(风团)。

2. 境界清楚,形状不一,相互融合,呈圆形、地图形等风团。伴有剧烈瘙痒,可自然消退,不留任何痕迹,可反复出现等。

3. 偶见风团形成大疱者,称"大疱性荨麻疹";风团中心出现紫癜者称"出血性荨麻疹"。一部分患者损害可发生于黏膜,如胃肠、喉头等,并出现相应症状与体征,严重者可危及生命。

4. 慢性荨麻疹病情迁延,反复发作1个月以上,或数年甚至10余年不愈者。

5. 特殊类型的荨麻疹主要有人工荨麻疹(皮肤划痕症)、血管性水肿、寒冷性荨麻疹、日光性荨麻疹、血清病型荨麻疹等。

6. X线检查可见颈椎或胸椎或腰椎异常改变。

【治疗方法】

1. 针刺治疗

主穴：颈上、颈下神经节穴位，T_2~L_2 椎旁交感神经穴位。S_1~S_5 骶前副交感神经穴位。

配穴：C_1~C_7，T_1~T_{12}，L_1~L_5 棘突间及棘突两侧穴位。

注：病变在头面部、上肢选择颈段穴位。病变在躯干选择胸段穴位，病变在下肢选择腰骶段穴位。

每日选择 6~8 个穴位，主穴与配穴交替应用；每日一次，每次电针治疗 15~20 分钟，10 次为一疗程。

2. 梅花针治疗 对上述穴位区域先进行皮肤消毒，而后用梅花针自上而下，沿脊柱两侧的交感神经走行路线进行叩击。每次在脊柱后正中线旁开 3cm 左右，两侧各叩击纵行 3 行，行间间隔 2cm 左右，针点的间距为 1.5cm 左右，每日一次，10 次为一疗程。

3. 针刀治疗 对上述穴位区域有结节或条索体征者，可以进行针刀松解。每周一次。

4. 病情严重者，必要时给予抗过敏药物治疗。

【病例简介】

患者男性，20 岁，战士，湖北省孝感人。1970 年 4 月突发全身性急性荨麻疹，皮肤剧烈瘙痒，并迅速出现水肿性扁平隆起的风团，形状不一，相互融合，呈圆形、地图形风团等。因为患者参加飞行员体检，非常急于治愈。在用多种药物治疗无效的情况下，用梅花针治愈。

梅花针治疗方法：选择颈上、颈下神经节穴位，胸 2~腰 2 椎旁交感神经穴位。骶 1~5 骶前副交感神经穴位及其连线上。用 75% 乙醇进行皮肤消毒，而后用梅花针自枕后部起，向下沿脊柱两侧的交感神经走行路线进行叩击至骶骨后面。每侧呈纵行 3 行叩击 1 遍，而后在肩背部、腰骶部，均呈横向叩击 3 行。治疗完毕 30 分钟后，全身风团及皮肤瘙痒消失。

焦顺发头针刺激区的穴位与功能简介

根据大脑功能定位原理,拟定头针刺激区14个,作为头针治疗部位,是目前临床常用的头针治疗分区。首先明确刺激区的两条标准定位线。前后正中线:两眉间中点(正中线前点)至枕外粗隆尖端下缘(正中线后点)经过头顶的连线。眉枕线:从眉中点上缘和枕外粗隆尖端的头侧面连线(附图1~附图8)。

1. 运动区

部位:上点在前后正中线中点后 0.5cm 处;下点在眉枕线和鬓角发际前缘相交处。上下两点连线即为运动区。运动区又可分为上、中、下三部。

(1)上部:是运动区的上 1/5,为下肢、躯干运动区。主治:对侧下肢、躯干瘫痪。

(2)中部:是运动区的中 2/5,为上肢运动区。主治:对侧上肢瘫痪。

(3)下部:是运动区的下 2/5,为面运动区,亦称言语1区。主治:对侧中枢性面神经瘫痪、运动性失语、流涎、发音障碍。

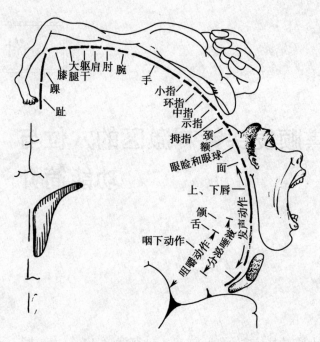

附图1　人体各部位在第Ⅰ躯体运动区的定位示意图

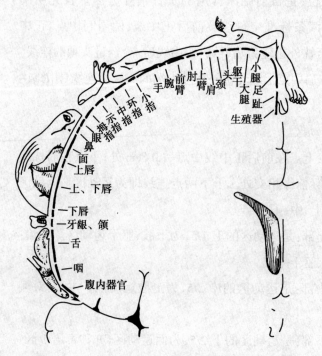

附图2　人体各部位在第Ⅰ躯体感觉区的定位示意图

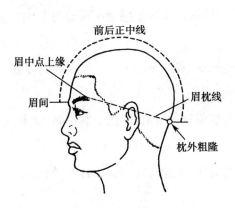

附图3 头针标线

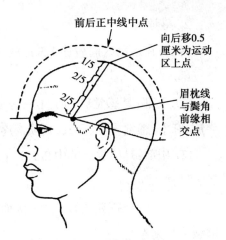

附图4 头针运动区定位图

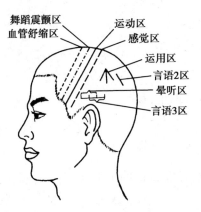

附图5 头针刺激区侧面图

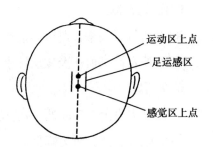

附图6 头针足运区上面图

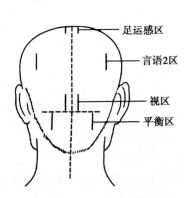

附图7 头针刺激区后面图

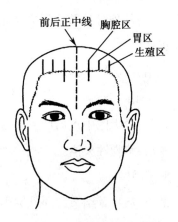

附图8 头针刺激区前面图

2. 感觉区

部位:在运动区向后移 1.5cm 的平行线即是本区。感觉区可分为上、中、下三部。

(1) 上部:是感觉区的上 1/5,为下肢、头、躯干感觉区。主治:对侧腰腿疼痛、麻木、感觉异常、后头、颈项部疼痛、头晕、耳鸣。

(2) 中部:是感觉区的中 2/5,为上肢感觉区。主治:对侧上肢疼痛、麻木、感觉异常。

(3) 下部:是感觉区的下 2/5,为面感觉区。主治:对侧面部麻木、偏头痛、颞颌关节炎等。

3. 舞蹈震颤控制区

部位:在运动区向前移 1.5cm 的平行线。

主治:舞蹈病、震颤麻痹、震颤麻痹综合征。

4. 血管舒缩区

部位:自舞蹈震颤控制区向前移 1.5cm 的平行线。

主治:原发性高血压及皮层性水肿。

5. 晕听区

部位:耳尖直上 2.5cm 处,向前及向后各引 2cm 的水平线。

主治:眩晕、耳鸣、听力降低。

6. 言语 2 区

部位:从顶骨结节后下方 2cm 处引一平行于前后正中线的直线,向下取 3cm 长直线。

主治:命名性失语。

7. 言语 3 区

部位:晕听区中点向后引 4cm 长的水平线。

主治:感觉性失语。

8. 运用区

部位:从顶骨结节起向乳突中部引一直线和与该线夹角为 40° 的前后两线,三条线长度均为 3cm。

主治:失用症(如不能解扣等)。

9. 足运感区

部位:在前后正中线的中点左右各旁开 1cm,向后 3cm 长,平行于正中线。

主治:对侧下肢瘫痪、麻木、皮质性多尿等。

10. 视区

部位:在前后正中线的后点旁开 1cm 处的枕外粗隆水平线上,向上引平行于前后正中线的 4cm 长直线。

主治:皮层性视力障碍。

11. 平衡区

部位:在前后正中线的后点旁开 3.5cm 处的枕外粗隆水平线上,向下引平行于前后正中线的 4cm 长直线。

主治:小脑、脑干损伤引起的共济失调、平衡障碍、头晕、肢体麻木、瘫痪。

12. 胃区

部位:瞳孔直上发际处为起点,向上引平行于前后正中线 2cm 长直线。

主治:胃炎、胃溃疡等引起的胃痛、上腹部不适。

13. 胸腔区

部位:在胃区与前后正中线之间,发际上下各引 2cm 长直线。

主治:支气管哮喘、胸部不适等。

14. 生殖区

部位:从额角处向上引平行于前后正中线的 2cm 长直线。

主治:功能性子宫出血、盆腔炎、子宫脱垂等。

主要参考文献

1. 石学敏．石学敏针灸全集[M]．第2版．北京：科学出版社，2006．

2. 孙国杰．针灸学[M]．上海：上海科学技术出版社，2000．

3. 袁青．中风后遗症靳三针特效治疗[M]．北京：人民军医出版社，2005．

4. 柏树令，应大君．系统解剖学[M]．第8版．北京：人民卫生出版社，2013．

5. 王维治．神经病学[M]．第5版．北京：人民卫生出版社，2005．

6. 严振国．穴位解剖与临床应用[M]．上海：上海中医药大学出版社，2006．

7. 蒲传强，郎森阳，吴卫平．脑血管病学[M]．北京：人民军医出版社，1999．

8. 吴先国．人体解剖学[M]．第4版．北京：人民卫生出版社，2000．

9. 刘树伟，李瑞锡．局部解剖学[M]．第8版．北京：人民卫生出版社，2013．

10. 张为龙，钟世镇．临床解剖学丛书：头颈部分册[M]．北京：人民卫生出版社，1988．

11. 徐峰．人体断面解剖学图谱[M]．北京：人民卫生出版社，1989．

12. W.H.霍林斯德，D.B.詹金斯．四肢与脊背功能解剖学[M]．范时雨，温荣彬，徐宇伦，译．北京：人民军医出版社，1985．

13. 胥少汀，郭世绂．脊髓损伤基础与临床[M]．第2版，北京：人民卫生出版社，2002．

14. 王玉龙．康复评定[M]．北京：人民卫生出版社，2000．

15. 南登崑．康复医学[M]．第3版，北京：人民卫生出版社，2005．

16. 缪鸿石，朱镛连．脑卒中的康复评定和治疗[M]．北京：华夏出版社，1996．

17. 侯春林.脊髓损伤后膀胱功能重建[M].第2版,北京:人民军医出版社,2012.

18. 唐强,王艳.脊髓损伤的中西医康复治疗[M].北京:科学出版社,2012.

19. 中国科学技术学会.针灸学-学科发展报告[M].北京:中国科学技术出版社,2012.

20. 马双起,马如奎,马如斌,等.长效针灸[M].天津:天津科学技术出版社,2011.

21. 励建安.康复医学[M].第2版,北京:科学出版社,2008.

22. 励建安.康复治疗技术新进展[M].北京:人民军医出版社,2015.

23. 燕铁斌.康复医学前沿[M].北京:人民军医出版社,2014.

24. 王富春.头针疗法[M].第2版,北京:人民卫生出版社,2008.

25. 黄晓琳,燕铁斌.康复医学[M].第5版,北京:人民卫生出版社,2016.

26. 林海波.电针疗法[M].北京:中国医药科技出版社,2012.

27. 魏绪庚,田素杰,石宝瑞.麻醉治疗学[M].北京:科学技术文献出版社,1998.

28. 李仲廉.临床疼痛治疗学[M].天津:天津科学技术出版社,1994.

29. 吴绪平,张天民.针刀医学临床诊疗与操作规范[M].北京:中国中医药出版社,2012.

30. 吴绪平,夏东斌.常见内科疾病针刀治疗与康复[M].北京:中国医药科技出版社,2010.

31. 董福慧.临床脊柱相关疾病[M].北京:人民卫生出版社,2009.

32. 张天民.常见五官科疾病针刀治疗与康复[M].北京:中国医药科技出版社,2010.

33. 毛德西,周士杰,李鸿选.常见病中西医诊断与治疗[M].北京:中国中医药出版社,1994.

34. 段俊峰,魏征.脊椎病因治疗学[M].第2版,北京:人民军医出版社,2011.

35. 苟亚博,黄国松.脊椎手疗法大全(图解)[M].北京:中国科学技术出版社,1998.

36. 沈阳医学院.人体解剖图谱(普及本)[M].上海:上海人民出版社,1973.

37. 叶任高,陆再英.内科学[M].第6版,北京:人民卫生出版社,2005.

38. 李连生,白俊昆.皮肤病针灸疗法[M].天津:天津科学技术出版社,1993.

39. 白志杰,崔景春,房文彬.脊柱病与脊源性相关疾病[M].北京:军事医学科学出版社,2011.

40. 潘东华,陈文治,韦春德.韦以宗整脊手法图解[M].北京:人民卫生出版社,2011.

41. 王文德,王晔来.中国针刀临证精要[M].北京:人民卫生出版社,2009.

42. 高士濂.实用解剖图谱:四肢分册(上肢)[M].上海:上海科学技术出版社,1980.

43. 高士濂.实用解剖图谱:四肢分册(下肢)[M].上海:上海科学技术出版社,1985.

44. 郭光文,王序.人体解剖彩色图谱[M].第2版,北京:人民卫生出版社,2012.

45. 王鹤滨.从肌肉来的疾病[M].北京:中国医药科技出版社,2010.

46. 王增文.电针臂丛神经治疗桡神经损伤一例报告[J].北京军区中西医结合杂志,1977,10:36.

47. 王增文,王思珍,刘辉.电针治疗硬膜外穿刺致神经根损伤三例报告[J].中国针灸,1997,17(4):249.

48. 方剑乔,吴焕淦.刺法灸法学.第2版.北京:人民卫生出版社,2016.